Zaki Boudiaf

Cancro colorrectal com metástases hepáticas síncronas

Zaki Boudiaf

Cancro colorrectal com metástases hepáticas síncronas

O papel da cirurgia laparoscópica

ScienciaScripts

Imprint

Cover image: www.ingimage.com

This book is a translation from the original published under ISBN 978-620-6-72405-6.

Publisher:
Sciencia Scripts
is a trademark of
Dodo Books Indian Ocean Ltd. and OmniScriptum S.R.L publishing group

120 High Road, East Finchley, London, N2 9ED, United Kingdom
Str. Armeneasca 28/1, office 1, Chisinau MD-2012, Republic of Moldova, Europe
Printed at: see last page
ISBN: 978-620-8-26864-0

Cancro colorrectal com metástases hepáticas síncronas.

O papel da cirurgia laparoscópica

Zaki Boudiaf Médico, Doutoramento

Serviço de Cirurgia Oncológica "A

Centro Pierre e Marie Curie, Argel Argélia

Conteúdo

I. Introdução - Questões :

A. Epidemiologia :

O cancro colorrectal (CCR) é o terceiro cancro mais comum no mundo, depois do cancro do pulmão e do cancro da mama. Em 2018, a sua incidência foi estimada em 1,8 milhões de novos casos, ou seja, 10,2 % de todos os casos de cancro. (1) (Fig.1).

No mesmo ano, foi responsável pela morte de 88.000 pessoas em todo o mundo (9,2%), o que o torna a segunda principal causa de morte por cancro, a seguir ao cancro do pulmão. (1) (Fig.2).

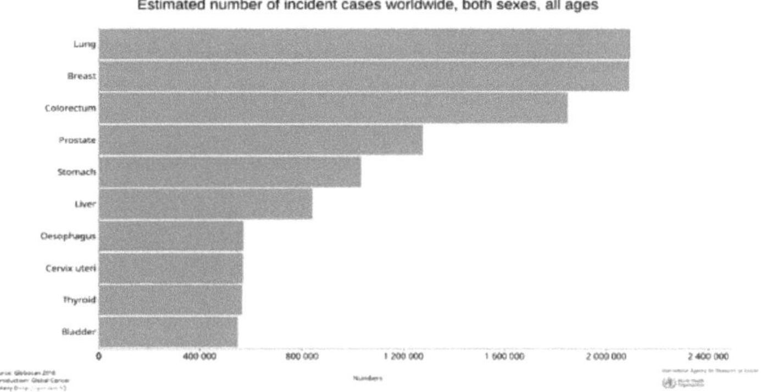

Figura 1 Incidência por tipo de cancro a nível mundial (1).

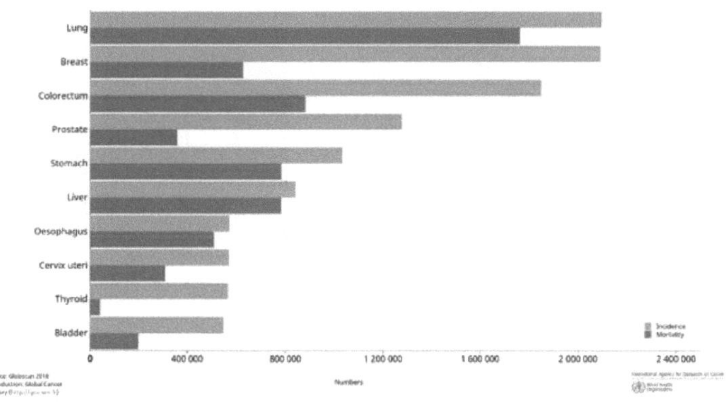

Figura 2 Incidência e mortalidade por tipo de cancro a nível mundial (1).

Por sexo, o cancro do pulmão é o cancro mais frequentemente diagnosticado e a principal causa de morte por cancro nos homens, seguido do cancro da próstata e do cancro colorrectal em termos de incidência, e do cancro do fígado e do estômago em termos de mortalidade. Nas mulheres, o cancro da mama é o cancro mais frequentemente diagnosticado e a principal causa de morte por cancro, seguido do cancro colorrectal e do cancro do pulmão em termos de incidência, e vice-versa em termos de mortalidade. (1) (Fig.3, Fig.4).

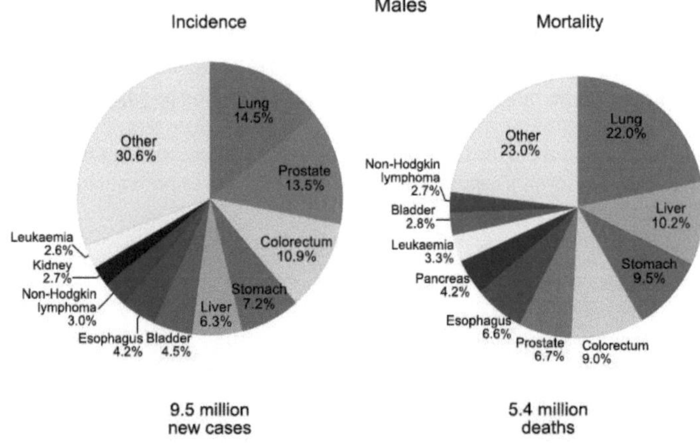

Figura 3 Incidência e mortalidade por tipo de cancro nos homens a nível mundial (1).

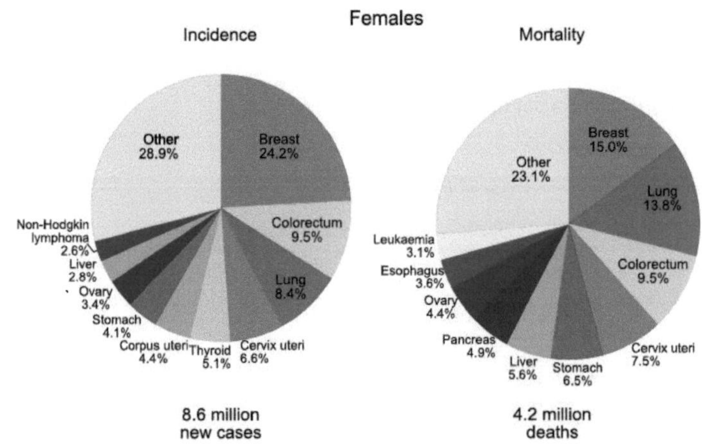

Figura 4 Incidência e mortalidade por tipo de cancro nas mulheres a nível mundial (1).

As taxas de incidência mais elevadas de cancro colorretal foram registadas nos países ocidentais, com uma taxa normalizada por idade ≥ 26,8 por 100 000 em 2018 (2) (Fig.5).

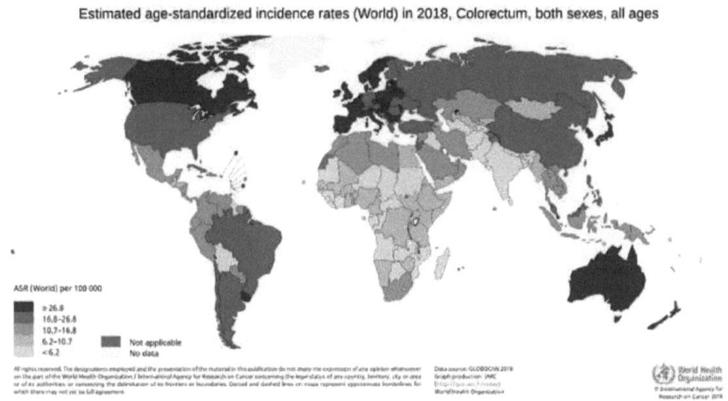

Figura 5 Incidência padronizada por idade do cancro colorrectal por país em 2018 (2).

Na Argélia, a taxa de incidência padronizada por idade foi de 13,9 por 100 000 em 2018. A Argélia é, por conseguinte, considerada um país de incidência média. (3) (Fig.6). [er]No entanto, o cancro colorrectal é o primeiro cancro digestivo e a sua progressão ininterrupta desde meados da década de 2000 tornou-o o segundo cancro mais comum, tanto nos homens como nas mulheres (4) (Fig.7, Fig.8). É também considerado a segunda causa de morte por cancro na Argélia, em ambos os sexos (3) (Fig.7, Fig.8).

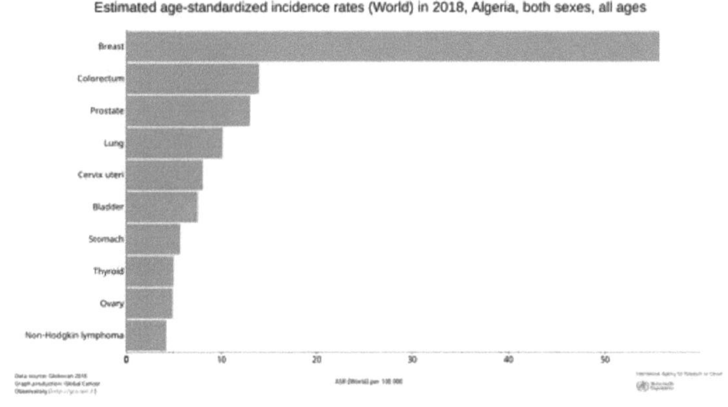

Figura 6 Taxa de incidência padronizada por idade na Argélia em 2018 (3).

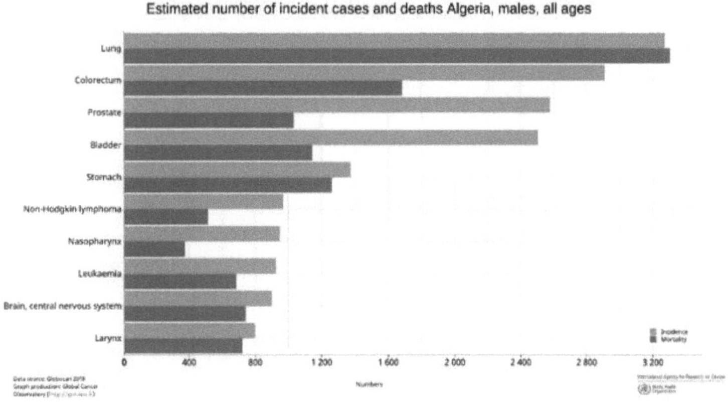

Figura 7 Incidência e mortalidade do cancro colorrectal nos homens na Argélia em 2018 (3).

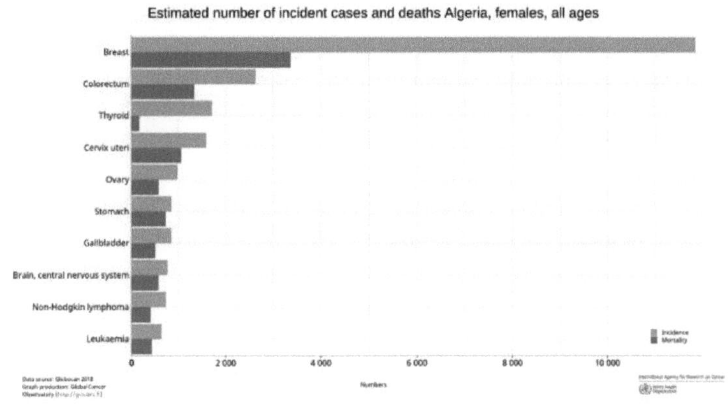

Figura 8 Incidência e mortalidade do cancro colorrectal nas mulheres na Argélia em 2018 (3).

Em Argel, de acordo com os dados do registo de tumores atualizado em 2017 (5)o cancro colorrectal ocupa o primeiro lugar nos homens e o segundo lugar depois do cancro da mama nas mulheres, com uma tendência crescente de incidência durante a última década em ambos os sexos (5) (Fig.09,Fig.10,Fig.11,Fig.12).

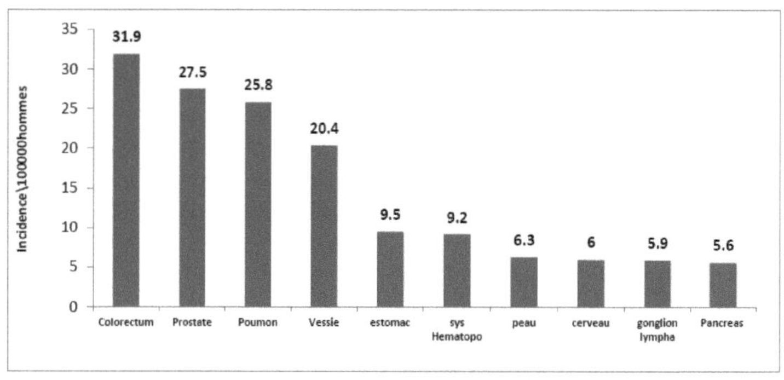

Figura 9 Sítios de cancro mais frequentes nos homens em Argel em 2017 (5).

	2008	2009	2010	2011	2012	2013	2014	2015	2016	2017
Colon rectum	12.5	20.36	15.7	16.8	19.4	23.4	23.1	24.2	25.2	31.9

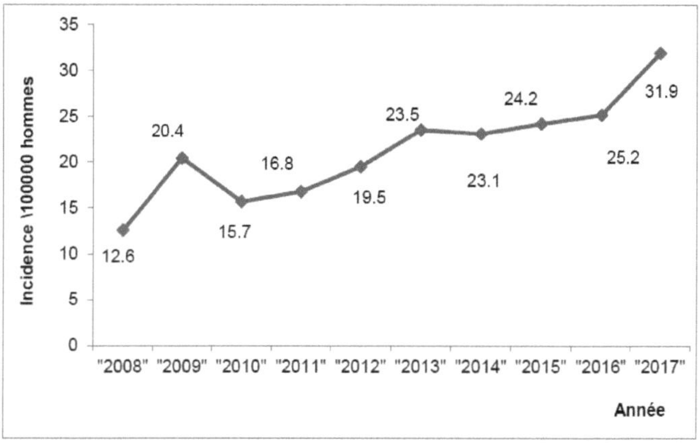

Figura 10 Tendências do cancro colorrectal nos homens em Argel 2008 - 2017 (5).

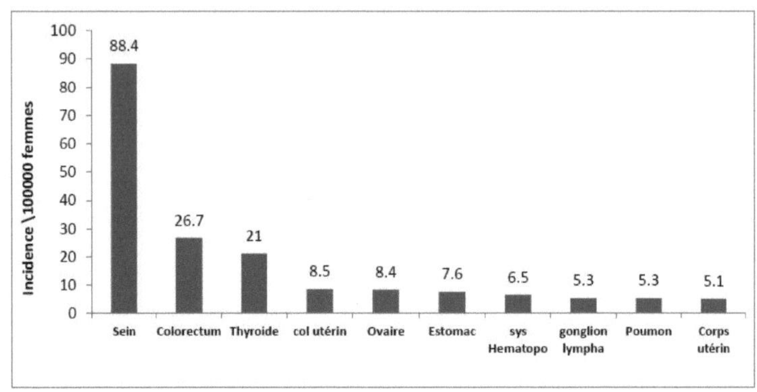

Figura 11 Sítios de cancro mais frequentes nas mulheres em Argel em 2017 (5).

	2008	2009	2010	2011	2012	2013	2014	2015	2016	2017
Colon rectum	11.7	13.9	16.7	16.8	18.3	19	21.6	22.7	21,7	26.7

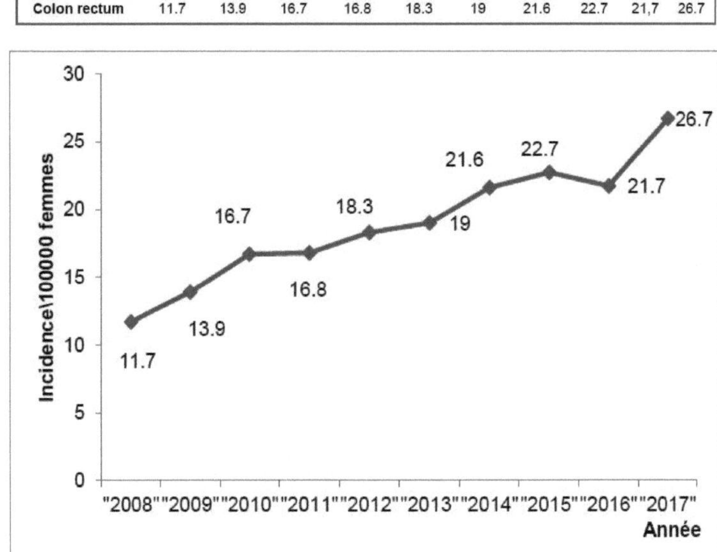

Figura 12 Tendências do cancro colorrectal nas mulheres em Argel 2008 - 2017 (5).

B. Evolução das ideias e das questões :

O cancro colorrectal é o principal cancro digestivo na Argélia (4)é também considerado a segunda principal causa de morte por cancro em ambos os sexos (3).
A sobrevivência é determinada pelo estádio do tumor, com uma taxa de sobrevivência de 5 anos de 90,3% para o estádio I e de apenas 12,5% para o estádio IV. (6).
O estádio IV é o estádio metastático da doença e o fígado é o local mais frequente das metástases do CCR.
Durante a evolução da doença, 40 a 60% dos doentes desenvolvem metástases hepáticas, que são síncronas em 10 a 25% dos casos. (7).
Se não for tratado, o prognóstico é mau (sobrevivência média de 9-12 meses). A cirurgia excisional é o único tratamento potencialmente curativo, com uma taxa de sobrevivência a 5 anos que varia entre 35% e 58%. A mortalidade e a morbilidade após a cirurgia são, respetivamente, inferiores a 5% e 25%, mas a cirurgia excisional só é possível em 15 a 30% dos doentes metastáticos. (7).
A apresentação clínica dos doentes com metástases hepáticas síncronas é muito variável e depende do local (cólon ou reto), do estádio do tumor primário e da extensão da doença metastática. Por conseguinte, o tratamento difere de uma apresentação para outra.
A estratégia terapêutica para doentes com metástases hepáticas síncronas de cancro colorrectal (MHSCCR) continua a ser debatida.
Até à data, o momento ideal para a ressecção cirúrgica de metástases hepáticas síncronas não está bem definido e continua a ser controverso (8).
A abordagem clássica é sequencial, envolvendo a ressecção inicial do tumor colorrectal primário seguida da ressecção hepática cerca de 2 a 3 meses depois (9)Esta estratégia permite selecionar os doentes para a ressecção hepática secundária, excluindo aqueles com doença metastática em progressão, e, por conseguinte, melhora os resultados oncológicos.
Esta progressão tumoral durante a quimioterapia tem sido tradicionalmente considerada como um processo de seleção biológica dos doentes antes da hepatectomia, sendo esta situação cada vez mais considerada como uma perda de possibilidade de cura (mais de 30% dos casos). (10).
Os recentes avanços na quimioterapia, nomeadamente a introdução de terapias orientadas, e na cirurgia hepática, com ressecções e re-hepatectomias conservadoras de volume, manipulação pré-operatória do volume hepático e otimização do doente, permitiram aos cirurgiões adotar novas abordagens ao tratamento convencional das metástases hepáticas síncronas do cancro colorrectal.
Com isto em mente, em 2006, G. Mentha descreveu a abordagem inversa ou liver-first (11)que é também uma abordagem sequencial, mas em que a ressecção das metástases hepáticas precede a do local primário.
Citado por Polignano (10)T.Ishizawa observou que o intervalo para a segunda operação era significativamente maior quando o cólon era ressecado primeiro (130 vs 49 dias, $p < 0,01$).

Observou-se também que o crescimento das metástases hepáticas foi acelerado pela ressecção do tumor primário devido a alterações na homeostase do tumor e à eliminação de factores que inibem a angiogénese (12).
Além disso, as metástases hepáticas são consideradas como o principal fator determinante do prognóstico dos doentes e muitos autores consideram que devem ser tratadas em primeiro lugar e o mais precocemente possível, especialmente se o tumor primário for assintomático.
Por outro lado, outros autores relataram uma abordagem simultânea (ressecção colorrectal e hepática combinadas), que foi benéfica em termos de resultados pós-operatórios com um tempo de internamento mais curto. De facto, vários estudos concluíram que esta estratégia era segura e eficaz em termos de resultados oncológicos e pós-operatórios, com taxas de mortalidade e morbilidade comparáveis às da abordagem sequencial e uma potencial redução do tempo total de internamento hospitalar (13).
Vários relatórios, incluindo a meta-análise de J. Chen (14)demonstraram o benefício da ressecção aberta simultânea do tumor primário e das metástases hepáticas colorrectais síncronas em comparação com uma abordagem sequencial.
As ressecções síncronas têm a vantagem de requerer um único procedimento para tratar ambos os locais do tumor, uma estadia hospitalar mais curta e um tempo de operação mais curto em comparação com os resultados combinados das ressecções sequenciais. Este procedimento único também reduz o stress psicológico dos doentes, que não terão de esperar por uma segunda operação com o tumor no local.
A ressecção simultânea do fígado e do colo-rectal para o cancro com metástases síncronas foi praticada durante muito tempo, mas foi frequentemente associada a um risco acrescido de complicações e de mortalidade até ao final dos anos 90 (15).
As elevadas taxas de morbilidade e mortalidade têm sido atribuídas à associação de cirurgia limpa (fígado) com cirurgia com risco de contaminação (colorrectal). Além disso, o comprometimento da função hepática após a ressecção pode deixar o paciente vulnerável a infecções e aumentar o risco de fístula anastomótica. Além disso, o clampeamento do pedículo hepático causa hipertensão portal, que pode alterar a anastomose colónica através de edema intestinal, o que aumenta o risco de fístula. (16).
Estes riscos permanecem hipotéticos porque numerosos estudos recentes sugerem que as ressecções colorrectais e hepáticas são possíveis e podem ser realizadas com morbilidade aceitável e sem comprometer a sobrevivência a longo prazo. (17-19). A meta-análise efectuada por J. Chen (14) que comparou a ressecção simultânea com a ressecção sequencial de metástases hepáticas síncronas confirmou estes resultados, tendo a abordagem simultânea a vantagem (diferença significativa) de um tempo de operação mais curto, menor perda de sangue, menor tempo de hospitalização e menor morbilidade.
A sobrevida aos 3 anos também foi favorável às ressecções simultâneas, no estudo comparativo de 228 pacientes do centro hepatobiliar Paul Brousse, publicado em 2010 por De Haas (20).

As hepatectomias major também podem ser combinadas com ressecções colorrectais, mas é aconselhável ter cuidado quando se tenta esta abordagem devido a relatos de aumento da morbilidade. Reddy (21) numa análise multi-institucional, demonstrou que, em comparação com uma abordagem sequencial, a ressecção síncrona resultou numa estadia hospitalar mais curta e numa menor morbilidade para hepatectomias menores, mas a morbilidade foi mais elevada quando foram realizadas hepatectomias maiores (36,1 vs 17,6%).
Por conseguinte, a cirurgia simultânea parece ser uma opção atractiva para os doentes que não necessitam de uma ressecção hepática importante e que têm um tumor colorrectal primário sem complicações.
Relativamente aos aspectos técnicos, o principal problema da cirurgia combinada é a necessidade de uma abordagem abdominal adequada, nomeadamente para o cancro do cólon esquerdo e o cancro do reto, que requerem uma incisão abdominal longa na linha média com ressecção subcostal frequente para a cirurgia hepática, considerada uma abordagem debilitante, não isenta de morbilidade precoce ou à distância e que pode levar o cirurgião a adiar o tratamento de uma das duas localizações tumorais.
Para ultrapassar esta dificuldade de exposição adequada e óptima, a abordagem laparoscópica de um ou de ambos os locais do tumor poderia facilitar esta abordagem simultânea.
A cirurgia laparoscópica, concebida para reduzir o stress cirúrgico e a dor associada a grandes incisões, tende a melhorar os resultados a curto prazo e a dar resultados semelhantes a longo prazo.
A introdução e o desenvolvimento de técnicas laparoscópicas deram um contributo importante para a melhoria dos efeitos a curto prazo da cirurgia nas últimas duas décadas. A ressecção colorrectal laparoscópica demonstrou ser segura e eficaz em vários grandes ensaios aleatórios (22,23) e tem sido aceite como uma alternativa à via convencional.
Embora a ressecção hepática laparoscópica tenha sido introduzida ao mesmo tempo que a ressecção colorrectal (a primeira ressecção hepática laparoscópica foi relatada em 1992 por M.Gagner (24)), a ampla difusão deste procedimento foi dificultada pelas suas dificuldades técnicas e pelas preocupações oncológicas com a transsecção de um órgão sólido. Mais recentemente, com os avanços tecnológicos e o aumento da experiência cirúrgica, a laparoscopia para ressecção hepática tornou-se uma técnica consagrada (25).
Cirurgiões hepatobiliares de centros especializados selecionados referiram que a ressecção laparoscópica do fígado era viável e segura, não só para patologias benignas, mas também para o carcinoma hepatocelular ou metástases hepáticas colorrectais (26).
As preocupações com potenciais hemorragias incontroláveis, embolias gasosas, inadequação oncológica da ressecção e perda do sentido tátil (que pode ajudar a identificar lesões intraparenquimatosas) atrasaram o desenvolvimento das técnicas de ressecção hepática laparoscópica.
No entanto, à medida que a experiência se foi acumulando, os cirurgiões hepatobiliares em centros especializados selecionados começaram a comunicar ressecções laparoscópicas. Estudos de milhares de casos de ressecção hepática

laparoscópica concluíram que a laparoscopia estava associada a menos morbilidade, menos dor, recuperação mais rápida, menor tempo de internamento hospitalar do que os procedimentos abertos, sem comprometer a depuração oncológica (25,26).

Por esta razão, e para evitar a necessidade de uma abordagem desfigurante e poder operar em boas condições de exposição em ambos os locais operatórios (colorrectal e hepático), a abordagem laparoscópica de um ou ambos os locais operatórios parece atractiva e permitiria reduzir o trauma parietal, que é uma das principais desvantagens da abordagem por laparotomia combinada. As potenciais vantagens desta abordagem são a possibilidade de efetuar uma operação radical com pequenas incisões, uma melhor reabilitação e custos reduzidos.

A redução do tempo de internamento hospitalar e o encaminhamento mais rápido dos doentes para tratamento adjuvante são vantagens relevantes da abordagem laparoscópica em comparação com a cirurgia convencional. Para além disso, ao reduzir as aderências pós-operatórias, a laparoscopia permite um acesso mais fácil em caso de rehepatectomia por recidiva.

Até à data, apenas foram publicadas pequenas séries de ressecções laparoscópicas simultâneas do colo-rectal e do fígado, a maioria utilizando uma técnica híbrida que combina uma abordagem laparoscópica para o tumor colo-rectal primário e uma abordagem por laparotomia para as metástases hepáticas, ou uma técnica assistida à mão.

A abordagem totalmente laparoscópica continua a ser a mais indicada para as metástases hepáticas nos segmentos ântero-inferiores (II-III-IV-V-VI), que são mais acessíveis e requerem pequenas ressecções hepáticas < 3 segmentos (27). No entanto, as ressecções dos segmentos posteriores ou as ressecções laparoscópicas maiores foram relatadas na literatura, geralmente sob a forma de relatos de casos ou séries limitadas.

Os primeiros casos de ressecção laparoscópica simultânea de um tumor colorrectal e das suas metástases hepáticas foram relatados em 2006 .

T.M Geiger (28) relatou um caso intitulado "Ressecção laparoscópica de cancro do cólon e metástases hepáticas síncronas". O caso dizia respeito a um doente de 60 anos com adenocarcinoma do sigmoide e uma única metástase no lobo esquerdo. Foi efectuada uma ressecção hepática (lobectomia esquerda assistida por coelio (assistida à mão)) seguida de ressecção laparoscópica do sigmoide, com recuperação pós-operatória simples e boa qualidade carcinológica.

K.L Leung (29) publicou outro relato de caso na mesma revista com o título "Simultaneous laparoscopic resection of rectal cancer and liver metastasis" (Ressecção laparoscópica simultânea de cancro do reto e metástases hepáticas), desta vez envolvendo uma ressecção totalmente laparoscópica combinando uma ressecção anterior para cancro do reto superior seguida de uma lobectomia esquerda para um local metastático duplo num doente de 53 anos de idade com recuperação pós-operatória simples e ressecção de qualidade R0 de ambos os locais do tumor.

Desde então, foram publicadas inúmeras publicações sobre esta nova abordagem.

F.Bretagnol (18) em 2008, já tinha relatado na sua experiência preliminar o benefício da ressecção laparoscópica do cancro do reto em doentes submetidos a

cirurgia simultânea de metástases hepáticas síncronas por laparotomia, numa pequena série de dez doentes. Uma série maior de 51 doentes da mesma equipa do Hospital Beaujon foi publicada em 2013 por C.Hatwell (30) intitulada "Laparoscopic resection of colorectal cancer facilitates simultaneous surgery of synchronous liver metastases" (Ressecção laparoscópica do cancro colorrectal facilita a cirurgia simultânea de metástases hepáticas síncronas), o autor concluiu que a ressecção colorrectal laparoscópica combinada com a ressecção hepática aberta ou laparoscópica para metástases hepáticas síncronas era exequível e segura e não comprometia o resultado pós-operatório. Além disso, a laparoscopia parece facilitar a abordagem cirúrgica para a ressecção hepática combinada.
Na mesma linha, JW.Huh (31) em 2011, analisou 40 doentes consecutivos submetidos a ressecção R0 simultânea para metástases hepáticas síncronas de cancros colorrectais. Destes, 20 doentes tinham sido submetidos a ressecção colorrectal laparoscópica simultânea, emparelhados com 20 doentes operados pela via convencional. Não foram observadas diferenças significativas nas complicações pós-operatórias entre os dois grupos. A taxa de sobrevivência global a 3 anos no grupo laparoscópico não foi significativamente diferente da do grupo de laparotomia (52,8 vs 61,0%, p = 0,713). O autor concluiu que a ressecção laparoscópica colorrectal combinada com a ressecção de metástases hepáticas teve um resultado semelhante ao da abordagem aberta, mas com algumas vantagens a curto prazo.
Em 2015 F.Ratti (32) publicou um estudo comparativo entre dois grupos de doentes operados a cancro colorrectal metastático; um primeiro grupo de 69 doentes submetidos a ressecção colorrectal laparoscópica combinada com ressecção hepática por laparotomia e um segundo grupo de 37 doentes submetidos a ressecção colorrectal e hepática simultânea por laparotomia. A análise comparativa retrospetiva destes dois grupos permitiu concluir que a ressecção laparoscópica do cancro colorrectal em doentes submetidos a laparotomia simultânea para metástases hepáticas estava associada a uma redução da perda de sangue, da morbilidade e do tempo de internamento pós-operatório, sem afetar a radicalidade oncológica. A evolução pós-operatória foi determinada principalmente pelo tipo de abordagem da cirurgia colorrectal e não pela extensão da ressecção hepática.
K.U Jung (33) em 2014, num estudo retrospetivo com análise de casos comparados de dados recolhidos prospectivamente, compararam 24 doentes submetidos a ressecção laparoscópica simultânea colorrectal e hepática (grupo de laparoscopia) com 24 doentes submetidos a ressecção simultânea por laparotomia (grupo de laparotomia N = 24 de 232).
A sua análise concluiu que uma abordagem totalmente laparoscópica poderia oferecer vantagens a curto prazo com uma melhor recuperação pós-operatória, apesar de um procedimento mais longo. Esta abordagem pode ser considerada uma opção razoável para ressecções simultâneas colorrectais e hepáticas.
Numa revisão sistemática efectuada por R.M Lupinacci (34) e publicada em 2014, sobre ressecções laparoscópicas simultâneas de cancro colorretal primário e metástases hepáticas associadas, e que teve como objetivo identificar todos os dados da literatura relativos à exequibilidade e resultados a curto prazo desta

abordagem laparoscópica combinada (a ressecção hepática foi considerada se ≥ 2 segmentos ressecados).
A sua base de dados foi extraída de relatos de casos, séries de casos e estudos de caso-controlo. Trinta e nove casos de ressecção minimamente invasiva simultânea foram relatados em catorze publicações incluídas nesta revisão sistemática. No seu comentário, escreveu que "a abordagem laparoscópica simultânea é a primeira escolha para casos selecionados, mas não existem grandes séries publicadas na literatura. A razão mais provável é que estes procedimentos exigiriam um cirurgião com experiência em cirurgia laparoscópica colorrectal e hepática, ou a cooperação entre duas equipas diferentes".
A sua conclusão foi que, apesar da falta de evidência de alta qualidade, a laparoscopia nesta abordagem combinada parecia ser viável e segura, mesmo para hepatectomias maiores. Uma boa seleção de doentes e uma técnica cirúrgica refinada foram as chaves para o sucesso da ressecção simultânea.
O relatório mais importante publicado até à data sobre a ressecção laparoscópica síncrona de CRC e metástases hepáticas é um estudo multicêntrico internacional que envolveu 142 doentes (França, EUA, Itália e Coreia do Sul), publicado no World Journal of Surgery e relatado por S. Ferretti em 2015. (35).
A taxa de conversão foi de 4,9%, a morbilidade global de 31,0% e a mortalidade de 2,1%. A sobrevivência global ao fim de 1, 3 e 5 anos foi de 98,8 - 82,1 e 71,9%, respetivamente.
Na análise multivariada, a pontuação ASA ≥3 [OR 13,6 (1,8-99,6); *p* = 0,01] e o tempo operatório [OR 1,008 (1,001-1,016); *p* = 0,03] foram ambos preditores independentes de morbilidade pós-operatória.
O estudo concluiu que, em centros experientes, a abordagem laparoscópica simultânea era tecnicamente viável, segura e associada a bons resultados oncológicos.
Esta série multicêntrica internacional de 142 pacientes foi objeto de outra publicação no mesmo ano por H. Tranchart (36) na revista "Surgical Endoscopy", cujo objetivo era comparar os resultados a curto e a longo prazo de pacientes que tinham sido submetidos a ressecções combinadas (laparoscopia vs laparotomia) utilizando uma pontuação de propensão. Esta base de dados multicêntrica internacional de 142 pacientes foi comparada com uma base de dados de 241 pacientes tratados por laparotomia durante o mesmo período.
Após o emparelhamento, foram comparados 89 doentes em cada grupo.
Não houve diferença no tempo total de operação, perda de sangue ou taxa de transfusão entre os dois grupos. A conversão foi necessária em 7% dos casos no grupo laparoscópico. As taxas de morbilidade foram semelhantes em ambos os grupos (*p* = 1,0).
A sobrevivência global aos 3 anos no grupo da laparoscopia e no grupo da laparotomia foi de 78% e 65%, respetivamente (*p* = 0,17).
Mais recentemente, em 2016, outra revisão da literatura foi publicada por S. Garritano (37)que teve como objetivo analisar os resultados perioperatórios e oncológicos da ressecção minimamente invasiva simultânea de cancro colorrectal e metástases hepáticas síncronas. Vinte relatos clínicos foram incluídos nesta revisão, englobando 150 pacientes. A abordagem foi laparoscópica em 139

doentes (92,7%) e robótica em 11 doentes (7,3%). O tumor primário era rectal em 52,7% dos casos. A cirurgia hepática combinada foi uma ressecção hepática menor em 89% dos casos. Um doente (0,7%) necessitou de conversão para cirurgia aberta. As taxas globais de morbilidade e mortalidade foram de 18% e 1,3%, respetivamente. A complicação mais comum foi a fístula anastomótica (3,3%).
Os dados sobre os resultados oncológicos eram demasiado heterogéneos para fornecer resultados definitivos.
Concluiu que, embora não existissem ensaios prospectivos aleatórios, a ressecção laparoscópica simultânea parecia oferecer vantagens em relação à cirurgia convencional em termos de resultados pós-operatórios a curto prazo. No entanto, são necessários mais estudos para definir os valores oncológicos do tratamento combinado minimamente invasivo.
Em 2019, J. van der Poel (38) publicou pela primeira vez um estudo comparativo multicêntrico utilizando uma pontuação de propensão comparando 61 doentes com CCRM (operados por abordagem laparoscópica combinada), com 61 doentes com CCR ressecados laparoscopicamente.
A cirurgia laparoscópica simultânea com hepatectomia menor foi realizada com segurança sem aumentar o risco de morbilidade pós-operatória em comparação com a ressecção colorrectal laparoscópica isolada.
Em estratégias mais complexas de otimização do fígado, no tratamento das metástases hepáticas bilobares que implicam uma hepatectomia em duas fases, a abordagem laparoscópica durante a primeira fase da operação, combinando a ressecção do tumor primário e um procedimento hepático de ressecção ou de termoablação por radiofrequência ou de ligadura portal, facilitaria a segunda fase da operação, que requer frequentemente uma hepatectomia maior. Estas vantagens foram relatadas por P. Pessaux (39) numa carta aos editores, comentando o artigo de F.Bretagnol (18).
Até à data, e através de uma revisão das publicações internacionais sobre o tema, os dados recolhidos limitam-se a estudos observacionais e revisões da literatura, que podem estar enviesados, dada a complexidade técnica multifatorial da laparoscopia, a seleção dos doentes e o estádio da doença. Os dados actuais da literatura não permitem tirar conclusões definitivas sobre o lugar da laparoscopia na estratégia terapêutica global para o tratamento do cancro colorrectal com metástases hepáticas síncronas.
Além disso, ainda não foi publicado nem iniciado qualquer estudo sobre este assunto na Argélia.
Neste sentido, o nosso objetivo é avaliar esta abordagem minimamente invasiva do ponto de vista da exequibilidade técnica e da segurança carcinológica e, consequentemente, definir, com base num estudo prospetivo realizado num grupo de doentes com MHSCCR, o lugar da cirurgia minimamente invasiva na estratégia combinada de gestão terapêutica destes doentes.
Seguindo o exemplo do estudo de M. J. van der Poel, este grupo de doentes será comparado com um grupo de doentes submetidos a cirurgia laparoscópica do cancro colorrectal.

II. História natural /oncogénese - disseminação :

A. História natural do cancro :

A história natural do cancro pode ser dividida esquematicamente em várias etapas: a transformação cancerígena de uma célula; a expansão clonal da célula cancerígena; o crescimento da massa tumoral, seguido da disseminação das células cancerígenas para fora do local inicial do tumor e da formação de locais de tumores secundários (metástases).

Esta progressão tumoral está ligada à instabilidade genética das células cancerosas. As alterações genéticas espontâneas ocorrem progressivamente, com o aparecimento de variantes do clone inicial, conduzindo à heterogeneidade do tumor. Estes clones variantes terão um comportamento proliferativo, invasivo, antigénico e metastático heterogéneo, ou uma sensibilidade desigual à quimioterapia (40).

1. Fase local do cancro: invasão

a) Importância do diagnóstico, noção de carcinoma micro-invasivo :

A partir do epitélio, as células do carcinoma corroem a membrana basal e invadem a parte superficial do córion subjacente. Nesta fase, o carcinoma é denominado "microinvasivo". Estes cancros invasivos superficiais têm geralmente um melhor prognóstico do que os cancros mais avançados do mesmo tipo.

b) Invasão local :

O tumor estende-se progressivamente para o interior do órgão onde se originou, invadindo os seus diferentes componentes de um passo para o outro (por exemplo, a submucosa, depois a muscular do cólon, etc.). Os tecidos normais são progressivamente substituídos pela formação tumoral. Num órgão sólido (fígado, rins), forma uma massa única e arredondada.

Num órgão oco como o tubo digestivo, invade os diferentes planos da parede de forma mais ou menos rápida e sucessiva.

O cancro invasivo destrói o tecido normal e prefere utilizar as vias de menor resistência para se propagar: espaços conjuntivos frouxos, espaços peri-nervosos, capilares linfáticos e sanguíneos, paredes das veias. As células cancerosas podem dispersar-se isoladamente no tecido conjuntivo, muito longe da massa tumoral principal, provocando recidivas locais.

Por contiguidade, o tumor vai então invadir os órgãos e estruturas adjacentes; trata-se de uma extensão regional.

2. Fase geral do cancro: metástases

a) Definições :

A progressão dos tumores depende da sua capacidade de proliferação e de metastização.

Após uma fase local, a metástase (do grego metastasis: deslocação) é o aspeto mais grave do cancro.

As metástases são focos cancerosos secundários que se desenvolvem à distância do tumor primário e crescem independentemente do tumor primário.

Uma proporção muito pequena de células tumorais circulantes é capaz de formar uma metástase: menos de uma em cada 10.000 células tumorais que deixam o tumor primário escapam ao sistema de defesa do organismo e formam um novo tumor.

Devido à sua heterogeneidade genética e fenotípica, as diferentes células cancerosas de um mesmo tumor têm diferentes capacidades metastáticas: a história natural de um cancro envolve uma seleção positiva de subclones celulares com capacidade metastática.

b) Diferentes fases da disseminação metastática

Quer seja por via sanguínea ou linfática, as células cancerosas que saem do local inicial do tumor têm de passar por etapas sucessivas, cada uma das quais representa um obstáculo que só um pequeno número de células cancerosas que tenham conseguido adaptar-se a um novo ambiente será capaz de ultrapassar. (41).

Estas diferentes fases são: descolamento e invasão da matriz extracelular; intravasamento (passagem para a circulação); sobrevivência na circulação; extravasamento; sobrevivência e proliferação num local estranho.

c) Diferentes rotas de migração

As células tumorais podem migrar para fora do local primário por várias vias, cuja importância relativa depende muito do tipo de tumor. As principais vias são a linfática e a sanguínea, mas também pode haver difusão através das cavidades naturais do corpo (serosa peritoneal, etc.).

(1) Extensão linfática

Esta é a via de disseminação mais comum nos carcinomas, mas também pode ocorrer nos sarcomas.

A metástase dos gânglios linfáticos baseia-se na drenagem normal dos gânglios linfáticos na região afetada.

O primeiro gânglio linfático na drenagem linfática é designado por gânglio linfático sentinela.

Uma nova invasão dos vasos linfáticos leva à expulsão das células cancerosas para a circulação geral através do ducto torácico. Uma fase intermédia frequente é a presença de um gânglio linfático supra-clavicular esquerdo (gânglio linfático de Troisier), o último revezamento antes da circulação geral, o que indica que o processo canceroso está prestes a espalhar-se por todo o corpo.

(2) Extensão hematogénica

As células cancerígenas, depois de passarem pelo sistema linfático ou diretamente ao romperem a parede dos vasos sanguíneos, penetram nos pequenos vasos sanguíneos e são transportadas pela circulação para os órgãos que filtram o maior volume de sangue.

Esta invasão é facilitada pelas paredes finas dos vasos no estroma.

(3) Enxameação direta através de uma cavidade natural :

Pode ocorrer quando um tumor maligno se estende para esta cavidade, como as cavidades pleural ou peritoneal, os espaços meníngeos, o trato urinário, os canais biliares ou uma cavidade articular.
Exemplos: extensão peritoneal de um carcinoma do ovário, extensão do ovário de um adenocarcinoma gástrico (tumor de Krükenberg).
Esta enxameação também pode ocorrer quando o tumor se rompe numa cavidade.

B. Carcinogénese do cancro colorrectal :

A carcinogénese colorrectal é um processo complexo essencialmente ligado a alterações genéticas sucessivas. A acumulação destas anomalias genéticas conduz ao aparecimento de uma cripta aberrante, depois de um adenoma e, por fim, de um cancro colorrectal.

1. Principais mecanismos da carcinogénese colorrectal :

O cancro é uma doença genética em várias fases, que corresponde à aquisição de propriedades caraterísticas como o crescimento autónomo, a fuga à apoptose, a insensibilidade aos sinais antiproliferativos, o aumento da angiogénese, o potencial de replicação ilimitado, a invasão metastática e a fuga à imunovigilância.
A carcinogénese colorrectal está principalmente ligada a 3 mecanismos principais: instabilidade cromossómica (75% dos CRC), instabilidade de microssatélites (15% dos CRC) e hipermetilação das ilhas CpG (25% dos CRC), que não são mutuamente exclusivos.
A maioria dos CCR é de origem esporádica (70%) mas, numa minoria de casos, as alterações genéticas germinativas estão na origem do processo de carcinogénese. As duas formas familiares mais bem definidas são a síndrome de Lynch ou HNPCC (cancro colorrectal hereditário sem polipose) e a polipose adenomatosa familiar. Pensa-se que uma parte dos CCR (20-30%) tem uma componente hereditária ligada a alelos com baixa penetrância ou determinismo oligogénico. A inflamação crónica e certos factores ambientais, nomeadamente nutricionais, favorecem a carcinogénese colorrectal (42). As diferentes vias da carcinogénese colorrectal são, portanto, complexas e não se excluem mutuamente (43) (Fig.13).

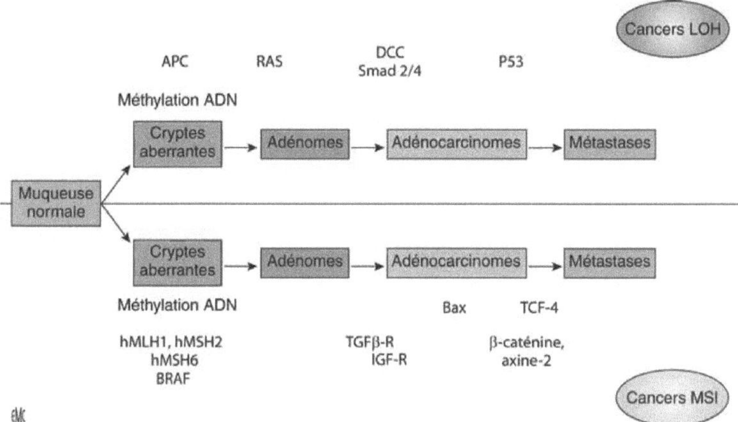

Figura 13 Dois mecanismos de carcinogénese do cólon: perda de heterozigotia e instabilidade de microssatélites (42).

2. Lesões colorrectais pré-cancerosas :

Na maioria dos casos, a transformação do epitélio do cólon segue a filiação adenoma-displasia-cancro. Os CCR desenvolvem-se a partir de lesões pré-cancerosas, **as criptas** aberrantes (44) que representa a primeira lesão identificável correspondente a uma anomalia na abertura das criptas sob a forma de um alargamento da abertura associado a uma hiperplasia epitelial, progredindo para um adenoma. **Os adenomas** estão associados a lesões displásicas mais ou menos graves que evoluem para um **adenocarcinoma intramucoso** e depois para um **tumor invasivo**.

Nas criptas aberrantes, é possível identificar certas anomalias moleculares, como uma mutação *KRAS* (*kirsten rat sarcoma viral oncogene homolog*) ou *APC*, instabilidade de microssatélites ou hipermetilação de ilhéus CpG, sugerindo que se trata de eventos precoces na carcinogénese. (45) (Fig. 14).

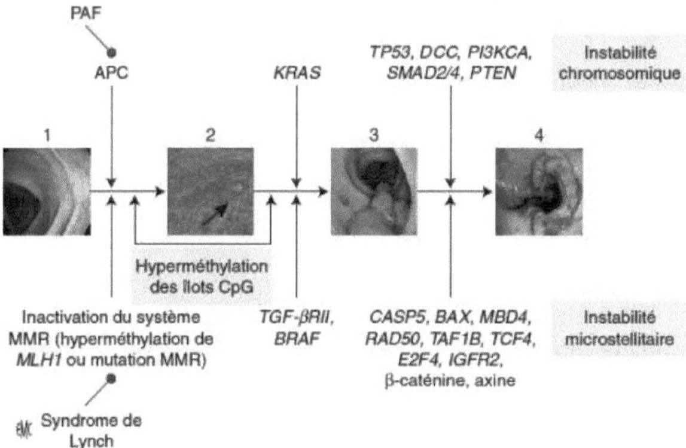

Figura 14 Principais anomalias moleculares de acordo com a via de carcinogénese: 1. mucosa normal; 2. criptas aberrantes; 3. adenomas; 4. Cancro invasivo (42).

Um adenoma é um tumor epitelial benigno cujo crescimento é definido por uma perda de controlo da proliferação celular e por vários graus de displasia. Existem quatro tipos histológicos principais de adenoma. O adenoma tubular (cerca de 75% dos adenomas), o adenoma viloso e o adenoma tubuloviloso (46). Estes estão associados ao fenótipo NIC. Um adenoma pequeno pode demorar seis anos a transformar-se num adenoma com mais de 1 cm, e este adenoma pode demorar cerca de 17 anos a transformar-se num adenocarcinoma, e depois cerca de dois anos a adquirir as propriedades que levam à disseminação metastática (Fig. 15) (47). O quarto tipo é o adenoma recortado, que tem um aspeto recortado (dente de serra) com atipia celular que corresponde frequentemente a lesões displásicas. Os adenomas em vieira tendem a localizar-se no cólon direito, ocorrem preferencialmente em mulheres e são frequentemente múltiplos. Estão associados à instabilidade dos microssatélites e/ou à hipermetilação dos ilhéus CpG.

A carcinogénese colorrectal apresenta assim certas diferenças entre a via clássica de transformação dos adenomas tubulares (NIC) e as outras vias (48) (adenomas com vieiras e CRC MSI-H; displasia plana e CRC associados à DII).

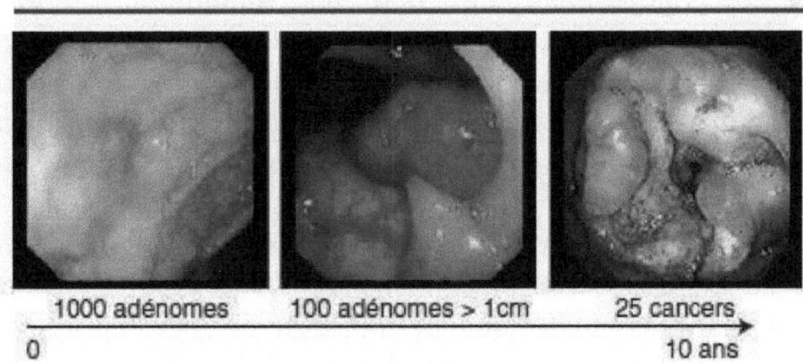

Figura 15 Adenoma - sequência do cancro colorrectal (49).

3. Bases moleculares da carcinogénese colorrectal :

A instabilidade genética das células cancerosas explica o facto de o genoma tumoral acumular numerosas alterações.

Entre os genes implicados na carcinogénese colorrectal, alguns são proto-oncogenes (*KRAS, β-catenina, BRAF*), outros são genes supressores de tumores (*APC, TP53, DCC* [*suprimido no carcinoma colorrectal*], *SMAD4, SMAD2, TGF-βRII* [*recetor TGF-β tipo II*], *IGF2R* [*recetor do fator de crescimento semelhante à insulina 2*], *BAX* [*proteína X associada ao BCL2*], *MLH1, MSH2, PMS1, PMS2, MSH6, PTEN* [*homólogo da fosfatase e da tensina*]). Os proto-oncogenes codificam proteínas envolvidas na transdução de sinais, actuando direta ou indiretamente no ciclo celular. A sua ativação na sequência de alterações genéticas conduz a uma proliferação celular contínua na ausência de sinais de crescimento, e a modificação de apenas um dos dois alelos é suficiente para conduzir a um ganho de função. (50). Os genes supressores de tumores mantêm a integridade do genoma, incluindo a reparação do ADN, e a inativação de ambos os alelos conduz à instabilidade genética necessária para a progressão do tumor.

a) Instabilidade cromossómica :

A instabilidade cromossómica (NIC) encontra-se em aproximadamente 75% dos CRC esporádicos, mas também em todos os doentes com PAF. Estes tumores estão preferencialmente localizados no cólon esquerdo e no reto. O fenótipo da NIC caracteriza-se por anomalias no número ou na estrutura dos cromossomas, através do ganho ou da perda de cromossomas inteiros ou de segmentos cromossómicos que conduzem à aneuploidia (perda de heterozigotia). As regiões mais frequentemente suprimidas nos CCR são os cromossomas 5q, 8p, 17p, 18q e 22q.
Através da perda ou ganho de material genético, a instabilidade cromossómica contribui para a inativação de genes supressores de tumores e para a ativação de proto-oncogenes.
Foram identificados vários genes supressores de tumores nestas regiões suprimidas, incluindo *APC, TP53, DCC, Cables, SMAD2* e *SMAD4.*
A instabilidade cromossómica é observada desde as fases mais precoces da carcinogénese, como evidenciado pelas perdas cromossómicas observadas na maioria dos adenomas. Nos tumores NIC, o processo tumoral começa mais frequentemente com uma mutação inactivadora de um dos genes da via Wnt/APC/β-catenina (mais frequentemente *APC*), seguida de uma mutação activadora na via KRAS/BRAF que promove o crescimento de criptas aberrantes e lesões adenomatosas. Posteriormente, a inativação de genes supressores de tumores, como o *TP53*, e a alteração de outras vias de sinalização, como o *TGF-β* (*SMAD2* e *SMAD4*), *DCC, PI3KCA, PTEN*, participam na transformação de um adenoma num adenocarcinoma (Fig.13, Fig.14).

b) Instabilidade de microssatélites :

A instabilidade de microssatélites (MSI-H) está presente em cerca de 15% dos CCR esporádicos e em 95% dos casos de síndrome de Lynch ou HNPCC (cancro do cólon hereditário sem polipose).
Trata-se de uma forma particular de instabilidade genética que afecta as sequências repetidas do genoma, os microssatélites, que são naturalmente mais difíceis de replicar. Fisiologicamente, ocorrem incompatibilidades nestes microssatélites durante a replicação e são normalmente reparadas pelo sistema MMR (Mis Match Repaire), que consiste principalmente nas proteínas MLH1, MSH2, MSH6 e PMS2.
Os tumores MSI-H localizam-se mais frequentemente no cólon direito (menos de 5% dos tumores do cólon esquerdo são MSI-H e mais de 90% dos tumores do cólon direito são MSI-H). Ocorrem numa idade precoce (síndrome de Lynch) ou numa idade tardia (casos esporádicos). São frequentemente pouco diferenciados com um componente coloidal significativo da mucosa. Ao contrário dos tumores NIC, estes tumores raramente apresentam mutações nos genes *APC, KRAS* e *TP53* e são diplóides (Fig.13, Fig.14).

Em contraste, existe frequentemente uma mutação *BRAF*, que está presente em mais de 80% dos CRC MSI-H com hipermetilação *MLH1*. As mutações *do TGF-βRII* (recetor do TGF-β tipo II) e *do BRAF* são eventos precoces nestes tumores. Atualmente, é aceite que os tumores MSI-H esporádicos derivam de adenomas com vieira. Este fenótipo MSI-H está associado a um grande infiltrado de linfócitos tumorais, bem como a uma melhor sobrevivência após cirurgia curativa. No entanto, estes tumores parecem ser menos sensíveis ao 5-fluorouracil (5-FU) (51).

c) Hipermetilação dos ilhéus CpG :

As modificações epigenéticas são um conjunto de fenómenos que influenciam a expressão de um gene sem modificar a sua sequência de ADN. Podem ser transmitidas durante a mitose.

A hipermetilação das ilhas CpG é a modificação epigenética mais comum no cancro. As ilhas CpG são regiões ricas em dinucleótidos citosina-guanina localizadas nos promotores e nos primeiros exões dos genes. Está bem estabelecido que a metilação de uma ilha CpG no promotor está associada ao silenciamento transcricional do gene em causa.

Atualmente, não existe consenso quanto aos marcadores que devem ser utilizados para determinar o fenótipo metilador ou CIMP (*CpG island methylator phenotype*). Tal como acontece com os CCR MSI-H, os tumores CIMP desenvolvem-se predominantemente a partir de adenomas recortados. O fenótipo CIMP encontra-se em cerca de 20 a 30% dos CCR e está associado ao fenótipo MSI-H em cerca de 50 a 60% dos casos.

O fenótipo CIMP é mais frequente nos tumores do cólon direito, nos tumores pouco diferenciados e nas mulheres. O fenótipo CIMP tem sido associado a um mau prognóstico após cirurgia curativa, mas pensa-se que estes tumores são sensíveis ao 5-FU.

Na carcinogénese colorrectal, este fenómeno ocorre precocemente nas células pré-cancerosas em focos de criptas aberrantes, adenomas recortados e grandes pólipos hiperplásicos.

d) A classificação molecular CMS (Consensus Molecular System) :

Os cancros colorrectais parecem ser um grupo de doenças altamente heterogéneo. Um consórcio internacional de peritos identificou recentemente 4 subtipos de cancro colorrectal, com base em 6 classificações moleculares e em mais de 4.000 doentes (52).

Esta é a classificação CMS em 4 grupos caracterizados por factores moleculares, biológicos e clínicos (53). É de salientar que 21% dos CCR não pertencem a nenhum destes 4 grupos (tabela 1).

Grupo CMS-1 (MSI, Imune) :

Representa 13% dos CCR e caracteriza-se por tumores com instabilidade de microssatélites (MSI elevado), infiltração imunitária marcada, frequentemente CIMP elevado (CIMP elevado = fenótipo de metilação) e tumores com mutação BRAF. Os tumores tendem a localizar-se à direita. O seu prognóstico é bom na ausência de metástases e mau em caso de progressão metastática (má sobrevivência após recidiva).

Grupo CMS-2 (Canonical) :

Representa 35% dos CRC do lado esquerdo sem instabilidade de microssatélites (MSS), marcados por mutações somáticas frequentes (SCNA elevado) com sobreexpressão frequente do EGFR e ativação da via WNT/MYC.

O seu prognóstico é intermédio.

Grupo CMS-3 (Metabólico) :

Representa 11% dos CCR, de tipo epitelial, MSS em 90% dos casos, e caracteriza-se por mutações RAS frequentes e poucas mutações somáticas. Distribuem-se de forma bastante homogénea entre o cólon esquerdo e o direito. O seu prognóstico é intermédio.

Grupo CMS-4 (Mesenquimatoso) :

Representa 20% dos CRC. Caracterizam-se por numerosas alterações somáticas (SCNA elevado), ativação frequente do TGFß e da angiogénese, tumores que são mais frequentemente MSI e localizam-se preferencialmente no cólon esquerdo. O seu prognóstico é mau em situações metastáticas.

Quadro 1 Classificação molecular do CCR (Sistema Molecular de Consenso) (53).

CMS1 MSI immune	CMS2 Canonical	CMS3 Metabolic	CMS4 Mesenchymal
14%	37%	13%	23%
MSI, CIMP high, hypermutation	SCNA high	Mixed MSI status, SCNA low, CIMP low	SCNA high
BRAF mutations		*KRAS* mutations	
Immune infiltration and activation	WNT and MYC activation	Metabolic deregulation	Stromal infiltration, TGF-β activation, angiogenesis
Worse survival after relapse			Worse relapse-free and overall survival

III. Recordação anatómica :

A. Anatomia do cólon:

O cólon, ou intestino grosso, situa-se entre o intestino delgado e o reto. Para o cirurgião, tem duas secções principais: o cólon direito, vascularizado por ramos da artéria mesentérica superior, e o cólon esquerdo, vascularizado pela artéria mesentérica inferior. Forma uma moldura (Fig.16) na cavidade abdominal e, nos seus diferentes segmentos, entra em contacto sucessivo com quase todas as vísceras intra-abdominais.

Deve ser feita uma distinção entre os segmentos colónicos adjacentes (ascendente e descendente) e os segmentos móveis (transverso e sigmoide) unidos por um longo meso livre (Fig.17).

O mesocólon transverso divide a cavidade abdominal em dois níveis distintos, supra e submesocólico. O mesosigmóide isola a pelve menor (54).

Vascularização :

As artérias destinadas ao cólon são derivadas das artérias mesentéricas superior e inferior. Até ao terço médio do cólon transverso, inclusive, o cólon é vascularizado pela artéria ileocólica e pela artéria colónica direita, ramos colaterais da extremidade direita da artéria mesentérica superior.

O ceco é vascularizado pelas artérias cecais anterior e posterior, ramos terminais da artéria ileocólica. O apêndice é vascularizado pela artéria apendicular, que se origina da artéria cecal posterior. Os gânglios linfáticos apendiculares drenam para os gânglios linfáticos ileocólicos.

O resto do cólon é vascularizado pela artéria cólica esquerda e pelo tronco das artérias sigmoides, ramos colaterais da artéria mesentérica inferior.

Cada artéria destinada ao cólon tem um ramo superior e um ramo inferior que, quando anastomosados, formam uma arcada vascular que bordeja o cólon, desde a artéria ileocólica até à artéria sigmoide inferior. Dois ramos inconstantes da artéria mesentérica superior completam por vezes a vascularização do cólon: a artéria cólica média situada entre a artéria ileocólica e a artéria cólica direita para o cólon ascendente e a artéria cólica média entre as artérias cólicas direita e esquerda para o cólon transverso (Fig.18).

As veias, que são satélites das artérias, drenam para as veias mesentéricas inferior e superior e depois para a veia porta.

A drenagem linfática efectua-se através dos gânglios linfáticos ao longo das artérias até à sua origem. Estão divididos em cinco grupos: epicólicos (em contacto com a parede intestinal), paracólicos (em contacto com o arco fronteiriço), intermédios (ao longo dos pedículos), principais (na origem dos ramos do cólon na artéria mesentérica) e centrais (periaortocaval, na superfície posterior da cabeça do pâncreas).

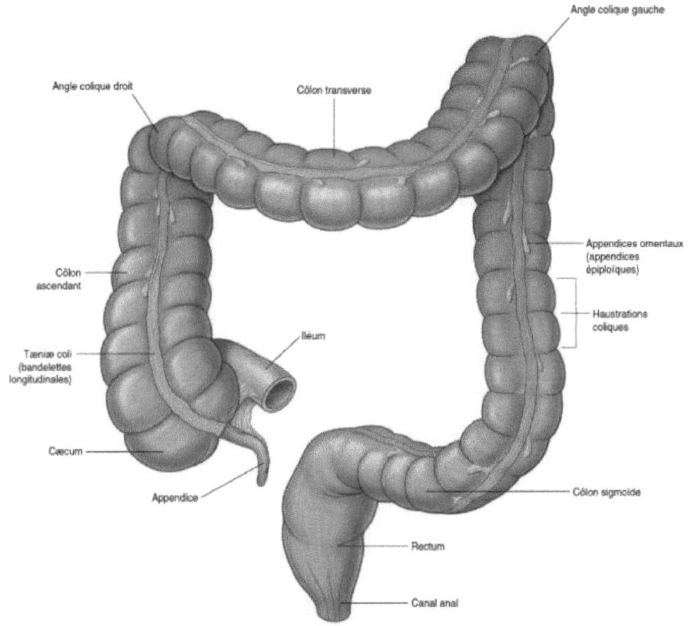

Figura 16 Morfologia externa do cólon (55).

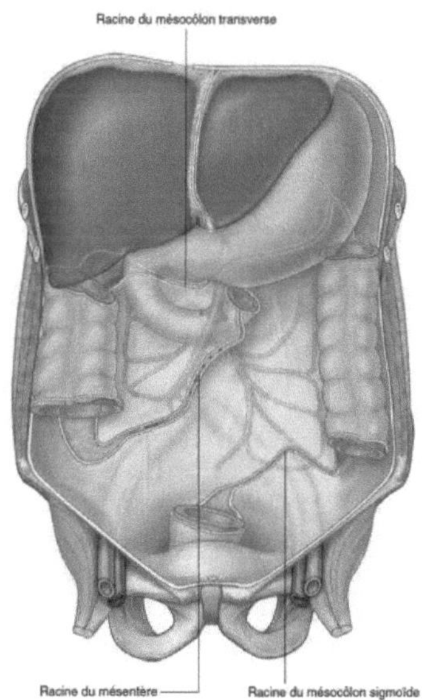

Figura 17 Reflexos peritoneais na parede abdominal posterior (55).

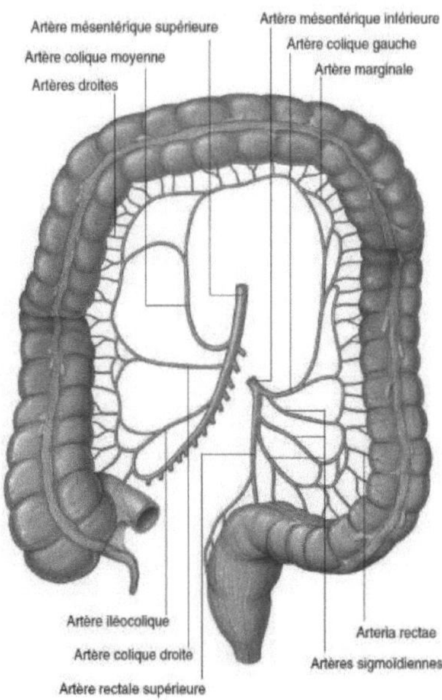

Figura 18 Vascularização arterial do cólon (55).

Vantagens cirúrgicas :

Na cirurgia aberta, a exploração de toda a estrutura do cólon requer uma abordagem ampla: mediana longa ou transversal. Pode também ser utilizada uma abordagem laparoscópica, que permite seguir a morfologia externa dos segmentos móveis do cólon. Os segmentos fixos, como na cirurgia aberta, só podem ser explorados após descolamento coloparietal. A abordagem laparoscópica não permite a palpação de lesões. Qualquer que seja a abordagem, a região mais difícil de explorar de forma fiável é a região angular esquerda.
A exposição do cólon é mais ou menos fácil consoante a morfologia do indivíduo: pode ser trabalhosa em doentes obesos, com mesos curtos, espessos e frágeis e um omento "lipomatoso".

B. Anatomia do reto :

1. Morfologia externa :

O reto segue-se ao cólon sigmoide. Está moldado na concavidade sacral, mediano e globalmente vertical num plano frontal, daí o seu nome (*rectum* em latim significa reto). Começa em frente de S3 e não tem banda, nem haustrum, nem apêndice omental, o que o distingue do cólon. Com 15 cm de comprimento, o reto tem uma parte superior coberta pelo peritoneu visceral (parte peritoneal) e uma parte não peritoneal (parte subperitoneal).
O reto pode ser dividido em três partes, de acordo com a distância da linha pectínea (ou bordo superior do esfíncter):

-O reto inferior, a menos de 2 cm do bordo superior do esfíncter, ou seja, a menos de 5 cm da margem anal;
O reto médio, estendendo-se 2 a 7 cm a partir do bordo superior do esfíncter, ou seja, 5 a 10 cm a partir da margem anal;
-O reto superior, estendido a mais de 7 cm do bordo superior do esfíncter, ou seja, a 10 a 15 cm da margem anal (Fig.19).

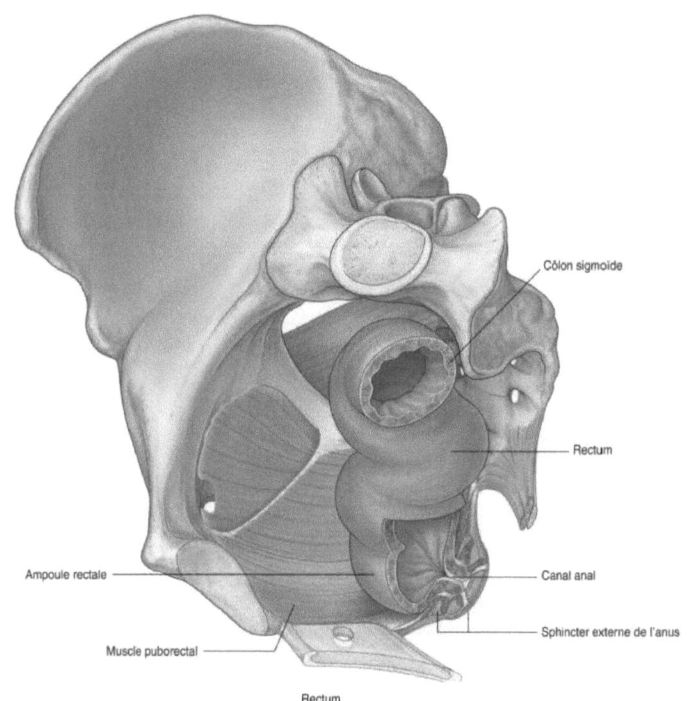

Figura 19 Rectum e canal anal (55).

2. **Relatórios :**

O reto subperitoneal está localizado no interior de um compartimento fibroso formado por quatro paredes. O tecido celulo-linfático que circunda o reto no interior do tronco é denominado mesorreto. A palavra "mesorectum" não existe no índice "Gray's Anatomy" ou na "Terminologia Anatomica" dos anatomistas, tendo sido descrita por um cirurgião R.J Heald (56).

O mesorreto estende-se por três quartos da circunferência do reto subperitoneal, posterior e lateralmente até 2 a 3 cm da junção anorrectal (Fig. 20). A superfície anterior do reto subperitoneal e os últimos 2 ou 3 cm do reto pélvico estão normalmente livres de tecido adiposo. O mesorreto está rodeado por um invólucro fino, mas ainda assim distinguível, conhecido como a camada visceral da fáscia pélvica ou fáscia reta.

As paredes pélvicas são cobertas pela camada parietal desta fáscia pélvica que, na parte posterior, corresponde à fáscia pré-sacral (fáscia de Waldeyer). Esta fáscia parietal cobre os vasos pélvicos e os ramos nervosos dos plexos hipogástricos superior (simpático) e inferior (parassimpático) e os ureteres. Entre estas duas camadas, visceral e parietal, existe um espaço de deslizamento avascular, presente principalmente a nível posterior.

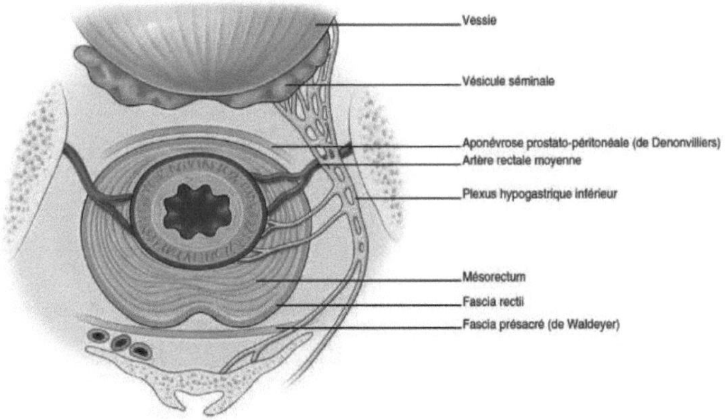

Figura 20 Mesorecto masculino (55).

As duas camadas sinfisam posterior e anteriormente abaixo do beco sem saída de Douglas. Na frente, formam a aponeurose prostatoperitoneal de Denonvilliers nos homens e o septo retovaginal nas mulheres. À frente da aponeurose de Denonvilliers passa o nervo cavernoso, que nasce do plexo pélvico lateral e se dirige para a superfície póstero-lateral da próstata, acompanhado pela artéria capsular, formando as bandas neurovasculares de Walsh. Neste ponto, o nervo cavernoso está muito próximo da superfície anterolateral do reto inferior. Posteriormente, em frente à quarta peça sacral, a 3 ou 4 cm da junção anorrectal, as duas camadas fundem-se para formar o ligamento rectosacral. As veias emergem dos orifícios pré-sacrais (veias pré-sacrais), exatamente onde o ligamento rectosacral se fixa. Lateralmente, por baixo do peritoneu, existem aderências fibrosas entre as camadas visceral e parietal, conhecidas como ligamentos laterais (anteriormente conhecidos como barbatanas rectais), que representam um ponto de fixação lateral do mesorreto à parede lateral da pélvis. Estes ligamentos laterais acompanham os nervos anorrectais do plexo hipogástrico inferior. Com exceção destes poucos ramos, os nervos e plexos pélvicos laterais não penetram no mesorreto. Os ramos do sistema parassimpático provenientes das raízes S2, S3 e S4 (nervos erectores), que se juntam ao plexo pélvico lateral, percorrem a camada parietal representada pela fáscia piramidal. Ao nível dos ligamentos laterais, a artéria rectal média é muito inconstante.

3. Vascularização :

a) Artérias :

O suprimento de sangue arterial é fornecido principalmente pela artéria rectal superior, com suprimento secundário das artérias rectal média e inferior e da artéria sacral mediana.

b) Veias :

A vascularização venosa do reto é bastante semelhante à vascularização arterial. É essencialmente assegurada pela veia rectal superior e, secundariamente, pelas veias rectal inferior e média e pela veia sacral mediana.

c) Gânglios linfáticos :

Os vasos linfáticos formam-se a partir de plexos linfáticos na parede rectal por baixo da mucosa rectal e anal. Chegam então aos gânglios linfáticos perirectos localizados no mesorecto. A drenagem linfática do reto é satélite das artérias e tem lugar, na maior parte do reto, no mesorreto, subindo em direção à artéria mesentérica inferior através da artéria rectal superior. Os linfáticos, que drenam o reto perineal e a junção anorrectal, podem dirigir-se lateralmente para as estruturas perineais através dos esfíncteres e dos músculos elevadores, mas também para cima, para fora da fáscia reta, muito mais raramente para os vasos ilíacos internos. Assim, a drenagem linfática dirige-se principalmente para o pedículo rectal superior através do mesorreto e, secundariamente, para os gânglios linfáticos ilíacos internos ou externos e para os gânglios linfáticos inguinais, seguindo as redes linfáticas pudendas e subcutâneas.

4. Inervação :

As partes pélvicas dos plexos pré-vertebrais transportam fibras aferentes simpáticas, parassimpáticas e viscerais (Fig. 21). As partes pélvicas dos plexos são responsáveis pela inervação das vísceras pélvicas e dos tecidos eréteis do períneo. Os plexos pré-vertebrais entram na pelve sob a forma de dois nervos hipogástricos, um de cada lado, que atravessam a abertura superior da pelve medialmente aos vasos ilíacos internos. Os nervos hipogástricos nascem do plexo hipogástrico superior, que se situa anteriormente à vértebra L5, entre o promontório do sacro e a bifurcação da aorta. Nos homens, o plexo hipogástrico superior é responsável pela ejaculação.

Quando os nervos hipogástricos se juntam aos nervos esplâncnicos pélvicos que transportam fibras parassimpáticas pré-ganglionares de S2 a S4, formam-se os plexos pélvicos laterais (plexos hipogástricos inferiores). Os plexos hipogástricos inferiores, um de cada lado, percorrem as paredes pélvicas, medialmente aos grandes vasos e aos nervos somáticos. Dão origem aos seguintes plexos subsidiários que inervam as vísceras pélvicas: o plexo rectal, o plexo uterovaginal, o plexo prostático e o plexo vesical. Os ramos terminais dos plexos hipogástricos inferiores penetram e atravessam o espaço profundo do períneo e inervam os tecidos eréteis do pénis e do clítoris no períneo. Nos homens, estes nervos são designados por nervos cavernosos.

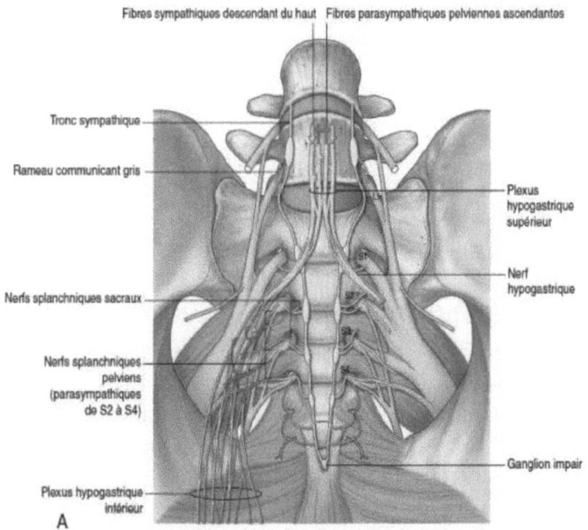

Figura 21 Extensões pélvicas dos plexos pré-vertebrais (55).

C. Anatomia do fígado :

1. Morfologia externa

O fígado pesa cerca de 2% do peso corporal (em média 1,5 kg). A sua densidade é estimada em 1, o que permite avaliar o seu volume.

Localiza-se na região supra-mesocólica, no hipocôndrio direito e parte do epigástrio, sob a cúpula diafragmática direita e parte da esquerda.

Ovoide assimétrico, muito desenvolvido à direita, com um longo eixo transversal, medindo cerca de 28 cm de largura, 8 cm de altura e 16 cm da frente para trás.

São descritos três bordos (incluindo o bordo anterior ventral, que é fino e por vezes palpável sob a margem costal), e três faces (diafragmática, visceral dorsal, visceral caudal) (Fig. 22):

A superfície diafragmática é convexa (a cúpula), lisa e segue a forma do diafragma, sendo dividida pela inserção do ligamento falciforme;

A face visceral (Fig. 23) (dividida numa parte anterior caudal e numa parte posterior dorsal):

A superfície visceral caudal é irregular e marcada por três sulcos:

-O sulco esquerdo, formado pela fissura do ligamento redondo à frente do hilo hepático e pelo ligamento venoso atrás dele,

-O sulco direito, formado pelo leito vesicular que une o bordo anterior do fígado ao hilo hepático,

-O sulco transverso, formado pelo hilo que une os sulcos direito e esquerdo.

Define-se assim o lobo esquerdo medial ao sulco esquerdo, o lobo direito lateral ao sulco direito e, entre estes dois sulcos, o lobo quadrado anterior ao sulco transverso e o lobo caudado posterior ao sulco transverso.

A superfície visceral dorsal é vertical, marcada lateralmente por um largo sulco vertical que por vezes envolve completamente a veia cava inferior e medialmente pelo sulco do ligamento venoso (sulco de Arantius). Os dois sulcos delimitam o lobo caudado (lobo de Spiegel). Uma grande parte desta superfície é desprovida de peritoneu entre as linhas de reflexão peritoneal, formando o ligamento coronário.

São descritos externamente dois lobos principais, delimitados pela inserção do ligamento redondo e do ligamento falciforme, pelo sulco esquerdo e pelo sulco do ligamento venoso: o lobo direito (aproximadamente 75% do volume) e o lobo esquerdo (aproximadamente 25% do volume). Na face visceral caudal, o lobo quadrado é descrito entre o hilo, a fissura umbilical e a fossa vesicular, e o lobo caudado entre o hilo e o sulco do ligamento venoso.

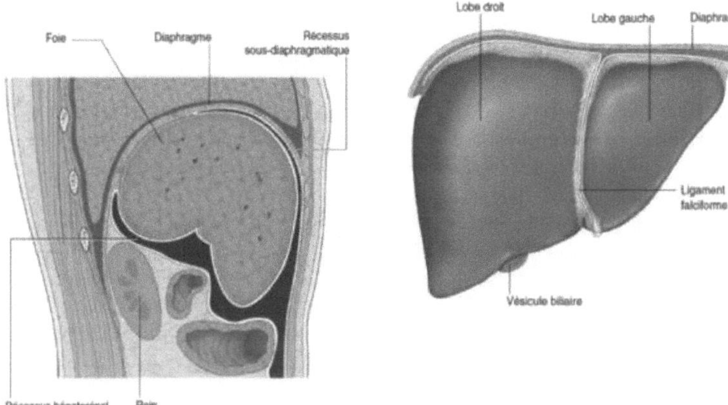

Figura 22 Faces do fígado e recessos hepáticos associados (55).

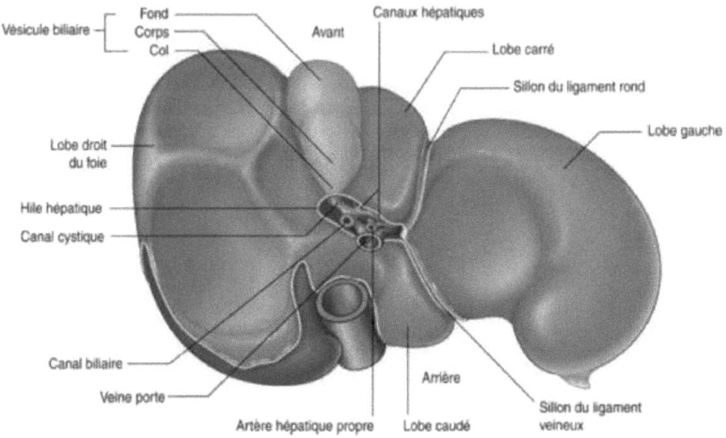

Figura 23 Superfícies viscerais do fígado (55).

2. Fixação, ligamentos :

O fígado está ligado ao diafragma e à parede posterior pelo ligamento coronário largo, centrado no orifício da veia cava do diafragma e estendendo-se lateralmente aos ligamentos triangulares direito e esquerdo mais finos. O fígado está intimamente ligado à veia cava inferior pela sua adventícia e pelas veias hepáticas. O pequeno omento insere-se no sulco do ligamento venoso.

3. Relatórios :

A superfície visceral caudal do fígado corresponde: à direita, ao rim direito, ao joelho superior e ao ângulo do cólon direito; à esquerda, ao estômago e, por vezes, ao pólo superior do baço.

A superfície visceral posterior responde à porção retro-hepática da veia cava inferior, às inserções posteriores e ao pilar direito do diafragma, e ao esófago.

4. Vascularização :

O fígado tem dois pedículos vasculares: um pedículo aferente inferior ou pedículo hepático e um pedículo venoso eferente superior.

O pedículo aferente inferior, ou pedículo hepático, caracteriza-se pela sua dupla vascularização, arterial (artéria hepática própria (Fig. 24), que se divide em artérias hepáticas direita e esquerda) e venosa (veia porta). As artérias hepáticas e a veia porta entram no fígado através do hilo, com a veia porta atrás e as artérias hepáticas à frente e à esquerda.

O pedículo venoso eferente superior é constituído pelas três principais veias hepáticas: esquerda, média e direita, que drenam para a veia cava inferior no bordo póstero-superior do fígado. Uma parte do sangue venoso hepático flui diretamente para a veia cava inferior retro-hepática através de veias hepáticas acessórias provenientes de segmentos hepáticos adjacentes. Os gânglios linfáticos do fígado estão localizados em ambos os lados do pedículo aferente inferior.

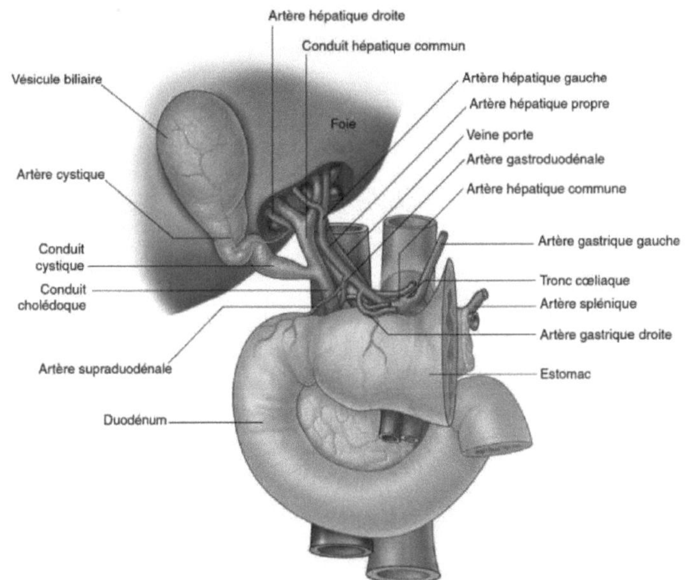

Figura 24 Vascularização aferente do fígado (55).

5. **Morfologia interna e segmentação :**

Claude Couinaud, um cirurgião e anatomista francês, descreveu a segmentação do fígado, com base na distribuição intra-hepática da veia porta sobre a qual as distribuições arterial e biliar são modeladas (Fig.25). Esta segmentação é determinada por planos virtuais. Distingue-se assim um fígado direito e um fígado esquerdo, separados pelo plano principal (virtual) da tesoura e correspondendo aos dois ramos de bifurcação da veia porta. À direita, o ramo direito curto divide-se num ramo anterior (ou paramediano, sector anterior) e num ramo posterior (ou lateral, sector posterior), cada um dos quais se divide num ramo inferior e num ramo superior, definindo assim os quatro segmentos direitos: V, VIII, VI e VII. À esquerda, o longo ramo portal esquerdo divide-se num ramo lateral (segmento II) e num ramo paramediano (segmentos III e IV, separados pela cissura umbilical, correspondendo a face inferior do segmento IV ao lobo quadrado). O sector dorsal, correspondente ao segmento I ou lobo caudado de Spiegel, depende de pequenos ramos portais provenientes da superfície dorsal da bifurcação portal.

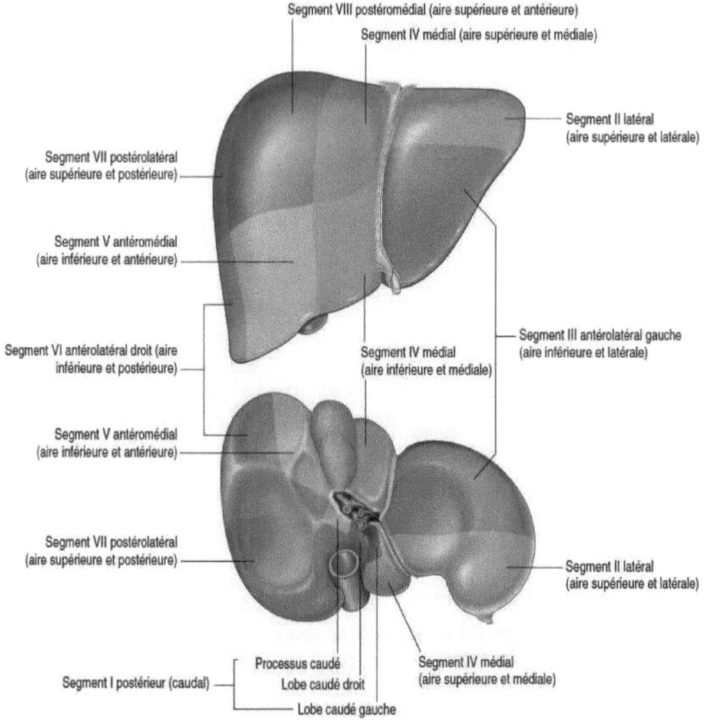

Figura 25 Segmentação do fígado de acordo com Couinaud (55).

As artérias hepáticas, a veia porta e os canais biliares estão rodeados no seu trajeto intra-hepático por uma bainha fibrosa que corresponde a um espessamento da cápsula hepática que penetra no parênquima no hilo, formando uma espécie de esqueleto fibroso (placa hilar).

IV. Anatomia patológica:

A anatomia patológica é uma disciplina em evolução na patologia digestiva. O seu papel tradicional, através da análise morfológica das células e dos tecidos, é o de diagnosticar ou ajudar a diagnosticar as doenças. Do mesmo modo, quando um doente é submetido a uma intervenção cirúrgica, a avaliação do prognóstico continua a basear-se na avaliação do estádio da doença em que esta progrediu a nível local e regional. Um grande avanço neste domínio foi a adoção quase universal do sistema pTNM de classificação do cancro.

Para além deste papel "tradicional", a anatomia patológica está agora envolvida em todas as fases do tratamento de doentes com cancro colorrectal:

-Prevenção e rastreio, através do estudo das lesões detectadas durante as colonoscopias de rastreio.

-Epidemiologia, produzindo dados que podem ser transmitidos aos registos de tumores e a outros organismos públicos.

Acima de tudo, a gestão terapêutica: trata-se nomeadamente da indicação de tratamentos adjuvantes, quer se trate de quimioterapia, cuja indicação se baseia frequentemente no estádio pTNM, quer, mais recentemente, de "terapias orientadas", guiadas pelas caraterísticas do tumor, geralmente avaliadas pela deteção in situ de anomalias genéticas ou da expressão de certas proteínas. (57).

1. Principal lesão de tecido pré-canceroso :

Adenoma :

Para ambos os tipos de cancro colorrectal (instabilidade cromossómica/instabilidade de microssatélites), é atualmente aceite que a maioria dos cancros se desenvolve a partir de uma lesão tumoral pré-cancerosa: o adenoma.

Existe uma sequência de transformação da mucosa normal → adenoma → adenocarcinoma por acumulação de alterações genéticas envolvendo oncogenes e genes supressores de tumores (58). Macroscopicamente, um adenoma é um pólipo (séssil ou pedunculado) que se projecta para o lúmen do cólon. Mais raramente, trata-se de um adenoma plano definido por uma lesão adenomatosa com menos de duas vezes a altura da mucosa normal, correspondendo macroscopicamente a uma área rugosa ou eritematosa de difícil visualização endoscópica.

Um adenoma é um tumor epitelial glandular benigno. Por definição, os adenomas do cólon são sempre displásicos, correspondendo a um foco circunscrito de epitélio displásico. Os adenomas são classificados de acordo com o seu aspeto endoscópico (sésseis, pedunculados, planos); a sua arquitetura microscópica (tubulares: mais de 80% de tubos; tubulo-cultivados, vilosos: mais de 80% de vilosidades) e o grau de displasia (baixo grau, alto grau).

Nem todos os adenomas se tornam inevitavelmente cancerosos. Estima-se que apenas 10% dos adenomas atingem um tamanho de 1 cm ou mais. Em geral, apenas 1/4 dos adenomas com mais de 1 cm se tornam cancerosos.
A transformação de um adenoma num adenocarcinoma demora cerca de 10 a 20 anos, podendo ser mais curta no caso dos adenomas MSI+.

2. Topografia do EAC :

A maioria dos CRC localiza-se no sigmoide e no reto, embora nos últimos anos se tenha observado uma tendência diferente, com uma maior proporção no cólon proximal.
Os estudos moleculares demonstraram diferenças topográficas consoante o perfil molecular do CRC. Os CRC MSI-H e os que apresentam mutações RAS localizam-se mais frequentemente no ceco, no cólon ascendente e no cólon transverso.

3. Macroscopia :

Os aspectos macroscópicos são influenciados pela história natural destes tumores, o diâmetro do cólon e a consistência das fezes (a desidratação das fezes favorece a ulceração). À direita, os cancros são vegetativos e exofíticos, pouco ulcerados e frequentemente muito grandes. No cólon transverso e no cólon descendente, que são estreitos em diâmetro, forma-se rapidamente uma virola. No reto, formam mais frequentemente um anel à volta de uma ulceração central. É feita uma distinção entre :

(1) Formas vegetais :

Trata-se de massas exofíticas sésseis, que se projetam para o lúmen do cólon, muitas vezes com um aspeto de cidade e frequentemente erodidas na superfície.

(2) Formas ulcero-infiltrativas:

São constituídos por uma ulceração rodeada por uma protuberância de extensão aproximadamente circular, constituindo assim o ferrolho que pode atingir toda a circunferência, resultando numa estenose do lúmen.

(3) Formas mistas :

São comuns.

(4) Linha de plástico :

Formam um segmento rígido e espesso com vários centímetros de comprimento.

4. Histopatologia :

A classificação da OMS identifica vários tipos histológicos (59).

a) Adenocarcinomas: Os adenocarcinomas representam quase 95% dos CCR.

b) Formas histológicas particulares :

- Adenocarcinoma mucinoso (coloide mucinoso): Representa 10 a 15% dos adenocarcinomas colorrectais, definido pela presença de mais de 50% do componente mucinoso, o aspeto macroscópico é de coloide gelatinoso, histologicamente, são constituídos por grandes manchas de substância mucinosa pálida contendo tubos glandulares distendidos e por vezes rompidos, trabéculas celulares e células isoladas em "anel de gatinho".

Carcinoma com células em "anel de gatinho": Também conhecido como carcinoma de células isoladas ou carcinoma de células independentes, é raro, representando cerca de 1% dos CCR, e deve ser investigado para detetar um possível carcinoma gástrico com células em "anel de gatinho". O tumor infiltra-se na parede, poupando relativamente a mucosa, o que explica a frequente negatividade das biopsias; estes carcinomas infiltram-se mais frequentemente no peritoneu e nos ovários.

-Carcinoma indiferenciado: Tumor raro que não apresenta uma diferenciação específica e que apresenta uma variedade de aspectos histológicos. Esta categoria inclui o carcinoma medular.

-Carcinoma de células escamosas: constituído inteiramente por células escamosas, é raro e tem um mau prognóstico.

-Carcinoma adeno-escamoso: Definido pela presença de numerosos focos escamosos, integrados ou separados do componente adenocarcinomatoso, o prognóstico é também pior do que o do adenocarcinoma.

Carcinoma de pequenas células: morfologicamente, imunohistoquimicamente e evolutivamente semelhante ao carcinoma de pequenas células do pulmão, é frequentemente diagnosticado na fase de disseminação, caso em que a cirurgia está contra-indicada.

-Outras formas raras de CCR :

Carcinoma de células fusiformes,

Carcinoma de células gigantes,

Coriocarcinoma,

Carcinoma pigmentado,

Carcinoma de células claras,

Carcinoma de células estaminais,

Carcinoma rico em células de Paneth (carcinoma de células crípticas),

Carcinomas mistos,

Adenocarcinoma em forma de vieira: Trata-se de uma variedade de adenocarcinoma caracterizada por uma arquitetura em forma de vieira, que representa 5,5% dos CCR e 17,5% dos CCR proximais; desenvolve-se em pólipos em forma de vieira. O seu prognóstico é pior quando tem um fenótipo MSI (-) e está localizado distalmente (60),

Adenocarcinoma micropapilar: mau prognóstico.

c) Classificação :

Baseia-se na percentagem de glândulas de acordo com os critérios de classificação da OMS de 2010 e divide-se em: (quadro 2)

Quadro 2 Classificação histológica (graduação) da OMS 2010 (61).

Critère	Catégorie de différenciation	N° du Grade [a]	Description du Grade
>95% avec formation de glande	Bien différencié	1	Faible
50-95% avec formation de glande	Moyennement différencié	2	Faible
>0-49% avec formation de glande	peu différencié	3	Elevée
Haut degré d'instabilité microsatellite [b]	Variable	Variable	Faible

[a] La catégorie « carcinome indifférencié » (Grade 4) est réservée aux carcinomes Sans structure glandulaire, sans production de mucine ou aux carcinomes présentant une différenciation neuroendocrine squameuses ou sarcomatoïde.
[b] MSI-H.

A classificação tradicional da OMS baseava-se em quatro graus (bom, moderado, pouco diferenciado, indiferenciado) e numa avaliação semi-quantitativa da percentagem de glândulas presentes. A versão de 2010 da classificação da OMS (59) baseia-se em dois graus, agrupando os graus bem e moderadamente diferenciados em grau baixo e os graus pouco diferenciados e indiferenciados em grau alto. Esta avaliação deve também ter em conta dois outros parâmetros: o tipo histológico e o estatuto molecular do MSI.

d) *Estroma do tumor :*

Pode ser inflamatória, constituída por um infiltrado linfocitário mais ou menos marcado ou mesmo por folículos linfóides (tipo Crohn) e pode ser observada no interior e/ou em redor do tumor; estes aspectos são particularmente notórios nos tumores MSI+.

e) *Imunofenótipo :*

Os CRC primários e/ou metastáticos podem ser diferenciados de outros carcinomas através da expressão de ACE (+), β-catenina (marcação nuclear +), citoqueratina 20 (+) e negatividade para citoqueratina7, CDX2 é útil para os distinguir de carcinomas não intestinais, note-se que os CRC esporádicos MSI (+) podem não expressar CK20 ou β-catenina.

5. Extensão e desenvolvimento :

a) *Extensão loco-regional :*

O cancro progride localmente, invadindo as várias camadas da parede colorrectal, o peritoneu e depois os órgãos vizinhos. Atinge toda a circunferência do intestino em cerca de dois anos (1/4 da circunferência de 6 em 6 meses).

- Extensão através das diferentes camadas da parede :

Carcinoma intra-epitelial: Difícil de distinguir da displasia grave, não há rutura da membrana basal.

Cancro intramucoso: Há rutura da membrana basal e invasão do córion. Há um risco de invasão venosa devido à presença de vasos no córion, mas não há probabilidade de metástases nos gânglios linfáticos nesta fase.

Extensão à submucosa: nesta fase, existe um risco de invasão linfática: este é mínimo no caso de extensão superficial do eixo de um pólipo, e atinge 27% no caso de extensão à submucosa do cólon.
As diferentes camadas da parede são então alcançadas.
-A extensão transversal conduz a um tumor circular responsável por uma estenose obstrutiva.
-A extensão longitudinal microscópica acima e abaixo do tumor ocorre principalmente na submucosa; esta extensão raramente excede os 2 cm nas ressecções rectais. É necessária uma margem de segurança distal de 2 cm.
-A extensão regional é feita ao peritoneu e aos órgãos vizinhos por contiguidade de perto para perto, mas também por enxertos distantes. Em 50% a 75% dos casos, a invasão macroscópica ou a adesão a um órgão vizinho corresponde à invasão histológica do tumor.
Dependendo da sua localização, o CRC pode invadir vários órgãos vizinhos.
No cancro do reto, pode observar-se progressão microscópica distal no mesorreto até 3-4 cm para além do pólo inferior do tumor, sem extensão tumoral intra-parietal. Esta situação ocorre em 10-20% dos casos e justifica a remoção de todo o mesorreto.
A extensão lateral para as paredes pélvicas é observada sobretudo nos tumores do reto inferior. A extensão lateral do tumor é medida pela distância lateral: esta é a distância em milímetros entre a zona de extensão máxima do tumor e a secção cirúrgica. Se esta distância for inferior a 1 mm, considera-se que ocorreu invasão tumoral da margem radial e a ressecção é considerada de tipo R1.
Embolias em veias peritumorais ou linfáticos são encontradas em 50% dos casos.
A invasão venosa é preditiva do desenvolvimento de metástases hepáticas.
A extensão local também pode ocorrer ao longo dos nervos e encontra-se em 30% a 60% dos espécimes excisados, sendo um fator de mau prognóstico.

b) Invasão dos gânglios linfáticos :

A invasão linfonodal do tumor ocorre de proximal para proximal. Os vasos linfáticos são satélites dos pedículos arteriais.
Em princípio, a invasão dos gânglios linfáticos é contínua, progressiva e anatómica, e não salta as relés. Está relacionada com o grau de infiltração parietal do tumor, mas também com o seu grau de diferenciação; as formas pouco diferenciadas metastizam precocemente.
No entanto, em menos de 5% dos casos, podem ser observadas metástases saltadas. Trata-se de metástases que contornam um ou mais relés de gânglios linfáticos para atingir diretamente os gânglios linfáticos pediculares.
Nos cancros colorrectais, ocorre primeiro nos gânglios linfáticos peritumorais, depois nos gânglios linfáticos intermédios e nos gânglios linfáticos na origem dos pedículos vasculares.
No caso dos tumores do reto, a extensão linfática ocorre no mesorreto e depois ao longo dos gânglios linfáticos satélites dos ramos da artéria mesentérica inferior.
Por conseguinte, é necessária a excisão do mesorreto e a curetagem dos gânglios linfáticos mesentéricos inferiores.

A avaliação do estado dos gânglios linfáticos no CCR requer o exame de pelo menos 12 gânglios linfáticos de acordo com (UICC) (62).

c) Metástases hematogénicas :

Em ¾ dos casos, as metástases ocorrem primeiro no fígado, depois no pulmão e a seguir noutros órgãos. A invasão venosa é observada em metade dos casos. O fígado direito é mais frequentemente invadido do que o esquerdo.

6. Relatório anatomopatológico :

Todos os critérios num relatório patológico normalizado são macroscópicos, histológicos, imunohistoquímicos e moleculares. (63).

a) Exame macroscópico :

É efectuada no serviço de patologia, se necessário em colaboração com o cirurgião. Abrange o acondicionamento da peça cirúrgica (nomeadamente o tipo de fixador utilizado) e a sua descrição precisa. Inclui o comprimento da peça, o seu tamanho, a distância entre o tumor e o limite de ressecção mais próximo, o aspeto do tumor, a percentagem de invasão circunferencial, a confirmação ou não de perfuração na zona tumoral, a presença de nódulos de carcinose e de outras lesões, bem como o aspeto do mesorreto. O aspeto do mesorreto é essencial para avaliar a qualidade da remoção cirúrgica desta estrutura anatómica. Na prática, baseia-se na determinação de três graus, de acordo com Quirke et al (64) (tabela 3). Esta classificação reflecte a qualidade da cirurgia realizada, que está intimamente ligada ao risco de recorrência. A ressecção incompleta é, de facto, uma fonte de recidiva local, devido a depósitos tumorais microscópicos deixados no mesorecto incompletamente ressecado.
É aconselhável tirar fotografias, que podem ser incluídas no relatório final, a fim de documentar objetivamente esta avaliação macroscópica.

Quadro 3 Classificação de Quirke.

	Completo (grau 3)	Quase completo (grau 2)	Incompleto (grau 1)
Aspeto do mesorecto	Intacto, liso	Moderadamente espesso, irregular	Fino
Ferida mesorrectal	<5 mm	>5 mm e a musculatura não é visível	Músculos visíveis
Efeito de cone	Ausente	Moderado	Presente
Margem de ressecção circunferencial	Suave, regular	Irregular	Irregular

Exame macroscópico das metástases hepáticas :

O controlo macroscópico deve ser rigoroso e basear-se em procedimentos que possam ser utilizados por todos. O objetivo é identificar a(s) metástase(s) presente(s) e fazê-la(s) corresponder aos dados imagiológicos. Esta fase macroscópica deve basear-se numa amostragem exacta das lesões encontradas. Se as amostras recolhidas forem insuficientes, a avaliação da resposta pode ser comprometida por uma sobrestimação ou subestimação da mesma. Neste contexto, pode propor-se a inclusão de todos os nódulos metastáticos com menos de 1 cm de dimensão e a recolha de uma amostra por cm das lesões com mais de 1 cm. A descrição do número e do tamanho das lesões presentes deve ser incluída no relatório macroscópico. É também necessário avaliar a margem cirúrgica, após a marcação prévia, a partir da metástase mais próxima. Esta margem avaliada macroscopicamente será confirmada histologicamente nas amostras colhidas no lado oposto. Trata-se de um parâmetro importante porque influencia a ocorrência de recidivas. Para além da colheita de amostras das lesões tumorais, é útil colher uma amostra do fígado não tumoral à distância, a fim de analisar a eventual toxicidade hepática associada às quimioterapias administradas.

b) Exame microscópico :

Os elementos microscópicos que compõem um relatório são variados. Alguns são unanimemente reconhecidos como prognósticos, enquanto outros são prometedores mas não foram validados para utilização na prática clínica. O exame microscópico deve seguir um procedimento preciso para garantir que nenhum parâmetro importante seja omitido.

É aqui que entra o conceito de lista de controlo, que deve especificar o tipo histológico e o grau de diferenciação. A profundidade da extensão (ou nível de infiltração) é determinada com base no exame histológico de uma amostra rigorosa de uma peça cirúrgica de CCR e é classificada de acordo com a versão mais recente da classificação pTNM. Neste contexto, o prefixo "p" representa a patologia, indicando que a classificação TNM se baseia em critérios anatomopatológicos e não clínicos.

Em caso de tratamento neo-adjuvante, quer se trate de radioterapia, de quimioterapia, de terapia dirigida ou de uma combinação destas, é acrescentado o prefixo "y". O tratamento pré-operatório do cancro localmente avançado ou metastático pode ser acompanhado de uma resposta celular no tumor primário ou no local metastático, relacionada com a eficácia do tratamento. Esta resposta histológica pode ser avaliada de forma semi-quantitativa através de diferentes classificações, avaliando a percentagem de células residuais e a regressão, sob a forma de fibrose ou de manchas coloidais acelulares. A classificação de Dworak é uma das mais antigas (65).

As classificações do grau de regressão do cancro do reto RCRG e mRCRG (RCRG modificado) são frequentemente utilizadas para avaliar a resposta terapêutica no reto. A classificação do grau de regressão tumoral TRG de Rubbia Brandt é utilizada para avaliar a resposta em metástases hepáticas (66) .

Aspeto morfológico da frente infiltrativa: Os cancros colorrectais, que são predominantemente adenocarcinomas, podem ser caracterizados, ao nível das zonas de invasão, por um "tipo expansivo" ou "empurrador" ou por um "tipo infiltrativo". O tipo infiltrativo tem um pior prognóstico do que o tipo expansivo. É de salientar que o tipo "expansivo" é mais frequentemente encontrado em cancros com MSI. Foram propostos critérios para distinguir estes dois tipos de infiltração. Os seguintes elementos são favoráveis ao tipo infiltrativo: incapacidade de distinguir a frente invasiva a olho nu; incapacidade de distinguir o tecido tumoral da reação do estroma a olho nu; dissecção da muscular sem reação do estroma associada e infiltração do tecido adiposo pericólico por pequenas glândulas, aglomerados ou trabéculas irregulares de células tumorais.
O aspeto morfológico da frente de invasão não foi formalmente validado de um ponto de vista prognóstico para utilização na prática clínica. Por conseguinte, este item é opcional no relatório patológico.
Brotamento tumoral: no sentido literal do termo, corresponde à presença de células tumorais isoladas ou de aglomerados tumorais que não excedam cinco células, na frente de invasão do tumor. (67). Este aspeto morfológico está mais frequentemente associado a uma frente de invasão "infiltrativa" do que a uma frente de invasão "expansiva". A aparência fusiforme das células tumorais observadas sugere que estas lesões podem fazer parte do chamado fenómeno de transição epitelial-mesenquimal, durante o qual as células epiteliais perdem os seus atributos morfológicos e fenotípicos e se tornam candidatas a disseminação local ou distante. Este item é opcional no relatório patológico.
Resposta dos linfócitos do estroma: O aumento da resposta dos linfócitos intratumorais e peritumorais (ou resposta do tipo Crohn) no relatório patológico do CCR pode ser útil por várias razões. Em primeiro lugar, poderia permitir o rastreio morfológico de fortes respostas imunitárias relacionadas com o hospedeiro, cujo impacto prognóstico favorável foi salientado. Em segundo lugar, um infiltrado linfocítico intratumoral e uma reação do tipo Crohn são critérios morfológicos sugestivos de MSI. Esta avaliação continua a ser facultativa.
Limites de ressecção cirúrgica: Deve ser mencionada a integridade ou a invasividade dos limites de ressecção cirúrgica proximal e distal. No caso de tumores do reto em áreas não peritoneais, deve ser especificada a margem circunferencial ou o espaço livre. Esta pode ser medida a partir do tumor ou da estrutura tumoral mais próxima, como um gânglio linfático metastático ou um depósito tumoral. A medida da margem de ressecção circunferencial corresponde à distância entre a área de infiltração mais profunda do tumor e o limite de ressecção do mesorreto previamente marcado. O envolvimento da margem circunferencial é considerado negativo se o tumor estiver localizado a mais de 1 mm da superfície marcada e positivo se o tumor estiver localizado a menos de 1 mm (63).

Microscopia de metástases hepáticas :

Dados convencionais :

Esta avaliação deve naturalmente confirmar o diagnóstico de doença metastática em relação ao adenocarcinoma colorrectal. Mas envolve também a estimativa da resposta histológica, reflectindo o impacto do tratamento de indução, cujo papel prognóstico tem sido sugerido. A análise desta resposta ou "regressão" tumoral é geralmente efectuada numa base semi-quantitativa (68). Na prática, esta análise inclui a proporção de células tumorais residuais e a proporção de regressão sob a forma de fibrose, necrose ou, muito mais raramente, de resposta coloidal. Existem vários sistemas de avaliação, baseados em publicações que demonstraram o seu impacto prognóstico. A classificação mais utilizada atualmente é a de Rubbia-Brandt et al. (66) que se inspirou numa classificação de cinco graus proposta por Mandard et al. (69) nos cancros do esófago inicialmente tratados com radioquimioterapia. Esta classificação histológica, designada por *Tumor Regression Grade* (TRG), vai desde metástases sem qualquer regressão (TRG5) até metástases esterilizadas (TRG1), com graus intermédios que incluem uma proporção variável de células tumorais residuais (TRG2: resposta quase completa com raras células tumorais associadas a fibrose, TRG3: resposta parcial com mais células tumorais, mas predominantemente fibrose e TRG4: resposta mínima com células tumorais predominando sobre a fibrose). Com base nestes cinco graus, Rubbia-Brandt et al. definiram três categorias: resposta major (TRG1 e 2), resposta parcial (TRG3) e resposta mínima ou ausente (TRG4 e 5), tendo a primeira categoria a melhor sobrevivência, a segunda uma sobrevivência intermédia e a terceira a pior.

Dados emergentes :
Quantitativamente, a medição da espessura da coroa tumoral residual periférica, localizada na interface com o fígado normal, pode ser correlacionada com respostas radiológicas e histológicas e ter um impacto prognóstico (70). Segundo os autores, esta medição deve ser efectuada a partir do território tumoral mais denso a nível celular. Estes dados foram obtidos em doentes tratados principalmente com quimioterapia e Bevacizumab. Podem refletir uma melhor tradução das respostas observadas com as bioterapias. No entanto, o significado prognóstico e a reprodutibilidade deste novo critério quantitativo continuam por confirmar em novas séries.
No que respeita aos aspectos qualitativos, um estudo de Mentha (71) mostrou que a apresentação morfológica do remanescente tumoral residual também pode ter um impacto clínico. Estes aspectos particulares correspondem às chamadas formas de "auréola perigosa", definidas por metástases que apresentam um aspeto recortado na interface com o tecido hepático normal. Podem ser observadas em hepatectomias em duas fases e reflectem o crescimento do tumor que ocorre após a interrupção da quimioterapia de indução. A presença de uma "auréola perigosa" pode ter um impacto na abordagem cirúrgica, ao comprometer a possibilidade de obter margens de ressecção suficientemente grandes, aumentando assim o risco de recorrência.
Toxicidade hepática :
Conseguir uma regressão importante é o principal objetivo do tratamento de indução. No entanto, este objetivo deve ser alcançado à custa de uma toxicidade reduzida. Neste contexto, o patologista tem um papel de monitorização na identificação de quaisquer alterações no parênquima hepático na proximidade

da(s) metástase(s). Por um lado, foram registadas lesões de esteato-hepatite após tratamento com quimioterapia à base de irinotecano, associadas a uma maior mortalidade pós-operatória do que em doentes sem estas lesões (72). Por outro lado, foram observadas lesões vasculares correspondentes à síndrome de obstrução sinusoide (ou síndrome SOS), por vezes associadas a lesões de hiperplasia nodular regenerativa, após o tratamento com oxaliplatina (72,73). No entanto, estas lesões parecem ser menos frequentes e graves quando este tipo de quimioterapia é combinado com Bevacizumab. Pensa-se que esta terapêutica dirigida tem um efeito protetor sobre a rede vascular (73).

Resíduos tumorais :
Deve ser especificado de acordo com a classificação de Hermanek como (R0, R1 ou R2) (74) (quadro 4).

Tabela 4 Classificação de Hermanek.

	Descrição
R0	Ressecção completa, margens histologicamente saudáveis, sem tumor residual após a ressecção.
R1	Ressecção incompleta, margens histologicamente invadidas, tumor residual microscópico deixado após a ressecção do tumor.
R2	Ressecção incompleta, margens invadidas ou remanescentes tumorais centimétricos (macroscópicos).

A extensão :
Nódulos : O número de gânglios linfáticos removidos e o número de gânglios linfáticos metastáticos devem ser especificados no relatório.
Nódulos adventícios : Nódulos adventícios ou nódulos satélites localizados no tecido pericólico ou perirectal.
Embolia vasculolinfática: A invasão vasculolinfática foi considerada em numerosos estudos como um fator de prognóstico independente na análise multivariada (75). A diferença de prognóstico entre a invasão linfática e venosa não foi estabelecida.
Infiltrações perineurais: As invasões perineurais são menos comuns do que as invasões vasculolinfáticas e ocorrem em 10% dos cancros colorrectais. Estão geralmente associadas a um estádio elevado e a um grau elevado. A importância prognóstica deste critério não foi demonstrada em todas as publicações que o incluíram. Além disso, os estudos sobre este assunto são poucos e retrospectivos (76). Por conseguinte, o valor prognóstico deste critério não foi formalmente validado para utilização na prática clínica (77).
Estádio pTNM: Deve figurar no final do relatório, pois é um fator de prognóstico importante, resultante de vários parâmetros, que determina em primeiro lugar a atitude terapêutica.
O estádio pTNM corresponde a uma classificação histopronóstica baseada, após uma amostragem rigorosa, na profundidade de invasão do tumor (pT) e na sua extensão aos gânglios linfáticos locais (pN) e aos gânglios linfáticos distantes (pM), quando uma metástase é documentada histologicamente. A sobrevivência após o

diagnóstico de cancro colorrectal é fortemente influenciada pelo estádio histopronóstico.

Factores moleculares :
Os cancros colorrectais são doenças heterogéneas e o seu desmembramento trouxe à luz alterações e entidades moleculares que têm um impacto prognóstico e/ou preditivo validado ou potencial em situações localizadas ou metastáticas. Estes elementos são atualmente indissociáveis dos elementos macro e microscópicos. Correspondem ao estatuto MSI, BRAF e RAS.
Instabilidade de microssatélites :
Os cancros colorrectais são acompanhados por um estatuto MSI (o chamado fenótipo MSI, ou RER para Replication ERror ou dMMR para MisMatch Repair deficiente, por oposição ao fenótipo MSS, microssatélite estável, ou pMMR para MisMatch Repair proficiente) em 15% dos casos. Dois terços dos CRC com MSI (MSI CRC) ocorrem num contexto esporádico e um terço num contexto hereditário (ou seja, 2% de todos os CRC), como parte da síndrome de Lynch, anteriormente conhecida como Cancro Colorrectal Hereditário Sem Polipose (HNPCC). A determinação do estatuto MSI baseia-se em testes moleculares e/ou imunohistoquímicos, que são equivalentes e complementares.
A biologia molecular é considerada o padrão de ouro, mas a imunohistoquímica parece correlacionar-se perfeitamente com ela. Além disso, esta técnica permite localizar o gene alterado se uma determinada proteína for extinta por imunohistoquímica, explorando as quatro proteínas do sistema MMR: hMLH1, hMSH2, hMSH6 e hPMS2. A identificação do estatuto MSI é um dos factores de prognóstico para o CCR que pode orientar o tratamento e é uma ferramenta de rastreio para as síndromes de Lynch, uma vez que está presente em quase todos estes cancros hereditários.
Podem ser utilizados dois métodos para estabelecer este fenótipo:
PCR, através da análise dos produtos de amplificação de várias regiões contendo microssatélites e ;
A imunohistoquímica, através do estudo da expressão das proteínas codificadas pelos genes do MMR (57).
Mutações do gene BRAF :
O gene BRAF codifica a proteína B-Raf, que corresponde a uma serina/treonina quinase localizada na via do EGFR e da MAP quinase. Esta via é desregulada durante a carcinogénese colorrectal, nomeadamente pela ativação constitutiva de BRAF, o que acaba por estimular a proliferação e a sobrevivência das células. Nos cancros colorrectais, a frequência da mutação BRAF V600E situa-se entre 5 e 10%, mas varia em função de determinadas caraterísticas anatomoclínicas e do grupo molecular a que pertence o tumor (78). Esta mutação é mais frequente em tumores com localização proximal (27%) do que em tumores com localização distal (3,3%) e ocorre mais frequentemente em CRC MSI esporádicos do que em CRC MSS (50-70 e 5-10%, respetivamente). Atualmente, o teste da mutação BRAF é utilizado principalmente para distinguir entre CRC MSI esporádicos e hereditários. Estas mutações nunca são encontradas nos síndromes de Lynch e são observadas em 60% dos casos esporádicos (79). As mutações BRAF permitem identificar os

doentes com um prognóstico muito mau, nomeadamente em contexto metastático, para os quais é necessário definir novas opções terapêuticas (80).

Mutações RAS :

As mutações KRAS estão associadas à resistência aos anticorpos terapêuticos anti-EGFR. O ensaio PRIME com panitumumab e o ensaio FIRE3 com cetuximab demonstraram o grande benefício de uma determinação mais completa do estado do KRAS, a fim de selecionar com maior precisão os doentes com CCR metastático que podem beneficiar de anticorpos anti-EGFR. (81).

Além disso, estes resultados devem ser obtidos no contexto de uma doença metastática. Por conseguinte, as informações clínicas do relatório devem ser tão precisas quanto possível, para que o patologista possa determinar o estado do RAS o mais rapidamente possível. Este pedido pode também ser efectuado a partir do momento em que se examina uma metástase documentada histologicamente. O objetivo desta abordagem é reduzir o tempo necessário para obter resultados sobre o estatuto RAS e otimizar a estratégia terapêutica do CCR, nomeadamente nas metástases de primeira linha.

Resumo :

Resume os principais elementos do relatório: tipo de peça cirúrgica, qualidade da ressecção, tipo histológico, grau, factores histopronósticos que não o pTNM (tais como êmbolos vasculares e infiltrações perineurais, etc.), estádio do pTNM. O objetivo é fornecer um resumo que esteja imediatamente disponível para utilização em reuniões de consulta multidisciplinares.

7. **Classificação TNM :**

a) Cólon :

A classificação a utilizar é a proposta pela AJCC e pela UICC. ème Esta classificação é regularmente actualizada e a última edição (TNM 8ª edição) é aplicável desde 2017.

Recomenda-se que os patologistas especifiquem a classificação que utilizam nos seus relatórios (recomendação da Garantia de Qualidade em Anatomia Patológica).

O exame de pelo menos 12 gânglios linfáticos regionais é recomendado pela UICC e pela AJCC para estabelecer o estado TNM N. Qualquer que seja o estádio, e em particular nos estádios II e III, quanto maior for o número de gânglios amostrados e analisados, melhor será o prognóstico. A escolha de 12 gânglios linfáticos baseia-se num consenso internacional (82).

Alguns estudos sugerem que o número ideal de gânglios linfáticos a examinar depende do estado T do tumor. Para tumores de estádio I, um número de gânglios linfáticos analisados < 12 pode ser suficiente e, inversamente, para tumores T4, um número de gânglios linfáticos > 12 é mais adequado (83,84).

ème Classificação TNM (8ª edição, 2017) :

Tis: carcinoma intra-epitelial ou intramucoso (carcinoma in situ, adenocarcinoma intramucoso que invade o córion ou a muscularis mucosa).

T1: Tumor que invade a submucosa.
T2: tumor que invade a muscularis.
T3: tumor que invade a subserosa.
T4: tumor que penetra no peritoneu visceral e/ou invade pelo menos uma estrutura/órgão vizinho.
T4a: penetração do peritoneu visceral*.
T4b: invasão de uma estrutura vizinha**.

N0: sem metástases nos gânglios linfáticos regionais.
N1: metástases em 1 a 3 gânglios linfáticos regionais***.
N1a: metástases em 1 gânglio linfático regional.
N1b: metástases em 2-3 gânglios linfáticos regionais.
N1c: depósitos tumorais "satélite" na subserosa, ou em tecido pericólico ou perirectal não peritonizado, na ausência de um gânglio linfático metastático****.
N2: metástases ≥4 gânglios linfáticos regionais.
N2a: metástases em 4-6 gânglios linfáticos regionais.
N2b: metástases em ≥ 7 gânglios linfáticos regionais.
M0: sem metástases à distância.
M1a: Metástases à distância confinadas a um órgão sem envolvimento peritoneal: fígado, pulmão, ovário, gânglios linfáticos não regionais, etc.
M1b: Metástases que atingem mais do que um local metastático.
M1c: Metástases peritoneais com ou sem envolvimento de outros órgãos.

NB: Definição de micro-metástases:
-Um foco tumoral < 0,2 mm deve ser classificado como N0 ;
-Um local do tumor com um tamanho entre 0,2 mm e 2 mm deve ser classificado como N1 (ou mais);
-Por conseguinte, não é necessário especificar pN0 (ITC+) (Células tumorais isoladas: ITC) ou pN1 (MIC) (Micrometástases: MIC).
* T4a. Um estádio T4a pode corresponder a um tumor que atinge a superfície da serosa com fenómenos reactivos (hiperplasia mesotelial, inflamação, erosão ou ulceração), a células tumorais livres na superfície da serosa com fenómenos reactivos da serosa, ou à perfuração da serosa pelo tumor com uma reação inflamatória.
** T4b Um tumor macroscopicamente aderente a outros órgãos ou estruturas é classificado como cT4b. No entanto, se não estiver presente qualquer tumor microscopicamente ao nível da adesão, a classificação histopatológica será pT1 a pT3, dependendo da profundidade da infiltração.
*** Os gânglios linfáticos regionais do cólon são :
- Apêndice: ileocolics.
- Ceco: ileocólico, cólica direita.
- Cólon ascendente: ileocólico, cólica direita, cólica média.
- Ângulo hepático direito: cólica média, cólica direita.
- Cólon transverso: cólica direita, cólica média, cólica esquerda, mesentérica inferior.
- Ângulo cólico esquerdo: cólica média, cólica esquerda, mesentérica inferior.

- Cólon sigmoide: sigmoide, cólica esquerda, reto superior, reto-sigmoide e nódulos mesentéricos inferiores.

**** : Os depósitos tumorais "satélite" correspondem a nódulos macroscópicos ou microscópicos no tecido adiposo pericólico ou perirectal, à distância da frente de invasão tumoral, sem evidência histológica a favor de uma estrutura linfonodal residual, mas no território de drenagem linfática do tumor primário. Estes depósitos podem corresponder a uma extensão descontínua do tumor, a uma extensão extravascular de invasão venosa, a uma infiltração perivenosa ou a um gânglio linfático completamente remodelado, sem que estas estruturas sejam identificáveis.

Na ausência de gânglios linfáticos metastáticos, são classificados como N1c. Na presença de gânglios linfáticos metastáticos, os depósitos tumorais são comunicados, mas não devem ser adicionados aos gânglios linfáticos metastáticos. [ème]Estas definições são as da 8ª edição da classificação TNM. São objeto de debate, com alguns autores a considerarem que o impacto prognóstico negativo dos depósitos tumorais não é atualmente suficientemente realçado (85).

Classificação por fase :

Fase 0	pTis N0 M0
Fase I	pT1-2 N0 M0
Fase IIA	pT3 N0 M0
Fase IIB	pT4a N0 M0
Fase IIC	pT4b N0 M0
Fase IIIA	pT1-T2 N1/N1c M0 e pT1 N2a M0
Fase IIIB	pT3-T4a N1N1c M0, pT2-T3 N2a M0, pT1-T2 N2b M0
Fase IIIC	pT4a N2a M0; p T3-T4a N2b M0; pT4b N1-N2 M0
Fase IVA	todos T, todos N, M1a
Fase IVB	todos T, todos N, M1b
Fase IVC	todos T, todos N, M1c

b) Rectum :

A classificação atualmente em vigor é a da UICC (TNM 8.ª edição, 2017).(86).

Os gânglios linfáticos regionais do reto são :

Gânglios rectais (hemorroidais) superior, médio e inferior (situados na gordura do mesorecto) ou gânglios mesorrectais (sinónimo de gânglio rectal).

Nódulos ilíacos internos (hipogástricos) (que são contínuos com os nódulos da artéria rectal média).

Gânglios sacrais laterais - pré-sacro e promontório sacral (Gerota) ;

Gânglios linfáticos mesentéricos inferiores (de facto, muito distantes do reto e nunca incluídos nos campos de irradiação, mas sempre removidos durante a cura cirúrgica e com um forte valor prognóstico).

Gânglios linfáticos inguinais no caso de envolvimento do canal anal.

As metástases de outros nódulos que não os acima referidos são classificadas como metástases distantes (nódulos obturadores ou ilíacos externos).
TX Informação insuficiente para classificar o tumor primário.
T0 Sem evidência de tumor primário.
Tis Carcinoma in situ: intra-epitelial ou invadindo a lâmina própria.
T1 Tumor que invade a submucosa.
T2 Tumor que invade a muscularis.
T3 Tumor que invade a subserosa ou os tecidos perirectos não peritoneais.
T4 Tumor que invade diretamente outros órgãos ou estruturas e/ou perfura o peritoneu visceral.
T4a Tumor que perfura o peritoneu visceral.
T4b Tumor que invade diretamente outros órgãos ou estruturas.
Notas :
1/isto inclui casos de células cancerosas confinadas à membrana basal glandular (intraepitelial) ou à lâmina própria (intramucosa) sem extensão através da muscularis mucosae para a submucosa.
2/A invasão direta de um estádio T4b inclui a invasão de outros segmentos do cólon ou do reto através da via serosa, comprovada por exame microscópico, ou inclui, no caso de tumores que surjam numa localização retro ou subperitoneal, a extensão direta a outros órgãos ou estruturas devido à extensão para além do mesorreto e da fáscia reta.
3/Um tumor que está macroscopicamente aderente a outros órgãos ou estruturas é classificado como cT4b. No entanto, se não existirem células tumorais presentes na zona de aderência no exame microscópico, será classificado como pT1-3, dependendo da profundidade de invasão da parede.

NX Informação insuficiente para classificar as adenopatias regionais.
N0 Sem metástases nos gânglios linfáticos regionais.
N1 Metástases em 1 a 3 gânglios linfáticos regionais.
N1a Metástases em 1 gânglio linfático regional.
N1b Metástases em 2-3 gânglios linfáticos regionais.
N1c Nódulo(s) tumoral(is), satélite(s)* na subserosa, ou em tecidos pericólicos ou perirectos não peritonizados, sem metástases em gânglios linfáticos regionais
N2 Metástases em ≥ 4 gânglios linfáticos regionais.
N2a Metástases em 4-6 gânglios linfáticos regionais.
N2b Metástases em ≥ 7 gânglios linfáticos regionais.

Notas.
*Os nódulos tumorais macroscópicos ou microscópicos (satélites) localizados no tecido adiposo pericólico ou perirectal da zona de drenagem linfática do tumor primário, sem evidência histológica de tecido linfático residual no nódulo, podem corresponder a uma extensão tumoral descontínua, a uma invasão venosa com extensão extravascular (V1/2) ou a um gânglio linfático totalmente tumoral (N1/2).
Se estes nódulos forem observados em tumores que teriam sido classificados como T1 ou T2, a classificação T permanece inalterada e o nódulo é registado

como N1c. Se o nódulo for considerado pelo patologista como um gânglio linfático totalmente destruído pelo processo tumoral (normalmente de contorno regular), deve ser registado como um gânglio linfático positivo e não como um nódulo satélite, e cada um deve ser contado separadamente para estabelecer a classificação pN final.

- M0: sem metástases
- M1: presença de metástases à distância

M1a Metástases localizadas num único órgão (fígado, pulmão, ovário, gânglio(s) linfático(s) não regional(ais).

M1b Metástases em mais do que um órgão.

M1c Metástases no peritoneu com ou sem envolvimento de outros órgãos.

As categorias pT e pN correspondem às categorias T e N.

O exame de pelo menos 12 gânglios linfáticos regionais é necessário para avaliar corretamente o estado dos gânglios linfáticos. Se este número não for atingido, a amostra deve ser reexaminada pelo patologista. No entanto, na ausência de envolvimento dos gânglios linfáticos, mesmo que o número de 12 gânglios normalmente examinados não seja atingido, o TNM 2017, o UICC (2002) e o AJCC recomendam a classificação dos doentes sem envolvimento dos gânglios como N0 em vez de Nx.

Nota: o número de gânglios linfáticos é frequentemente reduzido após o tratamento neoadjuvante. Consequentemente, o número de 12 gânglios linfáticos normalmente necessário pode não ser atingido, apesar de uma pesquisa meticulosa.

Classificação por estádio: semelhante à dos tumores do cólon acima referidos.

O exame anatomopatológico deve especificar o estado das margens distal e circunferencial (clearance) da ressecção, bem como o grau de integridade macroscópica do mesorreto, de acordo com Quirke (64). Uma margem distal ou circunferencial < 1 mm é considerada invadida (ressecção R1). Uma margem circunferencial < 2 mm é preditiva de recidiva local. No entanto, é mais provável que uma ressecção R1 resulte em metástases do que em recidiva local. No caso de tratamento pré-operatório, o estádio TNM na peça cirúrgica será expresso como ypTNM.

V. Cancro colorrectal metastático :

A. Diagnóstico de MHCCR :

1. Diagnóstico positivo :

a) Circunstâncias da descoberta :

A HM não tem sintomas específicos. Devem ser procurados de forma sistemática quando se descobre o CCR. Estes MHCCR podem ser descobertos :
-Durante a avaliação inicial do cancro do cólon ou do reto antes da ressecção, ou durante a exploração manual ou ecográfica do fígado durante a ressecção do tumor primário. Diz-se que estas metástases são síncronas.
-Durante a vigilância após a ressecção do tumor primário, num período que pode ir de alguns meses a vários anos. São os chamados tumores metacrónicos.
-HM inaugural, descoberto antes do diagnóstico do tumor primário.

b) Manifestações clínicas :

As manifestações clínicas da DH raramente são reveladoras e não são muito específicas. Ocorrem principalmente nas formas avançadas. O sinal funcional mais comum é a dor no hipocôndrio direito, que é altamente sugestiva se o doente for conhecido por ter CRC. Outros sinais inespecíficos incluem problemas digestivos ligeiros, febre isolada ou uma alteração do estado geral.
Ocasionalmente, a compressão de estruturas adjacentes (ducto biliar principal, ramo portal, veias supra-hepáticas, veia cava inferior) pela metástase ou adenopatias pediculares pode levar a iterícia colestática, hipertensão portal ou síndrome de Budd-chiari.
Para além destes sinais, o exame clínico (embora geralmente deficiente) procurará uma hepatomegalia, que é tipicamente marmoreada, firme e sensível, com uma emoção à palpação ou um sopro à auscultação, ou um fígado com uma superfície nodular observada em localizações superficiais, múltiplas e/ou avançadas.

c) Testes adicionais:

(1) Controlo biológico :

(a) Testes de função hepática :

As análises sanguíneas mais utilizadas são as da fosfatase alcalina (ALP), das transaminases (AST, ALT), da bilirrubina, da gama glutamil transferase (GGT) e da desidrogenase láctica (LDH). As anomalias biológicas não são muito específicas ou sensíveis. Indicam citólise e/ou colestase sem qualquer correlação com o volume ou o número de HM. As enzimas com maior valor preditivo positivo são a PAL e a GGT.

(b) Marcadores tumorais :

O antigénio carcinoembrionário (CEA) é o único marcador de interesse no tratamento de doentes com suspeita de CCRM. O CEA é mais sensível na deteção de metástases linfonodais hepáticas e retroperitoneais do que de recidivas locais, pulmonares ou peritoneais (87).

(2) Avaliação morfológica :

(a) Ultrassom transparietal (TUS) :

O FET é o exame de primeira linha e é frequentemente o primeiro passo para a descoberta da DH. A sua especificidade para o diagnóstico de metástases é excelente, entre 85 e 95%. (88)A sensibilidade depende do tamanho da lesão, com 94% para lesões maiores que 2cm e 56% para lesões menores.

As lesões do HM são geralmente arredondadas ou polilobadas, com contornos borrados, ecogénicos, avasculares e um halo periférico hipoecogénico. O centro pode ser fluido em caso de necrose ou secreção mucoide, produzindo o clássico aspeto de "cockade". Muito mais raramente, as lesões são anecóicas ou mesmo hiperecóicas.

As vantagens da ecografia - simplicidade, segurança, baixo custo, acessibilidade e reprodutibilidade - fazem dela o exame de primeira linha para o rastreio ou avaliação de lesões hepáticas secundárias. No entanto, a obesidade, a esteatose, os gases gastrointestinais ou um fígado muito localizado podem dificultar o exame e, sobretudo, a interpretação depende do operador.

A utilização de um meio de contraste de ultra-sons aumenta ainda mais a eficácia da ecografia (89).

A ecografia com Doppler pode ser útil para esclarecer a relação das lesões detectadas com os vasos intra-hepáticos e a veia cava no pré-operatório.

(b) Tomografia computorizada (TC) :

A TC é atualmente a modalidade de imagem mais utilizada para avaliar o fígado em doentes com suspeita de DH. A tecnologia helicoidal melhorou o desempenho e a aquisição multifásica permitiu uma melhor caraterização das lesões. Em particular, a maioria das lesões maiores que 1 cm são detectadas por esta técnica de imagem. No entanto, as pequenas lesões sub-centimétricas são difíceis de caraterizar.

A utilização de produtos de contraste iodados injectados por via intravenosa é essencial para uma exploração correta do parênquima hepático. O contraste entre as lesões hepáticas e o resto do parênquima hepático dependerá da dose total injectada, da velocidade de injeção e do tempo de aquisição.

As metástases apresentam-se como lesões nodulares ou policíclicas, densas ou hipodensas, com contraste periférico precoce e transitório após injeção intravenosa de contraste. As lesões podem por vezes ser hiperdensas em caso de hemorragia ou calcificação.

A TC tem uma sensibilidade entre 75% e 85% para a deteção de MFC, embora a sua especificidade permaneça boa, entre 85% e 97%.

Os cortes portais são os mais eficazes para a deteção de lesões hepáticas. Para melhor caraterizar as lesões detectadas, as aquisições são efectuadas em diferentes tempos vasculares (tempo arterial, tempo portal, tempo tardio) e/ou recomenda-se uma exploração adicional por ultra-sons dirigidos. Isto permite que a lesão hepática seja claramente delimitada, especificando a sua relação com as estruturas vasculares. Também pode ser utilizado para avaliar a ressecabilidade da lesão, medindo o volume hepático restante se for planeada uma ressecção ampla.

(c) Imagem por ressonância magnética MRI :

A RM hepática com injeção de contraste é o exame pré-operatório mais sensível para detetar e caraterizar as lesões hepáticas secundárias.
Trata-se de uma técnica não irradiante e os produtos de contraste utilizados não são muito nefrotóxicos e são menos alergénicos do que os produtos de contraste iodados. Recentemente, as aquisições tridimensionais tornaram possível efetuar um verdadeiro mapeamento do volume do fígado e dos vasos sanguíneos.
A RM com ou sem injeção de gadolínio não é melhor do que a TC helicoidal para a deteção de metástases hepáticas, com uma sensibilidade que varia entre 66% e 83%. Está indicada quando a TC não é possível (riscos importantes associados à utilização de PC iodados: alergia, insuficiência renal), ou quando a TC é insuficiente para caraterizar as lesões hepáticas detectadas. É igualmente útil nos casos de esteatose hepática.

(d) Tomografia por emissão de positrões (PET) :

A PET difere de outros métodos de imagiologia funcional na medida em que se baseia no princípio geral da cintigrafia, que envolve a injeção de marcadores radioactivos emissores de fotões (67 gálio, 201 tálio, MTC MIBI), sendo o mais utilizado recentemente o [F-8]-Fluoro-2-desoxiglucose (FDG).
A sensibilidade e a especificidade da PET são de 88% e 96%, respetivamente. A PET é, por conseguinte, eficaz na avaliação do CCRM, bem como das lesões extra-hepáticas. É igualmente útil para detetar a recorrência local do tumor primário. A PET está a mostrar-se cada vez mais promissora para o seguimento após o tratamento por radiofrequência da CMH.
No entanto, embora a PET pareça ser uma ferramenta de diagnóstico por imagem de elevado desempenho para a MHCCR, não é utilizada por rotina, devido ao seu custo e disponibilidade limitada.

(e) Ultrassom intra-operatório :

Fornece ao cirurgião informações adicionais sobre a estrutura interna do fígado que outros exames morfológicos não fornecem, permitindo a identificação perfeita das relações vasculares e biliares das metástases.
A sua sensibilidade (95-99%) e especificidade (95-100%) são significativamente mais elevadas do que as da ecografia pré-operatória.

(f) Outros :

(i) Biópsia hepática percutânea guiada por ultra-sons :

A confirmação histológica só está indicada se a metástase for descoberta antes do tumor primário, ou quando o contexto e/ou a imagiologia, nomeadamente a RM com injeção de gadolínio, não forem suficientes para identificar uma lesão hepática. No entanto, devem ser tomadas precauções especiais aquando da realização de uma biopsia hepática num contexto neoplásico: utilizar agulhas coaxiais, evitar punções repetidas e biopsar tumores subcapsulares sem interposição de parênquima saudável. Embora o risco de disseminação tumoral ao longo do trajeto da punção seja mínimo (<1%), é de salientar que

(ii) Radioimunodetecção :

O princípio consiste em dirigir um isótopo emissor de raios gama para as células tumorais utilizando um anticorpo monoclonal dirigido contra um antigénio tumoral.
Os resultados relativos à HM são decepcionantes: embora a especificidade seja frequentemente superior a 90%, a sensibilidade é baixa, rondando os 50-70%.

2. **Diagnóstico diferencial :**

Pode ser realizada em casos de DH síncrona ou se o cancro primário for desconhecido.

a) Quistos biliares :

Estas são as malformações hepáticas mais comuns. São cavidades revestidas por epitélio biliar e preenchidas por líquido. São facilmente reconhecidas pelo seu aspeto ecográfico: uma imagem esférica ou oval, com margens nítidas e anecóicas e realce posterior.

b) Angiomas ou hemangiomas :

São também frequentes e aparecem hiperecóicas na ecografia. Isto coloca um problema de diagnóstico diferencial com a HM hiperecogénica, razão pela qual a investigação deve ser completada por uma TAC com injeção de meio de contraste ou mesmo por uma RM.

c) Abcesso hepático :

O aspeto ultrassonográfico (centro anecoico) associado à febre pode levar a uma confusão com necrose do MS.

d) Quisto hidático do fígado :

Na sua forma pseudotumoral ou calcificada.

e) Outros tumores malignos do fígado :

Carcinoma hepatocelular, colangiocarcinoma, metástases neuroendócrinas.

f) Outros tumores benignos :

Hiperplasia nodular focal, adenoma, cistadenoma, doença hepática policística.

B. **Avaliação pré-terapêutica :**

Uma vez diagnosticada a CCRM, a escolha do tratamento depende da extensão da doença e da possibilidade de o doente ser operado.

1. **Avaliação da extensão :**

A ressecção cirúrgica completa é o único tratamento curativo para o CCRM. Por este motivo, é essencial realizar um exame optimizado que detecte toda a doença tumoral intra e extra-hepática.

a) Doença hepática :

Atualmente, os exames mais eficazes são a TAC helicoidal, a RMN e a PET.
Uma tomografia computadorizada, eventualmente com reconstruções tridimensionais, ou uma ressonância magnética com cortes frontais podem ser utilizadas para determinar a extensão e a localização das metástases em relação

às estruturas biliares e aos vasos portais e supra-hepáticos, que são os factores determinantes da ressecabilidade.
A RMN com injeção de um agente de contraste específico para o fígado (Ferumoxide) é o exame pré-operatório mais sensível para detetar a CBM.
A avaliação preditiva do volume de fígado remanescente, utilizando cálculos baseados em imagens de TC ou RM, é recomendada se a ressecção for grande.

b) Doença extra-hepática :

A discussão sobre a ressecabilidade do CCRM requer uma avaliação completa da doença:
-O exame clínico deve ser minucioso, procurando sinais de metástases extra-hepáticas: exame abdominal e rectal, procurando carcinose peritoneal, palpação dos gânglios linfáticos à procura de um gânglio linfático de Troisier.
Os exames morfológicos devem incluir pelo menos uma TAC toraco-abdomino-pélvica para procurar metástases pulmonares ou intra-abdominais (ovários, supra-renais). A radiografia, a tomografia computorizada e a cintigrafia são os exames de eleição para a pesquisa de metástases ósseas, que é essencial na presença de dor óssea ou de fracturas patológicas. Por fim, pode ser considerada a realização de uma PET scan, que parece ser um meio eficaz de avaliar a doença extra-hepática.
O nível de CEA medido durante o trabalho de extensão não altera a abordagem terapêutica, mas a sua medição é útil para monitorizar a resposta ao tratamento.

2. **Relatório de operacionalidade :**

Esta avaliação é indispensável, como o é antes de qualquer intervenção cirúrgica. Consiste numa avaliação do estado geral do doente, numa consulta de anestesia, em exames complementares baseados nos resultados do exame clínico e na cirurgia prevista (laparoscopia, ressecção, clampagem) e nas necessidades de transfusão.
Para além dos exames complementares habituais (radiografia do tórax, ECG, determinação do grupo sanguíneo, hemograma, ionograma, contagem de células sanguíneas, etc.), são igualmente efectuados exames hepáticos específicos (albuminemia, bilirrubinemia, PAL sérico, GGT, transaminases, velocidade de protrombina).
Foram propostos outros testes para avaliar a função do fígado não tumoral, como o estudo da depuração hepática, as provas de carga, por exemplo com glicose ou cintigrafia, e a prova de retenção do verde de indocianina, que é um corante eliminado exclusivamente pelo fígado. Trata-se de um verdadeiro teste da função hepática, que permite avaliar o fluxo sanguíneo hepático. A retenção após 15 minutos é normalmente inferior a 10%; uma retenção superior a 30% contra-indica uma ressecção hepática.
É essencial avaliar o estado nutricional do doente antes da hepatectomia, especialmente se a operação for de grande porte ou associada a uma ressecção colorrectal. Se o estado geral do doente se deteriorar, deve tentar-se melhorá-lo através de nutrição entérica ou parentérica contínua. O momento da

hepatectomia deve ser reconsiderado, pelo menos inicialmente, até que o estado nutricional do doente melhore.
A avaliação pré-operatória da função respiratória é importante devido às repercussões da cirurgia hepática, pneumoperitoneu, paralisia diafragmática e distúrbios da mecânica ventilatória. A avaliação do estado do coração é também fundamental, com o objetivo de avaliar a possibilidade de tolerância cardíaca aos diferentes tipos de clampagem.
De facto, o trabalho anestésico não é realmente específico e apenas a idade fisiológica conta. No entanto, é importante discutir com o anestesista as particularidades da cirurgia, que pode, por exemplo, exigir o clampeamento do pedículo hepático ou mesmo a exclusão vascular, e avaliar cuidadosamente a relação risco/benefício, especialmente se o paciente for idoso ou de alto risco anestésico.
Deve procurar-se sistematicamente uma possível contraindicação para a laparoscopia.

C. Classificação pré-terapêutica :

A classificação pré-terapêutica é utilizada para orientar a estratégia de gestão:
1. Classificação TNM c :
2. Para cancros do reto: Topografia (baixa, média ou alta), CRM.
3. HM ressecáveis de tipo I e II.
4. Classificação ASA, OMS.
5. Classificação molecular: RAS, BRAF, MSI.

D. Estratégia de tratamento :

Nas duas últimas décadas, o arsenal e a estratégia terapêutica para o CCR metastático sofreram uma reviravolta considerável, com o advento de agentes anticancerígenos citotóxicos mais activos (oxaliplatina, irinotecano), por um lado, e de agentes que visam a angiogénese tumoral ou o recetor do fator de crescimento epidérmico (EGFR), por outro, e com os avanços no tratamento médico e cirúrgico das metástases (90).
Aproximadamente 20% dos doentes com CRC apresentam HSM aquando do diagnóstico. Se as lesões hepáticas forem consideradas ressecáveis após uma exaustiva investigação pré-operatória, apenas o tratamento cirúrgico do tumor colorrectal e das lesões hepáticas estará associado a uma sobrevivência prolongada. No entanto, para os doentes com metástases irressecáveis, a estratégia de tratamento tem como objetivo melhorar a qualidade de vida ou, na melhor das hipóteses, alcançar uma elevada taxa de conversão para o estado ressecável, o que, por si só, abre a porta ao tratamento curativo e à sobrevivência prolongada. Para além do tratamento das metástases hepáticas e dos métodos para aumentar a sua taxa de ressecabilidade, a natureza sincrónica da doença coloca o problema do tratamento do tumor primário do cólon ou do reto e, sobretudo, da cronologia do seu tratamento em relação à cirurgia das metástases. (91).
O tratamento das metástases hepáticas deve ser adaptado às caraterísticas e aos objectivos de cada doente.

Os doentes com metástases hepáticas colorrectais podem ser classificados em três grupos:
Grupo 1: metástases facilmente ressecáveis: o ensaio de fase III de Nordlinger mostrou que a quimioterapia pré e pós-operatória com FOLFOX reduziu o risco de recorrência do cancro (92,93). As pequenas metástases que podem desaparecer com a quimioterapia e que colocam problemas de localização intra-operatória podem ser removidas logo à partida.
Grupo 2: Metástases potencialmente ressecáveis: As metástases não são imediatamente ressecáveis cirurgicamente, mas podem tornar-se ressecáveis se houver uma regressão significativa durante a quimioterapia. Os doentes devem ser capazes de suportar uma quimioterapia agressiva. Nestes casos, é preferível uma quimioterapia que produza uma resposta significativa e rápida. (94). Quando o gene RAS está mutado, a quimioterapia é combinada com um agente antiangiogénico, nomeadamente o Bevacizumab. Quando o gene RAS não está mutado, três ensaios clínicos não mostraram qualquer diferença importante entre os citotóxicos combinados com Bevacizumab e os citotóxicos combinados com anti-EGFR, Cetuximab ou Panitumumab (95).
É muito importante que estes doentes sejam reavaliados regularmente em reuniões de consulta multidisciplinar, para que a quimioterapia possa ser interrompida assim que as metástases se tornem ressecáveis e para evitar prolongar a quimioterapia desnecessariamente, o que poderia levar a danos no parênquima hepático que poderiam impedir qualquer cirurgia subsequente.
O objetivo da cirurgia é conseguir a remoção completa (R0) das metástases hepáticas com baixa morbilidade e mortalidade operatórias.
A excisão cirúrgica completa é o tratamento curativo das metástases hepáticas de origem colorrectal. O volume do fígado remanescente após a ressecção deve ser de, pelo menos, 30 a 40% do volume total inicial (96).
-Grupo 3: **Metástases disseminadas:** É pouco provável que se tornem acessíveis à cirurgia. O objetivo do tratamento medicamentoso não é curativo.
São geralmente utilizadas combinações de fluoro-pirimida e oxaliplatina (FOLFOX) ou irinotecano (FOLFIRI) associadas a uma terapêutica dirigida.
A combinação de fluoropirimidinas (5FU ou capecitabina) e bevacizumab em doentes idosos (>70 anos) é bem tolerada com melhores resultados oncológicos do que a capecitabina isolada (ensaio AVEX). (97) .
Este facto levanta questões sobre a duração do tratamento, a redução da dose para melhorar a tolerância e as pausas terapêuticas para melhorar o conforto do doente. Nos doentes em bom estado clínico, é essencial manter o princípio da reavaliação durante a PCR, porque mesmo neste grupo, respostas inesperadas à quimioterapia podem levar a reconsiderar a possibilidade de excisão cirúrgica.
Quando as metástases estão disseminadas e são sintomáticas, o objetivo é evitar a progressão do tumor e melhorar os sintomas com um tratamento bem tolerado.
A estratégia terapêutica é definida de comum acordo com o doente, com base nos conselhos dados na reunião de consulta multidisciplinar (RCP).

<u>Metástases hepáticas síncronas :</u>

O consenso multidisciplinar internacional sobre a gestão de metástases hepáticas síncronas do cancro colorrectal (98) distingue três grupos de metástases hepáticas com prognósticos diferentes, consoante a altura do diagnóstico:
1-Metástases hepáticas síncronas: que deveriam ser designadas por "metástases hepáticas detectadas sincronicamente", são definidas como quaisquer metástases hepáticas detectadas ao mesmo tempo ou antes do diagnóstico do tumor primário.
2-Metástases metacrónicas precoces: são metástases detectadas nos 12 meses seguintes ao diagnóstico ou à cirurgia do tumor primário.
3-Metástases metacrónicas tardias: são metástases detectadas mais de 12 meses após o diagnóstico ou a cirurgia do tumor primário.

Cancro colorrectal assintomático e HD síncrona ressecável: A cirurgia para metástases hepáticas é acompanhada por quimioterapia perioperatória.
A cirurgia combinada é indicada para doentes com doença hepática limitada e um tumor primário de fácil ressecção.

Cancro colorrectal assintomático e MS irressecável síncrono "d'emblée" :
Tradicionalmente, o tumor primário era ressecado em primeiro lugar, seguido de quimioterapia e, em seguida, ressecção das metástases hepáticas quando a ressecabilidade era alcançada. Atualmente, a quimioterapia combinada com uma terapia orientada é administrada em primeiro lugar com o objetivo de tornar as metástases hepáticas ressecáveis.
Se o MS se tornar ressecável, é recomendada a cirurgia inversa (primeiro o fígado).

Cancro colorrectal sintomático e HD síncrona ressecável:
O cancro colorrectal pode ser sintomático e causar hemorragia, obstrução ou perfuração. O tumor primário deve ser ressecado primeiro, seguido de quimioterapia e depois de cirurgia para a HD.

Cancro colorrectal sintomático e MS irressecável síncrono "d'emblée" :
Ressecção do tumor primário, seguida de quimioterapia e depois de cirurgia do HD se este se tornar ressecável.

Para as metástases potencialmente ressecáveis, recomendam-se pelo menos quatro cursos de quimioterapia de primeira linha optimizada (biquimioterapia com uma terapêutica orientada ou tricimioterapia com uma terapêutica orientada), com avaliação da resposta de 2 em 2 meses e uma duração total (pré-operatória e adjuvante) de 6 meses de tratamento sistémico.

Caraterísticas especiais do cancro do reto metastático (99):

<u>Tratamento do cancro do reto com metástases hepáticas síncronas ressecáveis:</u>
No caso do cancro do reto com HD ressecável, deve ser considerado o tratamento curativo. No caso do reto, o tratamento baseia-se na remoção do tumor do reto e do mesorreto com margens cirúrgicas saudáveis, mais ou menos precedida de radioquimioterapia (RCT). No caso do MS ressecável, o tratamento baseia-se na

cirurgia de excisão completa acompanhada de quimioterapia perioperatória à base de oxaliplatina (92). A apresentação síncrona da doença metastática e o seu tratamento ótimo não devem comprometer o tratamento ótimo do cancro do reto, e vice-versa. A estratégia terapêutica dependerá, portanto, da localização e da extensão do tumor rectal, da extensão da doença metastática e da intervenção cirúrgica prevista no fígado, bem como do estado geral do doente. Em termos gerais, a definição da estratégia terapêutica nesta situação clínica complexa resume-se à resposta a 2 questões:

A presença de CMH síncrona deve levar a alterações no tratamento pré-operatório do cancro do reto?

-Quando deve ser operada a HD síncrona: deve ser operada ao mesmo tempo que o cancro do reto ou separadamente do cancro do reto?

Nesta última situação, a DH deve ser operada depois (abordagem clássica) ou antes (abordagem inversa) do cancro do reto?

O tratamento pré-operatório do cancro do reto deve ser modificado no caso de metástases hepáticas síncronas?

Nenhum estudo avaliou o valor dos tratamentos pré-operatórios, ou seja, radioterapia ou RCT, no cancro do reto com HD síncrona ressecável. Os dados cientificamente mais sólidos disponíveis provêm de ensaios controlados sobre o tratamento de doentes com cancro do reto não-metastático:

No caso de cancros do reto médio ou inferior T1-T2 N0 ou de tumores metastáticos do reto superior, por analogia com uma situação não metastática, não há, a priori, indicação para tratamento pré-operatório. (100).

Nesta situação, a única questão que se coloca é quando operar o MH em relação ao cancro do reto.

-Para tumores localmente avançados do reto médio ou inferior (T3/T4 e/ou N+) que não sejam imediatamente ressecáveis R0, ou seja, com uma margem circunferencial previsível na RM de menos de 1 mm. Nesta situação, o tratamento dependerá da extensão da doença metastática.

No caso de cancro do reto R0 irressecável localmente avançado com HM mínimo, é necessário reduzir o tumor antes de considerar a cirurgia R0 para remover o reto. Nesta situação, não é adequada uma radioterapia curta de 5x5 Gy durante uma semana. A CTR pré-operatória pode ajudar a obter a regressão do tumor e limitar o risco de recorrência local após a cirurgia de ressecção do reto (100). Nesta situação, a principal desvantagem da CTR é a progressão de um pequeno HM ressecável que se torna irressecável durante o tratamento. Este risco teórico foi pouco avaliado, mas pode ser real, na medida em que o tipo de regime e a dose de quimioterapia administrada para potenciar o efeito da irradiação podem ser considerados subóptimos para o tratamento da doença metastática.

Um estudo bicêntrico realizado nos hospitais Ambroise Paré e Bicêtre avaliou o resultado de 41 HM durante o RCT em 20 doentes com cancro do reto localmente avançado e HM síncrono ressecável. (101).

Neste estudo, foi efectuada uma análise lesão a lesão da resposta da HMO, tendo-se verificado que a maioria das HMO (83%) se manteve estável durante o ECR.

No caso de cancro do reto R0 irressecável localmente avançado com HM extenso, a mesma estratégia poderia ser discutida, mas dada a extensão da doença metastática, o risco de HM inicialmente ressecável se tornar irressecável é maior. É por isso que, nesta situação, a quimioterapia inicial pode ser uma alternativa à RCT, uma vez que proporciona um controlo mais fiável da doença metastática e, dependendo da resposta, oferece a possibilidade de iniciar a cirurgia para HD.
No caso de cancro T3 ou N+ que seja ressecável R0 à partida, ou seja, com MRC > 1 mm na RM, mais uma vez a estratégia dependerá da extensão da doença metastática, sendo possíveis várias opções. Nesta situação, em que o cancro do reto pode ser ressecado em R0, o valor do tratamento pré-operatório cujo único objetivo é reduzir o risco de recidiva local é mais questionável dada a presença de HM. No caso de HD extensa, é mais provável que se proponha apenas a quimioterapia.

Quando é que as metástases hepáticas que são síncronas com o cancro do reto devem ser operadas?
A primeira questão é se é preferível ressecar a HD ao mesmo tempo ou separadamente da cirurgia rectal. A ressecção simultânea do cancro do reto e da HD síncrona é viável com baixa morbilidade e mortalidade em doentes selecionados por equipas treinadas. A remoção laparoscópica do reto poderia facilitar a gestão pós-operatória desta abordagem combinada. (18). Por outro lado, esta ressecção simultânea está contra-indicada em caso de descoberta intra-operatória de HD, em caso de cirurgia de emergência para cancro do reto e em caso de cirurgia complexa do fígado ou do reto. Uma abordagem combinada deve ser sempre discutida na PCR no caso de HD bilateral ressecável para a qual está prevista uma ressecção hepática em duas fases, a fim de combinar a ressecção rectal com a ressecção hepática mais simples da primeira fase. (102). [ème]No entanto, nesta situação, a primeira fase da ressecção hepática associada à ressecção rectal deve limitar-se a metastasectomias ou a radiofrequência, uma vez que foi relatado que, em caso de complicação com esta cirurgia combinada, a ressecção hepática em duas fases quase nunca é realizada. (103). No total, mais de 20 estudos retrospectivos e uma meta-análise (14) compararam estas duas abordagens (combinadas ou sequenciais) e, com exceção de um estudo (20)concluíram que não havia diferença entre os resultados operatórios imediatos e os resultados oncológicos a médio prazo. Nenhum destes estudos foi especificamente dedicado ao cancro do reto e o número de doentes incluídos que tinham cancro do reto era geralmente inferior a 60. Todos estes estudos continuam a ser difíceis de interpretar, na medida em que os doentes que tiveram uma ou outra destas atitudes não eram comparáveis. De facto, a maioria dos doentes com cancro primário do reto foi incluída no grupo da excisão separada, tal como os doentes com a HM mais extensa. Atualmente, na ausência de dados sólidos na literatura, a ressecção separada do cancro do reto e da HD ressecável continua a ser a regra na maioria dos casos.
No caso da ressecção separada, podem ser discutidas duas abordagens: a sequência "clássica", que envolve a remoção inicial do tumor do reto seguida de cirurgia ao MS, e uma abordagem inversa que envolve a remoção inicial do MS

seguida da remoção do tumor primário do reto numa segunda operação. As vantagens da sequência "clássica" são o facto de evitar o risco de progressão e complicações do tumor primário, facilitando assim a administração de tratamentos dirigidos à doença metastática. A principal desvantagem desta abordagem é o risco de progressão da doença metastática, que se torna inacessível à excisão curativa durante o tratamento do tumor primário. Este risco pode ser ainda maior em caso de morbilidade pós-operatória após a excisão rectal, atrasando o tratamento da doença metastática.

Os avanços na quimioterapia nas últimas duas décadas levaram ao desenvolvimento do conceito de estratégia inversa. Esta abordagem foi inicialmente proposta para o tratamento de doentes com DH inicialmente irressecável que tinham respondido bem à quimioterapia (11).

As vantagens desta estratégia inversa são que permite um controlo imediato e ótimo da doença metastática, particularmente no caso de doença metastática avançada, e permite um tratamento adequado do tumor primário, incluindo, se necessário, um tratamento pré-operatório após o tratamento da doença metastática. A principal desvantagem desta estratégia é o risco de complicações relacionadas com o tumor primário durante a quimioterapia e durante a remoção do HD.

Poucos estudos compararam a viabilidade, os resultados pós-operatórios e os resultados oncológicos destas diferentes abordagens.

Dois estudos retrospectivos recentes mostraram que os resultados pós-operatórios das diferentes abordagens eram semelhantes em termos de morbilidade em doentes selecionados (104).

Resumo e proposta de tratamento :

Em resumo, o tratamento de doentes com cancro do reto ressecável deve ser definido como curativo. Embora o prognóstico dependa, em primeiro lugar, da evolução metastática da doença, este tratamento deve permitir um tratamento ótimo não só da doença metastática, mas também do cancro do reto, evitando a todo o custo a ressecção incompleta (R1). A utilização adequada do tratamento pré-operatório em função da extensão local, incluindo em doentes com HM síncrono, deve ser a regra e deve permitir limitar o risco de recorrência local. Por outras palavras, o tratamento ótimo de um local do tumor não deve comprometer o tratamento ótimo do outro local do tumor.

Para uma utilização prática

No caso de cancro do reto pequeno na presença de HD extensa, a estratégia de tratamento começa com quimioterapia, sendo depois proposta uma estratégia inversa que inclui primeiro a cirurgia da HD, seguida de cirurgia do reto +/- precedida de radioterapia curta ou RCT.

Esta abordagem parece-nos ser a mais adequada, uma vez que garante que a janela de ressecabilidade da DH não é perdida e, nesta situação, o valor do tratamento pré-operatório do cancro do reto é discutível.

No caso de um grande cancro do reto na presença de uma pequena quantidade de HD, a estratégia começa com a RCT, seguida de uma estratégia convencional

que envolve uma cirurgia inicial do cancro do reto seguida da remoção da HD +/- precedida de quimioterapia. A primeira RCT assegurará a redução do tumor, permitindo a remoção R0 do tumor do reto.
No caso de cancro do reto de grandes dimensões na presença de HD extensa, a estratégia começa com a quimioterapia, podendo depois ser proposta uma estratégia inversa se o tumor do reto não for obstrutivo e tiver respondido bem à quimioterapia.
Neste caso, a estratégia consiste em realizar primeiro uma cirurgia ao MS, seguida de uma cirurgia ao reto, precedida de RCT. Esta é, evidentemente, a situação mais grave.
A atitude é tratar primeiro a doença metastática, que domina o prognóstico oncológico. No entanto, é nesta situação que o risco de tratamento incompleto ou inadequado do cancro do reto é maior. Nestes doentes, o tratamento pré-operatório do cancro do reto baseado na RCT é essencial para evitar excisões R1 em doentes que também foram tratados para doença metastática avançada.

No caso de pequenos cancros do reto com pequenos graus de HD, tudo é possível e, teoricamente, estes doentes têm o melhor prognóstico. Não é possível fazer uma recomendação precisa, para além da necessidade de administrar quimioterapia pré-operatória antes da remoção da HD. É possível propor quimioterapia seguida de cirurgia simultânea, ou RCT seguida de cirurgia do reto +/- combinada com remoção da HD, ou mesmo radioterapia curta de 25 Gy seguida de cirurgia do reto seguida de quimioterapia e remoção da HD. (99).

E. Tratamento :

Nos últimos anos, registaram-se progressos consideráveis no tratamento de doentes com CCRM. Os métodos terapêuticos, como a cirurgia, a quimioterapia e os métodos de destruição local, registaram melhorias.
A gestão multidisciplinar tornou-se uma garantia de qualidade do tratamento.

1. Ressecção cirúrgica :

a) Cancro colorrectal:

A ressecção colorrectal por laparoscopia ou laparotomia é efectuada em conformidade com as regras carcinológicas, com ligadura proximal dos vasos, dissecção dos gânglios linfáticos e respeito pelas margens distal, proximal e circunferencial.
São descritos vários tipos de ressecção, consoante a topografia e a extensão da remoção:
Hemicolectomia direita, hemicolectomia esquerda, ressecção segmentar alta esquerda, ressecção segmentar baixa esquerda, ressecção anterior com remoção parcial ou total do mesorreto, amputação abdominoperineal, procedimento Hartmann...

A continuidade é restabelecida por anastomose mecânica ou manual, consoante a localização do tumor. No caso de anastomose subperitoneal, a anastomose é protegida por uma ileostomia lateral.
É efectuada uma colostomia ilíaca esquerda em caso de amputação abdominoperineal ou de operação de Hartmann.

b) *No que respeita às metástases hepáticas :*

Até à data, a remoção cirúrgica das metástases hepáticas tem sido a única opção de tratamento curativo que permite obter taxas de sobrevivência a médio e longo prazo significativamente melhores do que outros tratamentos.
A ressecção de metástases hepáticas do cancro colorrectal é eficaz, uma vez que resulta em taxas de sobrevivência a 5 anos de 35% a 58%, enquanto que a sobrevivência a 5 anos sem ressecção é praticamente nula (7).
A ressecção hepática é atualmente realizada com baixa morbilidade e uma taxa de mortalidade operatória de cerca de 1% em centros especializados. No entanto, apenas 10-20% dos doentes com metástases hepáticas de cancro colorrectal são elegíveis para ressecção.

(1) Classificação das hepatectomias :

As técnicas de ressecção hepática incluem todos os procedimentos destinados a ressecar um ou mais dos oito segmentos do fígado.

(a) Hepatectomias típicas e atípicas :

As hepatectomias dividem-se em três grupos principais:
As hepatectomias típicas (anatómicas) são definidas por uma excisão limitada por um plano de fissura anatómica: fala-se portanto de hepatectomia direita ou esquerda (hemihepatectomia), sectoriectomia ou segmentectomia;
As hepatectomias atípicas (não anatómicas) consistem numa excisão que não corresponde a uma parte anatómica do fígado e, consequentemente, cujo plano de secção não passa por uma fissura anatómica;
-Lumpectomias ou metastasectomias, que removem apenas o tumor com uma margem de segurança de parênquima hepático.
O termo "hepatectomia regulada" refere-se a hepatectomias com controlo vascular primário. Contrasta com as hepatectomias parenquimatosas sem controlo vascular. As hepatectomias típicas podem, portanto, ser "reguladas" ou não, e vice-versa. Parece mais fácil falar de hepatectomia anatómica (ou não) com (ou sem) controlo vascular primário, especificando o nível de controlo vascular: portal isolado ou portal e supra-hepático ou portal, supra-hepático e veia cava inferior.

(i) Designação anatómica das hepatectomias (105)

Segundo a nomenclatura de Brisbane.

As hepatectomias anatómicas são designadas de acordo com os segmentos hepáticos contíguos que removem.

A hepatectomia direita (quatro segmentos) e a hepatectomia esquerda (três segmentos) são conhecidas como hepatectomias "major". As trisegmentectomias, nomeadamente as mais comuns 6, 5 e 4 e a trisegmentectomia central 8, 5 e 4 ou 5,4 e 1, são tratadas como hepatectomias major.

As hepatectomias que removem mais segmentos do que uma hepatectomia major são chamadas "alargadas". Estas são a hepatectomia direita alargada ao segmento 4 ou ao segmento 1 (que remove cinco segmentos) e a hepatectomia esquerda alargada ao segmento 1 (quatro segmentos). Diz-se que são "super-alargadas" se envolverem uma hepatectomia direita alargada aos segmentos 4 e 1 ou uma hepatectomia esquerda alargada aos segmentos 8, 5 e 1 (seis segmentos) ou uma hepatectomia esquerda alargada aos segmentos 8 e 5 (cinco segmentos).

Outras hepatectomias anatómicas são as hepatectomias limitadas, cujo nome depende dos segmentos removidos:

- Segmentectomias: remoção de um único segmento (nome do segmento removido).
- Bisegmentectomia: remoção de 2 segmentos.
- Trisegmentectomia: remoção de 3 segmentos.
- Hepatectomia esquerda: remoção dos segmentos 2, 3 e 4.
- Hepatectomia direita: remoção dos segmentos 5, 6, 7 e 8.
- Lobectomia esquerda: remoção dos segmentos 2 e 3.
- Lobectomia direita: remoção dos segmentos 4, 5, 6, 7 e 8.

(ii) Regras a respeitar :

Independentemente do tipo de ressecção escolhido, devem ser seguidas algumas regras para evitar complicações pós-operatórias.

Preservação do parênquima funcional correspondente a pelo menos 30 a 40% da massa hepática, de modo a evitar o risco de insuficiência hepática pós-operatória. (96).

Limitar as perdas sanguíneas intra-operatórias, a fim de limitar a necessidade de transfusão sanguínea, que se revelou um fator favorável à recorrência e à morbilidade e mortalidade pós-operatórias (106,107).

-Deve ser mantida uma margem de segurança de pelo menos 1 cm para reduzir o risco de recorrência e evitar comprometer o benefício esperado em termos de sobrevivência.

-Os pedículos glissonianos destinados aos restantes segmentos devem ser respeitados para não deixar um sector excluído ou mal vascularizado, fonte de isquémia e necrose, bem como de fístula biliar.

(b) Critérios de ressecabilidade

Já foram feitas duas suposições:

-A ressecção cirúrgica completa das metástases hepáticas do cancro colorrectal (MHCCR) continua a ser o único tratamento que conduz à cura.

-A ressecção parcial, que deixa o tecido tumoral no local, deve ser evitada, uma vez que não tem qualquer valor terapêutico.
Por conseguinte, a ressecção hepática só deve ser efectuada se for provável que seja completa. No entanto, a ressecção parcial pode, por vezes, fazer parte de uma estratégia cirúrgica que envolve uma hepatectomia em duas fases.
A ressecabilidade da MHCCR deve ser sistematicamente discutida com base em critérios técnicos e carcinológicos durante uma consulta médico-cirúrgica multidisciplinar no âmbito de uma reunião de consulta oncológica multidisciplinar (RCP), incluindo um cirurgião e um radiologista com experiência em patologia hepática.
Uma metástase é definida como ressecável se for possível efetuar uma hepatectomia para remover todo o tecido tumoral (ressecção R0) com um risco operatório aceitável.

(c) Avaliação técnica da ressecabilidade :

(i) Métodos :

A avaliação da ressecabilidade do CCRM envolve :
Avaliação pré-operatória optimizada: a deteção de toda a massa tumoral intra e extra-hepática, bem como das relações vasculares do(s) tumor(es) hepático(s), são os factores determinantes da ressecabilidade.
-Uma avaliação intra-operatória tão completa quanto possível: exploração visual e palpatória sistemática do fígado e da cavidade abdominal e ecografia intra-operatória para avaliação final da ressecabilidade.
A exploração laparoscópica com ultrassom-laparoscopia pode ser proposta como parte da avaliação da ressecabilidade, particularmente nos casos em que há uma forte suspeita pré-operatória de irresecabilidade (suspeita de carcinose), evitando assim laparotomias desnecessárias.

(a) Definição "técnica" de ressecabilidade :

Um ou mais MHCCRs são tecnicamente ressecáveis se :
-A hepatectomia deixa o parênquima intacto, com a sua própria vascularização e drenagem biliar (viabilidade anatómica),
-O parênquima remanescente é suficiente para assegurar uma função hepatocelular satisfatória (avaliação volumétrica e funcional),
-A mortalidade e a morbilidade operatórias previstas são mínimas.

(i) Avaliação da viabilidade anatómica da ressecção :

No caso de tumores unilobares únicos ou múltiplos, as contra-indicações técnicas são excepcionais. No caso de tumores bilaterais múltiplos :
-O número e a localização das metástases podem ser um fator de irressecabilidade. A hepatectomia total para erradicação de todas as lesões com transplante não é uma opção.
As relações vasculares dos diferentes tumores são frequentemente o fator limitante: envolvimento dos pedículos portais direito e esquerdo, invasão de um pedículo portal por uma metástase e da(s) veia(s) supra-hepática(s)

contralateral(is) por outra lesão, ou mesmo envolvimento parcial das três veias supra-hepáticas.

O tratamento destes problemas vasculares pode implicar técnicas complexas de hepatectomia com reconstrução vascular, que só podem ser realizadas e avaliadas em casos selecionados por uma equipa especializada.

(ii) Avaliação volumétrica e funcional :

A avaliação funcional do parênquima remanescente deve ser efectuada tanto quantitativamente (cálculo volumétrico validado com base na TC) como qualitativamente, tendo em conta que as estimativas deste volume residual tolerável na literatura variam entre 30 e 40%. (96).

Atualmente, dispomos de métodos fiáveis e validados para efetuar estes cálculos. Os volumes são extrapolados a partir de imagens de TC e os avanços na imagiologia melhoraram a precisão destes cálculos (exames de TC de aquisição rápida, reconstruções tridimensionais, software integrado).

(iii) Avaliação do risco cirúrgico :

A avaliação anestésica deve ter em conta o procedimento planeado e o método de clampagem. A idade em si não deve constituir uma contraindicação para a hepatectomia; apenas a idade fisiológica deve ser tida em conta.

A técnica cirúrgica (extensão da ressecção, clampagem, controlo vascular) deve ter por objetivo evitar os principais riscos da hepatectomia: hemorragia, perturbações hemodinâmicas, embolia gasosa e insuficiência hepatocelular. A ressecabilidade técnica em caso de re-hepatectomia deve basear-se no mesmo raciocínio anatómico e volumétrico que na primeira hepatectomia.

(b) Critérios carcinológicos de ressecabilidade :

A decisão de ressecar o CCRM desde o início deve ter em conta todas as caraterísticas carcinológicas da doença.

(i) Factores dependentes da doença inicial :

No caso de metástases síncronas, a ressecção hepática pode ser efectuada ao mesmo tempo que o tumor primário (ressecção combinada) se estiverem disponíveis as competências adequadas. A ressecção combinada é, por conseguinte, deixada ao critério do cirurgião, mas não é recomendada nas seguintes circunstâncias: cirurgia de urgência do cólon, doença colorrectal localmente avançada ou doença hepática que exija uma ressecção importante.

(ii) Factores relacionados com a doença hepática :

No caso de ressecabilidade de classe I, nenhum dos seguintes critérios, mesmo que individualmente reconhecidos como factores de mau prognóstico, deve limitar a indicação para cirurgia: tamanho, número, natureza bilobar dos MCR, invasão vascular ou biliar, níveis de CEA.

No entanto, no caso de ressecabilidade de classe II, é necessária quimioterapia pré-operatória.

A rehepatectomia é justificada com base nos mesmos critérios que a primeira hepatectomia.

(iii) Factores relacionados com a técnica cirúrgica :

A margem de segurança: A existência de uma margem invadida é reconhecida como equivalente a uma intervenção paliativa. A necessidade de um procedimento R0 é, portanto, reconhecida e aceite. No que respeita à espessura necessária desta margem de segurança, a determinação de um valor exato "obrigatório" é difícil e ilusória. Há estudos que sugerem que a margem de ressecção deve ser de pelo menos 1 cm para garantir uma taxa de sobrevivência a 5 anos de cerca de 45%. Ambiru et al (108) estudando as partes ressecadas de 168 doentes ressecados, encontraram micrometástases em 31% dos casos, localizadas a uma distância média de 3 mm, Kokudo et al (109) afirmaram que uma margem de ressecção de 2 mm era suficiente na maioria dos casos.
Recomenda-se uma margem provisória de 1 cm, e pelo menos 5 mm (acordo de peritos). (110) .

O tipo de excisão: Não existe qualquer argumento para recomendar uma excisão atípica ou anatómica quando a escolha entre os dois procedimentos é possível; o fator margem é preponderante neste ponto.

(iv) Factores dependentes da doença extra-hepática :

-Envolvimento do pedículo ou do gânglio linfático celíaco :
Um diagnóstico pré-operatório definitivo de gânglio(s) linfático(s) metastático(s) loco-regional(ais) é uma contraindicação para cirurgia imediata. Deve ser efectuado um exame visual e palpatório do pedículo e dos gânglios linfáticos celíacos antes de qualquer procedimento hepático; qualquer gânglio linfático suspeito (pelo seu tamanho ou textura) deve ser removido para exame extemporâneo.
No caso de um nódulo pediculado invadido, se a ressecabilidade for de classe I, a cirurgia com curativo não pode ser contra-indicada, mas esta decisão deve, no entanto, fazer parte de uma abordagem multidisciplinar. Por outro lado, se a ressecabilidade for de classe II, a cirurgia não é recomendada.

-Outras localizações intra-abdominais :
Um local do tumor extra-hepático que não seja completamente ressecável (não R0) constitui uma contraindicação para a hepatectomia.
Se o local extra-hepático for ressecável: a hepatectomia combinada com a ressecção da doença extra-hepática ou da invasão por contacto é viável desde o início. Contudo, se existirem várias caraterísticas carcinológicas adversas da doença hepática e/ou a necessidade de uma hepatectomia de classe II, a quimioterapia deve ser discutida em primeiro lugar.

-Doença metastática extra-abdominal :
A existência de metástases pulmonares irressecáveis ou de locais extra-abdominais não pulmonares (osso, cérebro, adenopatias extra-abdominais) contra-indica a ressecção hepática.
Se forem encontradas metástases pulmonares ressecáveis, é aconselhável verificar se ambos os locais estão isolados e, neste caso, considerar uma cirurgia

dupla com objectivos curativos. A cirurgia ao fígado deve ser efectuada em primeiro lugar.

(d) Técnica cirúrgica :

(i) Instalação:

O posicionamento do doente é o mesmo para todas as incisões abdominais. O doente é colocado em decúbito dorsal, com os braços cruzados à disposição da equipa anestésica, ou com o braço direito ao longo do corpo. Coloca-se um bloco adequado (folhas enroladas ou, idealmente, um bloco de gel) por baixo do doente, na ponta das omoplatas, permitindo uma melhor exposição, nomeadamente da região celíaca. Alguns cirurgiões preferem colocar o bloco sob o hemi-abdómen direito para facilitar a exposição da superfície posterior do fígado direito e do bordo direito da veia cava inferior.

(ii) Abordagem :

-Uma incisão bi-subcostal direita: é efectuada aproximadamente 5 cm abaixo do rebordo costal. Pode ser acrescentada uma linha de separação mediana para permitir um melhor acesso aos segmentos superiores do fígado (segmentos IVa, VII, VIII).

-Incisão na linha média: A hepatectomia pode ser efectuada através de uma incisão na linha média, mesmo no fígado direito. Esta incisão tem a vantagem de ser mais simples de efetuar e de fechar, sendo por isso suscetível de reduzir o tempo de operação. No entanto, as incisões na linha média têm a reputação de serem mais dolorosas, com um maior impacto nos pulmões.

A incisão de Makuuchi ou incisão em J: é uma incisão mediana que começa abaixo do xifoide, estende-se até 5 cm acima do umbigo, antes de se obliterar em "J" em direção ao nono espaço intercostal, até à linha axilar posterior. A exposição é então obtida dobrando o retalho musculocutâneo, que é mantido no lugar por válvulas fixadas em cada uma das estacas.

-Incisão de Makuuchi modificada: Vauthey propôs recentemente uma incisão de Maakuchi modificada (111). A incisão mediana é continuada até ao umbigo, depois obliquamente perpendicular no flanco direito, em forma de "L". As vantagens teóricas desta incisão seriam o facto de o ramo horizontal ser paralelo à distribuição metamérica dos dermátomos, preservando assim a vascularização e a inervação da parede.

-Laparoscopia: Embora a experiência inicial tenha incidido principalmente sobre lesões benignas, estão atualmente a ser realizadas ressecções de tumores malignos (metástases hepáticas, carcinoma hepatocelular). A experiência inicial mostra a exequibilidade e a segurança da ressecção laparoscópica em doentes selecionados com base no tamanho e na topografia favorável das suas lesões (segmentos anterior e lateral, tamanho < 5 cm, a uma distância do hilo e da veia cava). Trata-se geralmente de ressecções limitadas (<3 segmentos), mas podem também ser efectuadas hepatectomias maiores. A lobectomia esquerda é a mais reprodutível de todas as ressecções hepáticas laparoscópicas. As vantagens são as de qualquer procedimento laparoscópico (preservação parietal e regresso mais rápido às actividades anteriores).

Esta abordagem é atualmente possível, mas requer o domínio das técnicas de cirurgia laparoscópica e hepática.

(iii) Exploração abdominal :

Ao nível submesocólico, todo o intestino delgado é desenrolado para procurar nódulos de carcinomatose. O meso e o retroperitoneu medial são também inspeccionados para detetar adenopatia metastática ou nódulos de carcinomatose.

Na região supramesocólica, procura-se adenopatia no pedículo hepático, na região duodeno-pancreática e no tronco celíaco. As cúpulas diafragmáticas são cuidadosamente exploradas.

No parênquima hepático, é efectuada uma avaliação inicial do número, da localização e do tamanho das metástases por palpação. As lesões suspeitas são biopsadas para exame anatomopatológico extemporâneo. Quando o parênquima hepático não parece macroscopicamente saudável ou quando está prevista uma hepatectomia importante (≥ três segmentos), é efectuada uma biópsia do fígado não tumoral para exame extemporâneo, a fim de avaliar a qualidade do parênquima hepático (esteatose, fibrose, cirrose).

(iv) Preparação do fígado :

O ligamento redondo é seccionado e mantido longo. Os ligamentos falciforme e triangular direito e esquerdo são igualmente seccionados. Com o fígado totalmente mobilizado, a ecografia intra-operatória pode ser realizada em excelentes condições.

(v) Ultrassom intra-operatório :

Permite descobrir lesões que não podem ser palpadas e confirmar lesões já palpadas ou visualizadas, especificando o seu tamanho. Além disso, este exame esclarece a relação das metástases com os pedículos glissonianos e as veias supra-hepáticas, permitindo determinar os planos de secção parenquimatosa, que são marcados na superfície do fígado.

(vi) Controlo vascular :

Ao nível do pedículo hepático, procura-se uma variação da vascularização arterial do fígado explorando o bordo póstero-direito da veia porta em busca de uma artéria hepática direita proveniente da artéria mesentérica superior e abrindo o omento menor em busca de uma artéria hepática esquerda proveniente da artéria gástrica esquerda.

Dependendo da ressecção planeada, pode ser preparado um controlo eletivo arterio-portal colocando os ramos da artéria hepática e da veia porta em lagos.

(vii) Pinçamento vascular :

De acordo com Pringle, o pedículo hepático é pinçado em massa, utilizando um laço colocado à volta do pedículo hepático e depois inserido através de um tubo de borracha de 16 F de diâmetro para atuar como torniquete durante o pinçamento do pedículo. O clampeamento pode ser contínuo ou intermitente. O

clampeamento intermitente é preferido quando o clampeamento é necessário por mais de 30 minutos, em casos de parênquima hepático anormal (esteatose, fibrose, cirrose) e em casos de ressecções múltiplas. Consiste numa descompressão de 5 minutos a cada 15 a 20 minutos. É mais bem tolerado do que o clampeamento contínuo.
Sempre que se possa prever uma clampagem electiva (lobectomia esquerda, hepatectomia direita ou esquerda), esta é realizada e mantida se for satisfatória.
A exclusão vascular completa do fígado é utilizada apenas em casos excepcionais e está reservada para grandes metástases centro-hepáticas ou metástases que envolvam a cúpula do fígado ou a veia cava inferior.

(viii) Secção parenquimatosa :

Após a incisão da cápsula de Glisson, a secção do parênquima é efectuada com uma pinça hemostática fina (Kellyclasie) ou um bisturi ultrassónico. Os pedículos acessórios são electrocoagulados com pinças bipolares, atados com sutura absorvível 2/0 ou 3/0, ou clipados à medida que são removidos com clips absorvíveis bloqueados. Os pedículos principais e as veias supra-hepáticas são suturados, atados ou, mais raramente, agrafados com um agrafador vascular linear automático.

(ix) Tratamento da fatia de hepatectomia :

Após a descompressão, o corte de hepatectomia é suavemente comprimido durante alguns minutos com campos abdominais. A hemostase é completada com ligaduras finas de monofilamento não absorvível 5/0. Verifica-se a biliostase. As eventuais fugas biliares são tapadas com uma sutura fina de monofilamento absorvível 5/0.

(x) Drenagem :

Esta não é efectuada de forma sistemática, utilizando uma lâmina multitubular ou um dreno colocado ao nível do hiato de Winslow e exteriorizado por uma contra-incisão direita.

2. Tratamento por destruição local de metástases hepáticas (LDLHM):

A HSMT desenvolveu-se recentemente, graças, nomeadamente, aos progressos da imagiologia, indispensável para a orientação. Estas técnicas oferecem grandes esperanças, nomeadamente a possibilidade de destruir tumores irressecáveis, isoladamente ou em associação com a cirurgia, e a possibilidade de reduzir o peso da cirurgia, substituindo-a total ou parcialmente pelo TCTH. Atualmente, a exequibilidade e a segurança destas técnicas só agora foram demonstradas, a eficácia local de cada uma delas ainda está a ser avaliada, apenas foram publicadas pequenas séries e nenhum estudo comparou rigorosamente estas diferentes técnicas. Além disso, a rápida evolução tecnológica, que aumenta o desempenho dos sistemas utilizados, está a tornar rapidamente obsoletos os resultados mais recentes.

a) Ablação por radiofrequência :

(1) Princípio :

A ablação por radiofrequência consiste na destruição térmica dos tecidos através da circulação de uma corrente eléctrica sinusoidal de alta frequência (400 a 500 kHz) entre um ou mais eléctrodos de agulha colocados no tumor alvo e placas de dispersão colocadas na pele do doente. Esta corrente induz uma agitação iónica nos tecidos que atravessa.

A densidade da corrente é elevada nas regiões próximas do elétrodo, onde esta agitação provoca um aquecimento significativo do tecido. O objetivo é expor as células tumorais a uma temperatura superior a 60°C, o que conduz quase imediatamente a uma desnaturação celular irreversível.

Por outro lado, não é desejável atingir uma temperatura superior ao ponto de ebulição do tecido, o que, ao provocar a libertação de gás e a carbonização do tecido, aumenta a sua resistência eléctrica e altera a possibilidade de difusão da corrente de radiofrequência, reduzindo assim o tamanho máximo e a homogeneidade da lesão RF induzida.

(2) Dados técnicos :

Um elétrodo nu e reto induz uma zona de destruição de tecido com um diâmetro, perpendicular ao elétrodo, não superior a 1 a 1,5 cm. Este valor é insuficiente para o tratamento dos tumores hepáticos. Para aumentar o tamanho desta zona de destruição, são utilizados vários eléctrodos introduzidos através de uma única agulha (eléctrodos implantáveis), com agulhas contendo vários eléctrodos (4 a 12) que são depois implantados no tumor alvo. Desta forma, o número de destruições é igual ao número de eléctrodos, que são depois somados para formar um único elétrodo maior. O tamanho e a forma da zona de destruição final dependem do número de eléctrodos e da sua posição no espaço.

(a) Procedimento:

O ultrassom fornece orientação em tempo real.

Uma vez localizado o tumor, escolhe-se o trajeto mais curto possível, evitando, se possível, as estruturas extra-hepáticas e os grandes troncos vasculares hepáticos.

O procedimento é realizado em condições rigorosas de assepsia cirúrgica, incluindo a desinfeção da pele e campos e equipamento esterilizados (sonda de ultra-sons colocada numa capa esterilizada e utilização de gel esterilizado).

Uma vez colocado(s) o(s) elétrodo(s), a corrente de radiofrequência é administrada de acordo com as tabelas fornecidas pelo fabricante. As imagens detectam numerosas bolhas de gás libertadas pelo calor.

No final do procedimento, os eléctrodos são retirados e as várias vias de punção são coaguladas para limitar a ocorrência de complicações hemorrágicas ou a sementeira de tumores na via de punção. A imagiologia pós-tratamento é efectuada para garantir a ausência de complicações e para obter uma imagem do alvo imediatamente após a terapia, que pode ser útil para monitorizar e avaliar a eficácia do tratamento.

(b) Contra-indicações:

Partilham as mesmas contra-indicações que a punção hepática, com algumas contra-indicações específicas da técnica.

(i) Contra-indicações para a punção hepática :

-Interposição de grandes estruturas vasculares ou da vesícula biliar no trajeto da punção.
-Dilatação das vias biliares.
-Distúrbios da hemostase: é necessária uma contagem de plaquetas de pelo menos 60 000/mm³ e um nível de protrombina superior a 50% para que o procedimento possa ser efectuado. (112). Os agentes antiplaquetários (clopidogrel, aspirina) e os anticoagulantes (antagonistas da vitamina K, heparina) devem ser interrompidos num prazo suficiente.
-A ascite moderada ou grave é uma contraindicação relativa.

(ii) Contra-indicações da radiofrequência :

A anastomose bilio-digestiva é uma contraindicação relativa devido ao risco de sépsis pós-radiofrequência.
-Proximidade do hilo, devido ao risco de estenose biliar.
A proximidade da cápsula hepática não constitui uma contraindicação.
Por outro lado, torna o procedimento mais doloroso e aumenta a intensidade e a duração da dor imediatamente após o tratamento por radiofrequência.
-Se o tumor do fígado estiver em contacto ou imediatamente adjacente ao cólon ou ao estômago, existe o risco de perfuração digestiva. Estes doentes podem então ser tratados através da injeção de ar ou de líquido para separar o tumor alvo dos órgãos ocos.

(c) Indicações:

Inicialmente limitadas ao fígado, as indicações para o tratamento por radiofrequência em carcinologia tenderam naturalmente a alargar-se a outros órgãos.
Para o tratamento de tumores hepáticos primários ou secundários, a radiofrequência pode ser utilizada por via percutânea ou intra-operatória, durante a laparotomia ou a laparoscopia.
A elevada taxa de insucesso dos tumores com mais de 3 cm, devido à limitação do tamanho das zonas de destruição a um máximo de 4 cm, faz com que esta técnica seja reservada aos tumores pequenos. Os tumores com mais de 5 cm são praticamente inacessíveis à radiofrequência.

3. Abordagem laparoscópica:

A abordagem laparoscópica é um procedimento minimamente invasivo, que apresenta vantagens não só a nível estético, mas também a nível da reabilitação pós-operatória. As contra-indicações são poucas, mas há que ter em conta os riscos associados à laparoscopia. Estes riscos estão principalmente relacionados

com a criação de pneumoperitoneu e as suas consequências hemodinâmicas ou respiratórias.
Podem surgir dois tipos de complicações durante a criação do pneumoperitoneu: feridas digestivas e feridas vasculares importantes. As feridas digestivas não representam um risco de vida imediato. Ocorrem em 0,5 a 0,8 ‰ das laparoscopias (113). Em contrapartida, as feridas vasculares (nomeadamente as feridas de grandes vasos: aorta, veia cava, vasos ilíacos) constituem um risco de vida devido à gravidade das lesões ou ao facto de não serem imediatamente reconhecidas. A sua frequência global é estimada em 0,4 ‰ (113).
$_2$A insuflação intraperitoneal de CO tem consequências hemodinâmicas significativas, combinando um aumento da pressão arterial, uma queda do débito cardíaco e uma queda do retorno venoso devido à compressão da veia cava inferior. O débito cardíaco é pouco afetado em condições normais de insuflação. A situação é bastante diferente em doentes idosos e/ou com doença cardíaca.
Dois fenómenos, muitas vezes associados, podem interferir com a perfusão dos órgãos intra-abdominais durante a laparoscopia: a queda do fluxo de perfusão (que pode depender do débito cardíaco e das condições locais) e a queda da pressão de perfusão.
$_2$Durante a cirurgia laparoscópica, podem ser identificados dois tipos de efeitos respiratórios: os ligados à passagem sistémica do CO insuflado e os ligados à insuflação intraperitoneal.
A hipercapnia induzida desde o início do procedimento (e que pode persistir após a exsuflação) pode induzir uma acidose metabólica deletéria (hipertensão arterial, hipertensão intracraniana, perturbações do ritmo cardíaco) e deve ser compensada por hiperventilação alveolar.

A cirurgia laparoscópica, e a fortiori na posição declive, induz uma diminuição da complacência diafragmática, resultando numa redução de 30 a 50% da complacência pulmonar total.
Além disso, a insuflação intraperitoneal de gás seco e não aquecido e a lavagem com líquidos frios causam perda de calor durante a cirurgia laparoscópica (hipotermia intra-operatória).
Outras complicações podem surgir, incluindo a embolia gasosa capnica, que é uma complicação clássica da cirurgia laparoscópica e é favorecida pela insuflação intravascular acidental ou pela abertura de veias no local da operação. Outras complicações incluem a hipertensão intracraniana e intraocular.

a) Cancro colorrectal :

A ressecção colorrectal laparoscópica demonstrou ser segura e eficaz em vários grandes ensaios aleatórios e foi aceite como uma alternativa à via convencional. A natureza minimamente invasiva da cirurgia laparoscópica melhora o conforto e reduz a taxa de complicações pós-operatórias. A laparoscopia reduz a dor pós-operatória (menos traumatismo parietal) e tem um efeito favorável no íleo pós-operatório e na função respiratória. Reduz igualmente o stress intra-operatório e, consequentemente, a imunodepressão pós-operatória. O tempo de internamento hospitalar é mais curto e o regresso à atividade normal é mais rápido, com uma melhor qualidade de vida global para o doente. Para além destas vantagens, a laparoscopia é eficaz e segura do ponto de vista carcinológico em doentes selecionados, apesar do custo adicional do procedimento cirúrgico.

b) Metástases hepáticas :

Desde a primeira ressecção hepática laparoscópica em 1992 por M.Gagner (24)a cirurgia hepática laparoscópica tem continuado a desenvolver-se, oferecendo as mesmas vantagens que a cirurgia colorrectal, com menos morbilidade, menos dor, recuperação mais rápida e tempos de internamento mais curtos do que os procedimentos abertos, sem comprometer a depuração oncológica. Foram organizadas várias conferências de consenso de peritos, em Louisville em 2008 e em Morioka em 2014 (114) que concluíram que as ressecções hepáticas menores eram a prática corrente sob laparoscopia, em particular a lobectomia esquerda (padrão de ouro).

As grandes ressecções ainda estavam a ser desenvolvidas em centros especializados. Em 2017, foram publicadas as primeiras recomendações europeias relativas à cirurgia hepática laparoscópica (115) que seguiam muito as mesmas linhas, abrindo caminho para uma prática melhor codificada da cirurgia hepática laparoscópica.

Os resultados do primeiro ensaio controlado aleatório que comparou a cirurgia laparoscópica para metástases hepáticas e a cirurgia convencional foram publicados em 2018, com uma taxa mais baixa de complicações pós-operatórias no braço laparoscópico (116).

Em 2018, M.C.Halls et al (117) publicaram uma pontuação de dificuldade para prever complicações intraoperatórias específicas da cirurgia hepática laparoscópica.
Esta pontuação atribui pontos a cinco factores de risco utilizados no modelo preditivo para estimar o risco de complicações intra-operatórias durante as ressecções hepáticas laparoscópicas (tabela 5, tabela 6).

Quadro 5 Risco de complicações (pontuação de Halls) (117).

Risk factor	Risk factor category	Points assigned
Neoadjuvant chemotherapy	No	0
	Yes	1
Previous open liver resection	No	0
	Yes	5
Lesion type	Benign	0
	Malignant	2
Lesion size (cm)	< 3	0
	3–5	2
	> 5	3
Classification of resection	Minor	0
	Technically major	2
	Anatomically major	4

Foram atribuídos pontos para cada um dos cinco factores de risco, conforme descrito na Tabela 5, e somados para obter uma pontuação total. Os procedimentos de baixo risco são adequados para cirurgiões no início da curva de aprendizagem. Os procedimentos de risco moderado são apenas adequados para cirurgiões que tenham ultrapassado a curva de aprendizagem para ressecções menores. Os procedimentos de alto risco são adequados apenas para cirurgiões que tenham completado a curva de aprendizagem para ressecções menores e maiores. Os procedimentos considerados de risco extremamente elevado só devem ser efectuados por líderes na área.

Quadro 6 Avaliação dos riscos utilizando a pontuação de Halls (117).

Total points scored	Post-calibration risk	Risk group
0	0·5	Low
1	3·0	Low
2	6·1	Low
3	9·9	Moderate
4	14·5	Moderate
5	20·0	Moderate
6	26·2	High
7	33·1	High
8	40·3	High
9	47·6	High
10	54·7	Extremely high
11	61·3	Extremely high
12	69·8	Extremely high
13	72·4	Extremely high
14	76·7	Extremely high
15	80·2	Extremely high

Em 2019 Ruben Ciria (118)relatou os diferentes escores de dificuldade para cirurgia hepática laparoscópica. Os fatores de dificuldade identificados por 11 autores estão resumidos na Tabela 7.

Estes factores estão relacionados com o doente, a função hepática e o tipo de cirurgia.

Tabela 7 Escores de dificuldade para cirurgia hepática laparoscópica (118).

Difficulty scores in laparoscopic liver surgery		Troisi	Ban	Cauchy	Lee	Wakabayashi	Hasegawa	Halls	Silva	Kawaguchy	Tong	Tong
		2014	2014	2015	2015	2016	2017	2018	2018	2018	2019	2019
Patient status	Age											
	Diabetes											
	BMI											
	Hypertension											
	Previous open liver resection											
	Neoadjuvant chemotherapy											
	ASA score											
Liver status	Liver function											
	Platelet count											
	ALT											
Technical terms	Extent of liver resection											
	Tumor location											
	Proximity to major vessels											
	Biliary reconstruction											
	Tumor size											
	HALS/hybrid											
	Operative time											
	Pathology											
Maximum scoring		–	10	–	10	12	7	15	–	3	6	13
Subclassification		–	Low: 0–3 Intermediate: 4–6 High: 7–10	–	Low Medium High	Low: 0–3 Intermediate: 4–6 Advanced: 7–9 Expert: 10–12	Low: 0–1 Medium: 2–3 High: 4-more	Low: 0–2 Moderate: 3–5 High: 6–9 Extremely high: 10–15	–	I: 0 points II: 2 points III: 3 points	Low ≤1 Medium =2 High ≥3	Low 0–1 Medium 2–4 High ≥5
Comments		No risk categories	Iwate score, further validated	No risk categories	Extension-only score	Update of Ban 2014		Southampton score	No risk categories	A posteriori score		
Endpoint variable		Conversion	Degree of difficulty	Conversion	Degree of difficulty	Degree of difficulty	Degree of difficulty	Intraoperative complications	Conversion	Degree of difficulty	Conversion	Complication

VI. Materiais e métodos:

A. Desenho do estudo :

1. Objectivos:

O objetivo do estudo foi avaliar a **viabilidade e a segurança** da abordagem laparoscópica na **cirurgia combinada** do cancro colorrectal com metástases hepáticas síncronas.

Hipótese científica :

A nossa hipótese de estudo era a seguinte:
A abordagem laparoscópica para o tratamento combinado do cancro colorrectal com metástases hepáticas síncronas é viável, com uma taxa de morbi-mortalidade que **não é superior à da** abordagem **laparoscópica do cancro colorrectal isolado** e uma baixa taxa de conversão. É segura **do ponto** de vista **carcinológico** (qualidade da excisão, taxa de recorrência e sobrevivência) e, ao mesmo tempo, oferece uma vantagem em termos de qualidade da **reabilitação** pós-operatória.

Os objectivos do estudo foram:

Principal :

- Avaliar a morbilidade e a mortalidade pós-operatória aos 30 dias.
  - Critérios de avaliação :
    - Morbilidade < 30
    - Mortalidade < 5%.
    - Não houve aumento significativo da morbilidade e da mortalidade em comparação com o grupo de controlo.

Secundário :

- Calcular a taxa de conversão (TConv): critério de julgamento TConv < 15%.
- Avaliar a qualidade da exérese.
- Avaliar a reabilitação pós-operatória e a qualidade de vida (dor, permanência pós-operatória, retoma da alimentação, retoma dos movimentos intestinais).
- Calcular a taxa de recorrência.
- Calcular a taxa de sobrevivência a 3 anos (global e sem recorrência).

2. Protocolo de estudo :

a) *Tipo de estudo :*

Estudo longitudinal, prospetivo e comparativo de intervenção.

b) *População do estudo :*

Braço experimental :
Doentes com CCRMHS para os quais o objetivo terapêutico inicial era curativo, submetidos a cirurgia laparoscópica simultânea em pelo menos um dos dois locais do tumor (colorrectal/hepático).

Braço de controlo :
Uma coorte contemporânea de doentes submetidos a cirurgia laparoscópica do cancro colorrectal durante o mesmo período de estudo.

c) *Tamanho da amostra :*

Para atingir os objectivos do nosso estudo, os doentes tiveram de ser selecionados com base num duplo filtro: o objetivo curativo e a gestão no início do percurso de tratamento, excluindo assim os doentes de segunda linha (por exemplo, tumor primário já operado e doente admitido para tratamento de metástases hepáticas síncronas) e os doentes com uma estratégia paliativa.
A raridade da apresentação clínica objeto do nosso estudo, verificada pelos dados da literatura apresentados anteriormente, obrigou-nos a definir uma amostra de estudo compatível com as nossas estatísticas locais.
No nosso serviço, tratamos cerca de quinze doentes por ano que poderiam ser incluídos no nosso estudo.
Sobre a duração do estudo, que incluiu uma fase de inclusão dos doentes, a gestão terapêutica, a recolha e a análise dos dados e, por fim, a redação dos resultados. Realizámos um estudo com uma amostra de **N = 40** pacientes.

d) Duração do estudo: 41 meses

Os dados foram recolhidos numa folha de dados individual para cada doente (Anexo 1) e depois introduzidos num ficheiro Excel.

e) Inclusão :

Braço experimental :

Critérios de inclusão :

1. Idade > 18 anos e < 80 anos.
2. Adenocarcinoma ressecável do reto ou do cólon.
3. Metástases hepáticas síncronas confirmadas por RM e/ou TC consideradas ressecáveis após avaliação por PCR.
4. Ausência de outros locais metastáticos irressecáveis.
5. Testes hematológicos, hepáticos e renais normais.
6. Índice de Karnofsky ≥ 70, índice de desempenho da OMS ≤ 2.
7. Consentimento informado.

Critérios de não-inclusão :

1. Idade ≤18 anos e ≥ 80 anos.
2. Mulheres grávidas ou a amamentar.
3. Tumor maligno anterior nos últimos 5 anos.
4. Índice de Karnofsky < 70, índice de desempenho da OMS > 2.
5. Contraindicação para cirurgia.
6. Descoberta de metástases irressecáveis noutros órgãos.
7. Perturbações mentais.

Braço de controlo :

Critérios de inclusão :

1. Idade > 18 anos e < 80 anos.
2. adenocarcinoma ressecável do reto ou do cólon.
3 Testes hematológicos, hepáticos e renais normais. Índice de Karnofsky ≥ 70, índice de desempenho da OMS ≤ 2.

5 Consentimento informado.

6. Operados pelo mesmo cirurgião (no braço experimental).

Critérios de não-inclusão :

1. Idade ≤18 anos e ≥ 80 anos.
2 Mulheres grávidas ou a amamentar.
3. Tumor maligno anterior nos últimos 5 anos.
4 Índice de Karnofsky < 70, índice de desempenho da OMS > 2.
5 Contraindicação para cirurgia.
6 Perturbações mentais.

Definição da estratégia terapêutica :

A estratégia terapêutica foi decidida para cada caso incluído no início do tratamento, após discussão numa reunião de consulta multidisciplinar (RCP).
A ordem e o intervalo entre as diferentes modalidades de tratamento (quimioterapia, radioterapia e cirurgia) foram especificados.

A abordagem laparoscópica da cirurgia combinada pode assumir várias formas:
1-Abordagem laparoscópica: o tumor primário e as metástases hepáticas foram removidos por laparoscopia.

2-Cirurgia híbrida: uma combinação de abordagens laparoscópicas e convencionais para dois locais tumorais distintos.

3-Cirurgia laparoscópica ″down staging″: parte de uma hepatectomia em dois estágios para pacientes com metástases bilobares múltiplas, ou seja, :

3.1 Ressecção laparoscópica do tumor primário + ligadura laparoscópica do portal +/- cirurgia laparoscópica de metástases hepáticas num meio-fígado, seguida de uma hepatectomia maior por via convencional.

3.2 Primeira ressecção híbrida (ressecção laparoscópica do tumor primário combinada com a ressecção de uma parte das metástases hepáticas), seguida, numa segunda fase, de uma cirurgia para remover o resto das metástases hepáticas por meios convencionais.

f) Comparação :

O s doentes dos dois braços do estudo foram emparelhados com base nas seguintes variáveis pré-operatórias: idade, sexo, grau ASA, radioterapia neoadjuvante, localização do tumor primário, tipo de ressecção colorrectal e estádio T e N do tumor primário. Os resultados foram comparados através de testes emparelhados.

3. Avaliação pré-tratamento :

Os processos dos pacientes foram discutidos numa reunião de consulta multidisciplinar (RCP) para definir os métodos de tratamento e a cronologia de ação dos diferentes intervenientes (oncologista, cirurgião, radioterapeuta, etc.), mas previamente foi efectuada uma avaliação clínica e paraclínica exaustiva.

a) Avaliação clínica :

Foi efectuada em consulta. São recolhidos os antecedentes pessoais e familiares (co-morbilidades, factores de risco, antecedentes de neoplasia, antecedentes de cirurgia abdominal, etc.).
A ficha especificava o motivo da consulta, a data de início dos sintomas e a evolução dos mesmos.
Foi efectuado um exame físico completo para avaliar o estado geral de saúde (índice de desempenho da OMS) e o estado nutricional, e para calcular o IMC.
O exame do aparelho digestivo devia incluir um exame rectal.
Os gânglios linfáticos foram examinados sistematicamente.
Foram observadas cicatrizes abdominais.
Classificação dos doentes de acordo com a classificação da American Society of Anesthesiologists (ASA) para avaliação do risco anestésico.

b) Avaliação paraclínica :

O objetivo era duplo: avaliar o doente e a doença.

Diagnóstico e investigação :
Endoscopia digestiva baixa com biopsia para estabelecer o diagnóstico.
No caso dos tumores do reto, foi realizada uma RMN pélvica.
Foi realizada uma TAC torácica-abdominal-pélvica trifásica nos casos de tumores do cólon ou do reto, para determinar a topografia, o número, o volume e as relações vasculares das metástases hepáticas e o estado do parênquima hepático. Se necessário, foi efectuada volumetria hepática.
A RM hepática foi efectuada em complemento da TC para uma melhor caraterização das lesões.
Foi efectuada uma colonoscopia total quando o tumor podia ser atravessado para procurar localizações síncronas (pólipo, tumor).
No caso de um tumor intransponível, foi efectuada uma colonoscopia.
Foram analisados marcadores tumorais, em particular o CEA e o CA19.9.
Determinação do estado do gene RAS do tumor (*KRAS e NRAS*) no tumor primário ou no tecido metastático.

Operacionalidade :

Para além de uma avaliação clínica das funções vitais e das co-morbilidades, a consulta pré-anestésica avaliou os dados do exame biológico:

- Contagem sanguínea
- Grupos sanguíneos
- Níveis de ureia, creatinina e açúcar no sangue.
- O nível de protrombina.
- Transaminases, fosfatases alcalinas, gama glutamil transferase, bilirrubinas.
- Níveis de albumina, níveis de proteínas
- Ionograma sanguíneo.

E o exame cardíaco elétrico (ECG) e ultrassonográfico.

4. **Estratégia de tratamento :**

Os doentes incluídos no estudo eram candidatos a cirurgia simultânea, com uma abordagem laparoscópica a pelo menos um local do tumor.

O RCP propôs diferentes modalidades de tratamento, consoante a localização do tumor primário (cólon, reto), se as metástases hepáticas eram ressecáveis (classe I) ou potencialmente ressecáveis (classe II), o seu número, a sua localização (segmentos anterior ou posterior) e se eram bilobares ou unilobares.

Reto primitivo :

Dependendo da localização do tumor (reto superior/médio e inferior) e do estádio, foi discutida a indicação para tratamento neoadjuvante.

Para os cancros do reto médio ou inferior T1-T2 N0 ou para os tumores do reto superior, por analogia com uma situação não metastática, não há indicação para tratamento pré-operatório.

Para tumores do reto médio ou inferior localmente avançados (T3 e/ou N+) e não imediatamente ressecáveis por R0, ou seja, com uma margem circunferencial previsível na RM inferior a 1 mm. Foi indicada a RCT pré-operatória.

No caso de cancros T3 ou N+ com ressecabilidade R0, ou seja, MRC > 1 mm na RM, a radioterapia curta era viável.

Quando indicado, a quimioterapia para metástases hepáticas foi administrada antes da RT no caso de um protocolo curto.

Em resumo, o tipo de tratamento neoadjuvante dependia das margens de ressecção esperadas e da extensão da doença metastática.

Havia várias opções disponíveis:

- Radioterapia de curta duração/cirurgia combinada imediata.
- Radioterapia curta/cirurgia combinada diferida.
- Radioquimioterapia concomitante/cirurgia combinada adiada.

Cólon primitivo :
Ou cirurgia combinada desde o início, no caso de uma única metástase hepática pequena.
Ou cirurgia combinada precedida de quimioterapia intra-operatória ou neoadjuvante, consoante as metástases hepáticas sejam ressecáveis ou potencialmente ressecáveis.

Caso especial de hepatectomia em duas fases :
Quimioterapia + terapia dirigida seguida de ressecção do tumor primário combinada com um procedimento hepático que consiste em :

- Ligadura do portal +/- depuração de um meio-fígado.
- Ressecção de parte das metástases hepáticas.

Uma segunda fase hepática foi programada após um intervalo, e a volumetria foi reavaliada se uma ligadura portal tivesse sido realizada durante a primeira fase. Entretanto, a quimioterapia foi reintroduzida.

5. Tratamento :

a) Tratamento medicamentoso :

Quando a quimioterapia era indicada, o protocolo dependia da classe de ressecabilidade das metástases hepáticas (anexo 2).

Em caso de ressecabilidade de classe I :
- FOLFOX 4 simplifica: 4 a 6 cursos pré-operatórios e 6 a 8 cursos pós-operatórios.
- CAPOX: 3 cursos pré-operatórios e 5 cursos pós-operatórios.
Total de seis meses de tratamento pré e pós-operatório.

Em caso de ressecabilidade de classe II :
Bioquimioterapia e bioterapia :
Bioquimioterapia combinada com Cetuximab ou Panitumumab na ausência de mutação RAS, ou bichimioterapia combinada com Bevacizumab.

b) Radioterapia :

(1) Radioquimioterapia concomitante :

-Protocolo ≪ CAP 50 ≫ :
- 50 Gy em 25 fracções distribuídas ao longo de 5 semanas (2 Gy por fração),
- Quimioterapia concomitante: Capecitabina (1.600 mg/m2 divididos em 1 dose de 800 mg/m2 de manhã e à noite nos dias de radioterapia).
- Tempo para a ressecção cirúrgica: 7 ± 1 semanas após o fim da RT.

-Radioterapia longa: 45 - 50 Gy /25 - 28 fracções/5 semanas combinada com FUFOL (standard): 5-Fluorouracil (350mg/m2/dia) + ácido folínico (20mg/dia), administrada durante os primeiros cinco (05) dias da primeira e da quinta semana de irradiação.

(2) Radioterapia de curta duração :

- 25Gy /5Fracções/ 5 dias.

c) Cirurgia :

Preparar o doente para a operação :

Os doentes foram sistematicamente incluídos no protocolo de reabilitação avançada AGER (Algerian Group of Enhanced recovery) introduzido no serviço desde 2017 para os doentes com cancro colorrectal (anexo 3).

A informação do doente era uma parte importante do protocolo (informação sobre a patologia, o procedimento cirúrgico, a possibilidade de um estoma, o controlo da dor, a reabilitação pós-operatória, etc.).

A preparação do cólon (preparação oral, enema e/ou dieta sem resíduos) foi reservada aos doentes com tumores do reto.

Nos doentes com tumores do cólon, não foi efectuada a preparação mecânica por lavagem, mas foi prescrita a dieta sem resíduos.

Os doentes receberam tromboprofilaxia e profilaxia antibiótica.

Os doentes receberam uma bebida açucarada 2 a 3 horas antes do procedimento.

<u>Gestão perioperatória :</u>

O período pré-operatório imediato :

O acolhimento do doente no bloco operatório foi uma etapa importante (a preparação psicológica com informações pré-operatórias permite reduzir o consumo de analgésicos no pós-operatório e encurtar o tempo de hospitalização).

A pré-medicação sistemática com ansiolíticos não foi recomendada, sendo essencial um acompanhamento psicológico com explicações e desdramatização desde a consulta.

No nosso serviço, a pré-medicação foi não farmacológica.

A prevenção de náuseas e vómitos pós-operatórios foi sistematicamente combinada de acordo com a pontuação de Apfel (anexo 4): Dexametasona 8mg para a prevenção e ondansetron 4mg para a cura.

Os relaxantes musculares foram administrados conforme necessário e monitorizados por um curarómetro.

A profilaxia antibiótica foi adaptada de acordo com o protocolo AGER (anexo 3).

Como a estabilidade hemodinâmica é essencial para uma boa recuperação pós-operatória, foi preparada uma seringa de efedrina para evitar qualquer queda da pressão arterial devido à vasodilatação causada por hipnóticos e analgesia associada, como epidurais ou TAP Bloc (bloqueio do plano abdominal transverso) com orientação ecográfica.

O acolhimento do doente começou com uma apresentação à equipa. Uma comunicação calma desde o início é frequentemente um pré-requisito para um comportamento positivo do doente.

A identidade do doente foi verificada de forma não stressante e a sua classificação ASA foi registada na folha de anestesia.

Na ausência de diabetes e de atraso no esvaziamento gástrico, o doente já tinha bebido um chá de ervas rico em açúcar 2 a 3 horas antes de chegar ao bloco operatório.
O doente foi colocado ativamente na mesa de operações e aquecido imediatamente com um cobertor de ar quente (o aquecimento é uma das prioridades do protocolo).
A hipotermia é responsável por uma resposta imunitária reduzida, com atraso na cicatrização e na formação de abcessos, aumento dos problemas de coagulação e aumento da morbilidade cardiovascular nas fases de recuperação e pós-operatória. A lista de controlo da HAS (Haute Autorité de Santé) foi verificada na presença de todos os intervenientes.

Período de funcionamento :
A utilização de agentes anestésicos gerais de ação curta encurta o período de recuperação.
A analgesia loco-regional (ALR) foi privilegiada a partir do período intra-operatório: analgesia epidural, bloqueios periféricos do TAP ou infiltração dos bordos da ferida com anestésicos locais.
As mantas de ar quente pulsado foram reinstaladas da melhor forma possível, procurando um compromisso entre o melhor aquecimento possível e os requisitos cirúrgicos.
A trombose foi sistematicamente prevenida com dose isocoagulante de LMWH.
No caso da obesidade, a dose de profilaxia antibiótica foi duplicada e a prescrição de HBPM em dose isocoagulante foi aumentada para duas vezes por dia, de acordo com as recomendações da Sociedade Francesa de Anestesia e Cuidados Intensivos. (119,120).
Foi efectuada uma monitorização hemodinâmica mais ou menos invasiva consoante o doente, com colocação de cateter central e/ou monitorização da pressão arterial para otimizar o enchimento vascular.
A temperatura foi monitorizada. A sonda térmica foi introduzida através da boca para evitar lesões nasais acidentais e teve-se o cuidado de proteger os olhos.
As abordagens vasculares foram preferencialmente periféricas, com cateteres centrais indicados de acordo com a classificação ASA do paciente para orientar o preenchimento vascular.

A pré-oxigenação foi efectuada de forma participativa e ativa, com o doente a fornecer apoio inspiratório para atingir uma FiO_2 de 90% para uma melhor tolerância à apneia.
Os doentes obesos ou com excesso de peso foram sistematicamente colocados na posição de Trendelenburg.
O ventilador foi regulado de acordo com o peso ideal para o volume corrente (6 a 8 ml/kg), a frequência respiratória foi ajustada de acordo com o CO_2 expirado e foi aplicada sistematicamente uma pressão expiratória positiva (PEP) entre 8 e 10 cmH_2O.

A FiO2 recomendada foi de cerca de 60% para uma boa oxigenação dos tecidos. Foram efectuadas manobras regulares de recrutamento alveolar para evitar a criação de atelectasias.
A curarização foi monitorizada durante toda a operação para facilitar o procedimento cirúrgico.

A hidratação de base foi de 4 ml/kg/h e o enchimento vascular foi adaptado em função da pressão venosa central (PVC), a fim de evitar volumes sanguíneos inadequados e deletérios, que aumentam consideravelmente as complicações pós-operatórias, como a insuficiência renal, em caso de hipovolémia, e a sobrecarga com edema e o risco de fístula e de íleo prolongado, em caso de hipervolémia. O tubo gástrico foi inserido, mas sistematicamente retirado no final da operação.
A monitorização glicémica foi efectuada nos doentes diabéticos e a gasometria foi realizada em todos os doentes.

A analgesia pós-operatória foi iniciada 30 minutos antes do encerramento e foi multimodal, dando preferência a agentes não-morfínicos intravenosos (paracetamol, nefopam).
Se a epidural estivesse instalada, era também administrado um bolus de reinjecção nesta altura.

O desmame ventilatório foi geralmente efectuado no bloco operatório com ventilação espontânea com suporte inspiratório, e a antagonização do curare foi efectuada após verificação do "Train of 4" (TOF).
A descurarização só foi confirmada após 4 respostas com um rácio T1/T4 > 95%.
Foi efectuada uma aspiração bucal no doente ainda a dormir e, imediatamente a seguir, foi realizada uma manobra de recrutamento alveolar para reexpandir os pulmões.

Período pós-operatório: na sala de controlo pós-operatório (SSPI).
A dor foi monitorizada utilizando a EVA em repouso e durante o exercício e, se tivesse sido colocada uma epidural, o nível da epidural foi avaliado utilizando o teste do frio.
Apesar da prevenção com dexametasona durante a indução, se ocorressem náuseas e vómitos no pós-operatório, o ondansetron 4 mg era o tratamento curativo utilizado no nosso protocolo.
O doente foi evacuado para a enfermaria de acordo com a pontuação ALDRETE modificada (apêndice 5).

O procedimento operacional foi dividido em três fases:

A primeira fase consistiu na exploração abdominal laparoscópica para excluir a possibilidade de carcinose peritoneal. A segunda fase foi a ressecção colorrectal laparoscópica, seguida de uma terceira fase, a ressecção da metástase hepática, realizada por laparoscopia ou por cirurgia aberta através de uma incisão subcostal direita com ou sem uma fenda xifoide mediana, ou através de uma incisão mediana curta.

Se a metástase hepática fosse ressecada por laparoscopia, as duas partes (colorrectal e hepática) eram removidas através de uma incisão de Pfannenstiel.

Se a ressecção hepática fosse efectuada a céu aberto, a peça de ressecção colorrectal era extraída através da incisão abdominal escolhida para a ressecção hepática, dependendo da localização das metástases hepáticas e da anatomia do doente.

<u>No final da sessão :</u>

Os incidentes intra-operatórios foram registados.
O tempo de funcionamento foi registado.

(1) Cirurgia do tumor primário: (ver vídeo 1)

Instalação do doente e da equipa cirúrgica :
A operação foi efectuada sob anestesia geral. No caso de um primário rectal, foi realizado sistematicamente um exame rectal digital sob anestesia geral.
O doente foi colocado em posição de dupla equipa, com os braços ao lado do corpo, e o cateter urinário foi cateterizado de forma estéril antes da colocação dos campos cirúrgicos. A posição da equipa cirúrgica dependia da localização do tumor; no caso de um tumor do cólon esquerdo ou do reto, o operador era posicionado à direita do doente, o primeiro assistente responsável pela câmara à esquerda do cirurgião, o segundo assistente entre as pernas do doente; no caso de um tumor do cólon direito, o operador era posicionado à esquerda do doente, o primeiro assistente à direita do cirurgião, o segundo assistente entre as pernas do doente.
O pneumoperitoneu foi criado com uma agulha de Veress ou por laparoscopia aberta. A pressão do pneumoperitoneu foi predefinida para 12 mm de mercúrio.
Os trocartes foram posicionados de acordo com o local do tumor primário.
No caso de um tumor do cólon esquerdo, foram utilizados quatro trocartes, um trocater ótico umbilical de 11 mm e três trocartes operatórios (trocater de 12 mm na fossa ilíaca direita, trocater de 05 mm no flanco esquerdo, trocater de 05 mm no hipocôndrio direito).
No caso de tumores do reto, foi inserido um quinto trocarte por via suprapúbica.
No caso de um tumor do cólon direito, foram utilizados quatro trocartes, um trocater ótico umbilical de 11 mm e três trocartes operatórios (trocater de 12 mm no hipocôndrio esquerdo, trocater de 05 mm na fossa ilíaca esquerda e trocater de 05 mm na fossa ilíaca direita).

O procedimento começou com uma exploração laparoscópica dos vários diafragmas, em busca de qualquer carcinose peritoneal. Desta vez, foram

determinadas as caraterísticas do tumor primário e das metástases hepáticas (utilização de uma ótica de 30° para a exploração hepática).
Se não houvesse contra-indicações para a ressecção, o procedimento era prosseguido.
O doente foi inclinado para a posição de Trendelenburg com um rolo lateral oposto à topografia do tumor.

A ressecção colorrectal laparoscópica foi realizada em conformidade com as regras de carcinologia.
No caso de um cólon esquerdo ou reto primário :
Primeira ligadura proximal dos vasos mesentéricos inferiores, artéria mesentérica inferior a 1 cm da sua origem, respeitando o plexo hipogástrico superior, e veia mesentérica inferior no bordo inferior do pâncreas, descolamento coloparietal por via medial, mobilização completa do ângulo esplénico. No caso de um tumor do cólon esquerdo, a secção distal foi efectuada com um agrafador mecânico de 60 mm ao nível do promontório.
No caso de um tumor rectal, foi combinada a ressecção parcial ou total do mesorreto. A dissecção rectal atinge 5 cm abaixo do bordo inferior do tumor para os tumores do reto superior e atinge o pavimento pélvico para os tumores do reto médio e inferior.
A secção distal foi efectuada com um agrafador mecânico de 45 mm.
A continuidade foi restabelecida por anastomose mecânica (anastomose colorrectal ou colo-sus-anal) com pinças circulares ou por anastomose colo-anal manual, consoante a localização do tumor. No caso de anastomose subperitoneal, a anastomose foi protegida por uma ileostomia lateral posicionada ao nível do orifício do trocarte na fossa ilíaca direita.
Nos casos de amputação abdominoperineal, foi efectuada uma colostomia ilíaca esquerda.
Para os cancros do cólon direito, os vasos foram ligados à direita do eixo mesentérico superior, seguido de uma mobilização completa do cólon direito de medial para lateral. A anastomose foi efectuada extracorporalmente através de uma incisão transversal direita, que foi posteriormente utilizada para a fase hepática.
A drenagem não era sistemática.

(2) Cirurgia para metástases hepáticas :

Na cirurgia combinada, a abordagem hepática tinha vários objectivos: em primeiro lugar, a exploração exaustiva das metástases hepáticas (visual, ecográfica, palpatória se a abordagem for por laparotomia); em seguida, se a indicação se mantivesse após esta fase de exploração, era efectuada uma excisão carcinológica ou um procedimento de termoablação; era possível associar uma ligadura portal no contexto de hepatectomias em duas fases.
Esta cirurgia hepática pode ser efectuada através de uma abordagem laparoscópica ou através de uma abordagem convencional em associação com o procedimento laparoscópico no tumor primário.
A ordem de realização da ressecção hepática e colorrectal foi decidida caso a caso.

(a) Cirurgia laparoscópica do fígado :

A abordagem laparoscópica das metástases hepáticas exigia um trocarte adicional na posição epigástrica (Fig.26). Outros podem ser colocados a pedido.

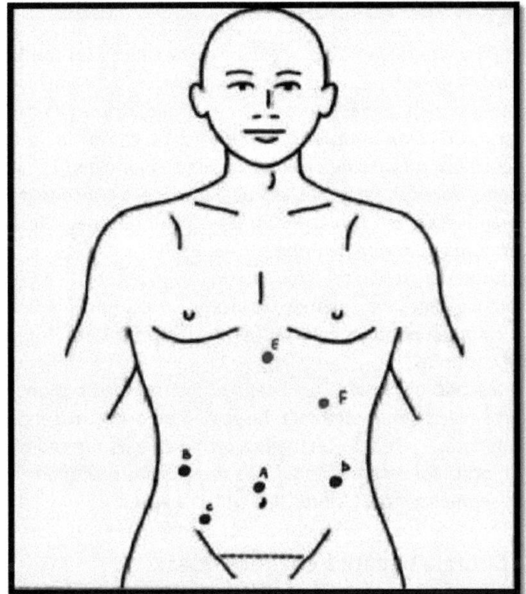

Figura 26 Disposição do trocarte para cirurgia laparoscópica combinada (121). (Em azul, os trocartes A, B, C, D para o tempo colorrectal, em vermelho E e/ou F trocartes adicionais para o tempo hepático).

A pinça hepática foi preparada colocando um lago à volta do pedículo hepático.
A ressecção hepática laparoscópica pode ser uma metastasectomia, uma ressecção atípica ou uma ressecção controlada menor (<3 segmentos) com ou sem clampagem.
Após exploração laparoscópica e identificação das lesões e definição das margens de ressecção e, se necessário, controlo dos pedículos, a transsecção do parênquima foi efectuada utilizando uma combinação de diferentes fontes de energia: ultra-sons (CUSA e ultracision), eletricidade (bipolar), clips e suturas mecânicas para os pedículos glissonianos e vasculares.
Se indicado, foi efectuada uma ligadura laparoscópica do portal com clips bloqueados.
A amostra foi extraída para um saco através de uma incisão de Pfannenstiel.
A drenagem não era sistemática.

A abordagem laparoscópica foi preferida para metástases hepáticas pequenas e superficiais localizadas em segmentos anteroinferiores acessíveis (II, III, IVb, V e VI).

(b) Cirurgia hepática combinada por laparotomia: (via híbrida)

A laparotomia para abordagem das metástases hepáticas foi também utilizada como via de extração da peça de ressecção colorrectal e de preparação do transplante colónico para a anastomose (por exemplo, colocação da bigorna), no caso de ressecção do cólon anterior ou esquerdo, ou como via de realização da anastomose ileocólica, no caso de colectomia direita (ver vídeo 1).
Após um período de exploração visual, palpatória e ultra-sonográfica, e se a indicação se mantivesse, era colocado um lago à volta do pedículo hepático em preparação para uma manobra de Pringle.
O clampeamento hepático não foi realizado de forma sistemática devido ao risco para a anastomose digestiva; quando realizado, o clampeamento seletivo foi preferido ao clampeamento pedicular e o clampeamento intermitente ao clampeamento contínuo.
O fígado foi ressecado em menos de 3 segmentos (ressecção menor), que pode ser metastasectomia, segmentectomia, bisegmentectomia, ressecção em cunha isolada ou combinada. Pode ser efectuada a termoablação por radiofrequência.
A abordagem híbrida foi recomendada para metástases profundas e de grandes dimensões nos segmentos posteriores (VII, VIII, IVa e I).

(c) Cirurgia hepática em duas fases:

Foi indicada no caso de metástases hepáticas bilobares síncronas e/ou quando o volume do fígado remanescente era insuficiente.
Pode ser :

- Ressecção laparoscópica do tumor primário + ligadura laparoscópica do portal +/- cirurgia laparoscópica das metástases hepáticas num meio-fígado, seguida de uma hepatectomia maior por via convencional.
- Uma primeira ressecção híbrida (ressecção laparoscópica do tumor primário combinada com a ressecção de parte das metástases hepáticas) seguida, numa segunda fase, de uma cirurgia para remover o resto das metástases hepáticas por meios convencionais.

6. Conversão :

A conversão foi considerada quando todo o procedimento cirúrgico (tempo colorrectal, tempo hepático) teve de ser realizado por laparotomia.

7. Anatomia patológica :

Após a ressecção cirúrgica, as peças cirúrgicas foram medidas, as margens verificadas e a integridade do mesorreto avaliada no caso de proctectomia. Em seguida, as peças foram enviadas frescas para o serviço de anatomia patológica

do Centro Pierre e Marie Curie para análise, acompanhadas de uma ficha explicativa.
Os resultados da análise foram recebidos posteriormente sob a forma de um relatório sobre o estudo macroscópico, histológico, imunohistoquímico e molecular da peça cirúrgica.

a) Exame macroscópico :

Todos os elementos seguintes foram especificados:
Acondicionamento da peça cirúrgica.

Para a amostra de ressecção colorrectal :
As dimensões da amostra, o tamanho do tumor, a distância entre o tumor e o limite de ressecção mais próximo, o aspeto do tumor, a percentagem de invasão circunferencial, a confirmação ou não de perfuração na zona do tumor, a presença de nódulos de carcinose e quaisquer outras lesões, e o aspeto do mesorreto de acordo com a classificação de Quirke et al. (64).

Para a amostra de hepatectomia :
As dimensões da amostra, o aspeto do nódulo quando cortado e o limite de ressecção mais próximo.

b) Exame microscópico :

Todos os elementos seguintes foram especificados:

Tipo histológico.
O grau de acordo com a classificação da OMS de 2010 (quadro 2).
ème A profundidade da extensão (ou nível de infiltração) classificada de acordo com a última versão da classificação pTNM (8ª edição).
No caso de tratamento neoadjuvante, quer se trate de radioterapia, quimioterapia, terapia dirigida ou uma combinação destas, foi acrescentado o prefixo "y".

Resposta histológica ao tratamento neoadjuvante :
A resposta ao tratamento neoadjuvante foi avaliada utilizando a classificação RCRG para o tumor primário e a classificação TRG (Rubbia Brandt) (66) para as metástases hepáticas (tabela 8).
Limites da ressecção cirúrgica :
Foi mencionada a integridade ou invasividade dos limites de ressecção cirúrgica proximal e distal.
Para os tumores do reto em áreas não peritoneais, foi especificada a margem circunferencial ou o espaço livre.
Extensão :
- Nódulos : Foram especificados o número de nódulos removidos e o número de nódulos metastáticos.
- Nódulos adventícios : Foi registada a existência de nódulos adventícios ou nódulos satélites localizados no tecido pericólico ou perirectal.

- Embolia vasculolinfática :
- Infiltração perineural :

[ème]A extensão do tumor foi classificada de acordo com a classificação pTNM (8ª edição, 2017 da AJCC) e o estádio foi especificado de acordo com os estádios da UICC.

Toxicidade hepática :
Foram investigadas as lesões hepáticas pós-quimioterapia, ou seja, uma possível esteato-hepatite relacionada com o irinotecano ou lesões vasculares da síndrome de obstrução sinusoidal (ou síndrome SOS) relacionada com a oxaliplatina.

Factores moleculares :
Os estados MSI, BRAF e RAS foram especificados.

Tabela 8 Classificações do grau de regressão tumoral utilizadas, classificação RCRG para o tumor primário, classificação TRG para metástases hepáticas (122).

Original RCRG system	
RCRG 1	Sterilization or only microscopic foci of adenocarcinoma remaining, with marked fibrosis
RCRG 2	Marked fibrosis but macroscopic disease present
RCRG 3	Little or no fibrosis, with abundant macroscopic disease
m-RCRG system	
m-RCRG 1	The macroscopic features may be varied. Microscopy reveals no tumour epithelium or scattered foci of malignant epithelium comprising < 5% of the overall area of abnormality. Mucin pools may be present but do not contain malignant epithelium
m-RCRG 2	The macroscopic features may be varied. Microscopy reveals a combination of viable tumour epithelium and fibrosis. Malignant epithelium comprises 5–50% of the overall area of abnormality
m-RCRG 3	The macroscopic and microscopic features may not be significantly different to cases in which neoadjuvant therapy has not been given. Over 50% of the area of abnormality comprises malignant epithelium. Some fibrosis may be present but no more than that commonly seen as desmoplastic stroma in cases where no neoadjuvant therapy has been given
TRG system	
TRG 1	No viable cancer cells
TRG 2	Single cells or small groups of cancer cells
TRG 3	Residual cancer outgrown by fibrosis
TRG 4	Significant fibrosis outgrown by cancer
TRG 5	No fibrosis with extensive residual cancer

8. Eventos adversos perioperatórios :

a) Intra-operatório :

Avaliado segundo a classificação de Oslo (123) que modificou a classificação de Satava (124) que trata dos incidentes intra-operatórios (Fig.27).

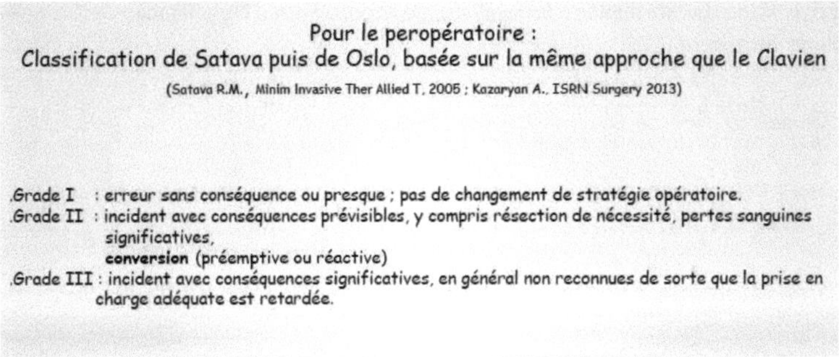

Pour le peropératoire :
Classification de Satava puis de Oslo, basée sur la même approche que le Clavien
(Satava R.M., Minim Invasive Ther Allied T, 2005 ; Kazaryan A., ISRN Surgery 2013)

.Grade I : erreur sans conséquence ou presque ; pas de changement de stratégie opératoire.
.Grade II : incident avec conséquences prévisibles, y compris résection de nécessité, pertes sanguines significatives,
conversion (préemptive ou réactive)
.Grade III : incident avec conséquences significatives, en général non reconnues de sorte que la prise en charge adéquate est retardée.

Figura 27 Classificação de Oslo (123).

b) Acompanhamento pós-operatório imediato :

No pós-operatório, o doente podia ser transferido para uma unidade de cuidados intensivos ou para uma unidade de internamento (o tempo de permanência nos cuidados intensivos foi registado).
O protocolo de analgesia multimodal foi registado no registo de anestesia à saída do bloco operatório.
Foi efectuado um exame clínico diário e foi solicitado um controlo biológico sistemático no pós-operatório D01 e D03 (hemograma, contagem sanguínea, ureia, creatininemia, provas de função hepática, ionograma, nível de albumina). Um controlo em D00 podia ser efectuado caso a caso.
O cateter urinário foi removido no Dia 01, e o cirurgião decidiu remover a drenagem.
O doente acordou cedo entre o D00 e o D01 pós-operatório.
A alimentação líquida foi autorizada a partir do dia 00 na ausência de náuseas ou vómitos.
A data em que o trânsito foi retomado foi registada e a dor pós-operatória foi avaliada no D01 pós-operatório utilizando uma escala visual analógica (EVA).
A alta era decidida se o exame clínico fosse normal num doente apirético, autónomo, capaz de comer e que tivesse retomado o trânsito. Na ausência de dor, de náuseas ou de vómitos, com um controlo biológico correto.
A duração do internamento pós-operatório foi registada no processo do doente.

c) Mortalidade :

foi avaliada aos 30 dias, e a causa de morte neste evento foi especificada.

d) *Morbidade :*

Foi avaliada aos 30 dias e os eventos podiam ocorrer durante o internamento ou após a alta do doente.

Foi registada qualquer readmissão no nosso serviço ou noutra unidade de saúde. A gravidade da morbilidade foi avaliada de acordo com a classificação de Clavien-Dindo-Strasberg (125,126) (Fig. 28).

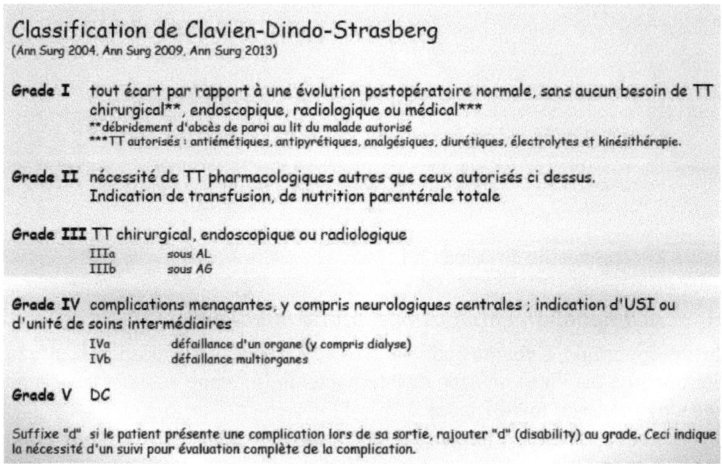

Classification de Clavien-Dindo-Strasberg
(Ann Surg 2004, Ann Surg 2009, Ann Surg 2013)

Grade I tout écart par rapport à une évolution postopératoire normale, sans aucun besoin de TT chirurgical**, endoscopique, radiologique ou médical***
**débridement d'abcès de paroi au lit du malade autorisé
***TT autorisés : antiémétiques, antipyrétiques, analgésiques, diurétiques, électrolytes et kinésithérapie.

Grade II nécessité de TT pharmacologiques autres que ceux autorisés ci dessus.
Indication de transfusion, de nutrition parentérale totale

Grade III TT chirurgical, endoscopique ou radiologique
IIIa sous AL
IIIb sous AG

Grade IV complications menaçantes, y compris neurologiques centrales ; indication d'USI ou d'unité de soins intermédiaires
IVa défaillance d'un organe (y compris dialyse)
IVb défaillance multiorganes

Grade V DC

Suffixe "d" si le patient présente une complication lors de sa sortie, rajouter "d" (disability) au grade. Ceci indique la nécessité d'un suivi pour évaluation complète de la complication.

Figura 28 Classificação de Clavien-Dindo-Strasberg (127).

Para detalhes das complicações pós-operatórias e sua gradação, usamos a extensão da classificação de complicações cirúrgicas de Clavien-Dindo publicada pelo Japan Clinical Oncology Group (JCOG) em 2016 sob o nome "Critérios de complicações pós-operatórias do Japan Clinical Oncology Group"(128). Nesta classificação detalhada, 72 complicações cirúrgicas tinham sido listadas e classificadas, incluindo 17 gastrointestinais, 13 infecciosas, 6 torácicas e outras...

9. Monitorização à distância :

Esta ação foi realizada em concertação.

Frequência e métodos de controlo :

- **Exame clínico** de 3 em 3 meses durante 3 anos.
- **Ecografia abdominal-pélvica ou scanner torácico-abdominal-pélvico (ou alternadamente)** a cada 3 a 6 meses durante 3 anos.
- **Colonoscopia** aos 3 anos (se incompleta no pré-operatório, deve ser agendada no prazo de 6 meses após a operação).
- **Dosagem de CEA** trimestral.
- **A ecografia endorrectal (EER)** pode ser proposta se não estiver envolvida uma amputação (a ecografia transvaginal é possível nas mulheres).
- **RMN pélvica** se PAA.

- **Ressonância magnética hepática** para além da tomografia computorizada, se necessário.

a) Reincidência :

Após a cirurgia curativa, a recidiva foi detectada durante a vigilância por exame clínico, morfológico, endoscópico e/ou histológico.
O tempo até à recorrência foi calculado a partir da data de início do tratamento (cirurgia, quimioterapia ou radioterapia).

b) Sobrevivência:

Foram calculadas a sobrevivência global e a sobrevivência livre de recorrência.
A data de origem foi a data de início do tratamento (cirurgia, quimioterapia ou radioterapia).
A data final foi fixada em 26/01/2020.

10. **Análise estatística:**

a) Testes estatísticos utilizados :

Análise estatística descritiva: frequência, média, mediana.

Foram utilizados testes de comparação para variáveis categóricas: teste do Qui-quadrado e teste de Fischer (para números teóricos inferiores a 5).
Teste para comparação de variáveis quantitativas: Teste t de Student para comparação de médias.
As curvas de sobrevivência foram estimadas utilizando o método de Kaplan-Meier e comparadas utilizando o teste log-rank.

Para a análise multivariada, foi utilizado um modelo de regressão de Cox que incluía as várias covariáveis de interesse.

Todos os valores do estudo foram reportados dentro de um intervalo de confiança de 95% (sendo o risco de erro aceite de 5%) e os testes foram realizados numa situação bicaudal.

Os dados foram processados e analisados utilizando o software estatístico IBM SPSS versão 25.

b) Critérios de avaliação :

- Critérios de avaliação :
  - Morbilidade < 30
  - Mortalidade < 5%.
  - Não houve aumento significativo da morbilidade e da mortalidade em comparação com o grupo de controlo.
  - Taxa de conversão < 15%.

VII. Resultados :

A. Braço experimental :

Foram inicialmente selecionados 50 doentes que cumpriam os critérios de inclusão.

Quatro destes doentes não foram submetidos a cirurgia e foram excluídos do estudo porque a sua doença metastática tinha progredido com a quimioterapia (Fig.29).

Seis outros doentes tinham sido submetidos a cirurgia laparoscópica mas foram excluídos do estudo por várias razões (Fig.30):

- Descoberta de carcinose peritoneal generalizada durante a exploração laparoscópica num doente.
- Cirurgia para remover o tumor primário por via laparoscópica sem abordar o fígado em cinco doentes para :

  -Diagnóstico incorreto de lesões hepáticas em dois doentes (quisto, angioma).

  -Progressão da doença metastática hepática na altura da cirurgia em três doentes. Destes três doentes, apenas um foi submetido a uma cirurgia secundária para remover as metástases hepáticas.

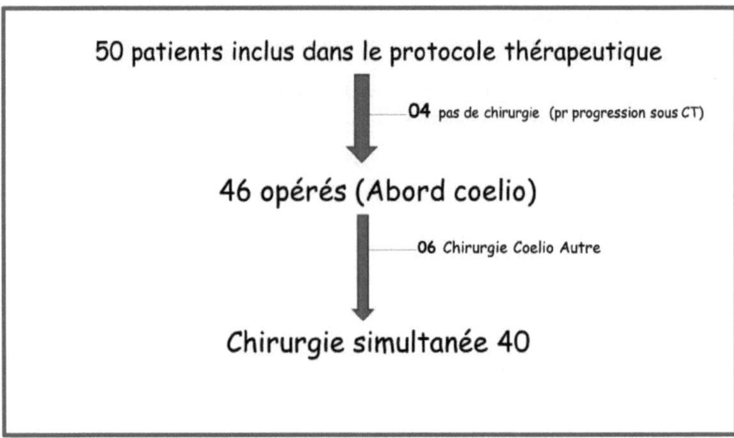

Figura 29 Inclusão de doentes no estudo .

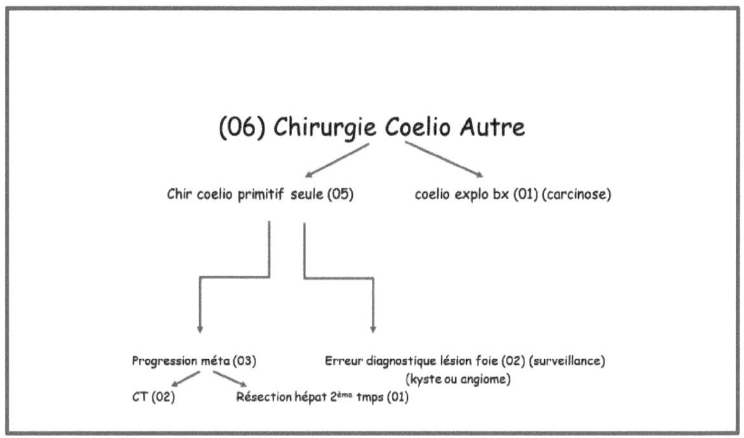

Figura 30 Pacientes cirúrgicos excluídos.

1. **Caraterísticas gerais dos doentes:**

O número de doentes selecionados para o estudo (braço experimental) foi de **40**, distribuídos da seguinte forma:

a) Idade :

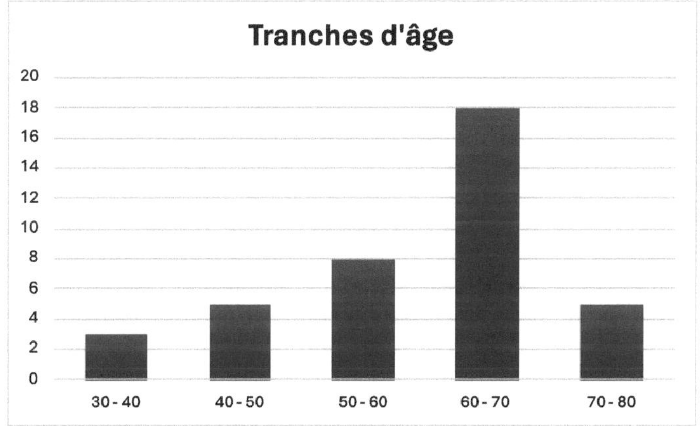

Figura 31 Histograma da distribuição dos doentes por idade .

A idade média dos doentes foi de 59,08 anos, com uma mediana de 62,5 anos e extremos de 32 e 79 anos.

b) Sexo:

Incluímos 23 homens e 17 mulheres, o que corresponde a um rácio de sexo de 1,35.

Quadro 9 Repartição dos doentes por sexo.

Género	Número	Percentagem
Homens	23	57,5 %
Mulheres	17	42,5 %
Total	40	100 %

c) Distribuição dos doentes por ano de inclusão :

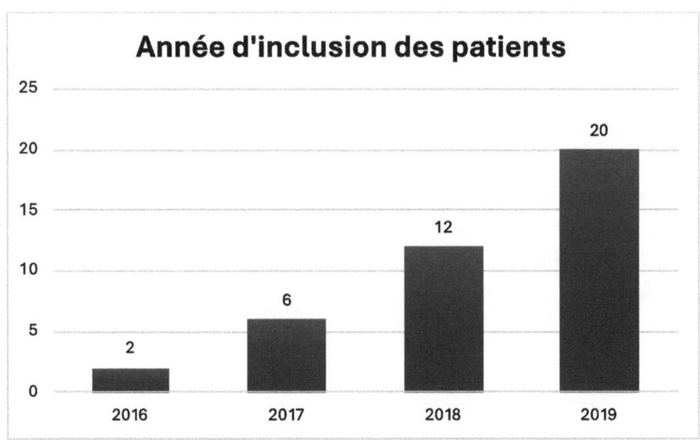

Figura 32 Histograma da distribuição dos doentes por ano de inclusão.

Trinta e dois pacientes, ou seja, 80% dos inscritos, foram incluídos no estudo em 2018 e 2019.

d) Índice de massa corporal (IMC) :

O IMC médio dos pacientes foi de 24,05 kg/m² com mediana de 24 kg/m², sendo os extremos de 18 kg/m² e 38 kg/m².

e) ASA (Sociedade Americana de Anestesiologistas) :

A distribuição dos pacientes incluídos de acordo com a classificação da Sociedade Americana de Anestesiologistas está resumida na tabela 10.

Tabela 10 Distribuição dos pacientes de acordo com a classificação ASA.

ASA	Número	Percentagem

ASA I	23	57,5 %
ASA II	15	37,5 %
ASA III	02	05,0 %
Total	40	100 %

f) Comorbilidades :

Vinte e dois doentes tinham comorbilidades, ou seja, 55% dos casos da nossa série (tabela 11). Seis destes doentes tinham mais do que uma comorbilidade.

Quadro 11 Repartição dos doentes por comorbilidade.

Comorbilidade	Número
Hipertensão	10
Diabetes	09
Doença cardíaca	03
Patologia da tiroide	03
Outros	03

g) Índice de desempenho da OMS :

Todos os nossos doentes se encontravam em bom estado geral e classificados como 0 de acordo com a pontuação da OMS (índice de desempenho) (anexo 6).

h) Antecedentes de cirurgia abdominal :

Doze doentes, ou seja, 30% da nossa série, tinham antecedentes de cirurgia abdominal (Tabela 12). Destes, três doentes tinham tido duas cirurgias abdominais prévias e um doente tinha tido três.

Tabela 12 Resumo da cirurgia abdominal anterior.

Patologia/Intervenção	Abordagem	Nb
Úlcera bulbar	Mediana supra-umbilical	1
Cancro do cólon oclusivo (colostomia)	Via electiva ilíaca esquerda	2
Cancro do cólon oclusivo (colostomia)	Mediana sobre o umbigo	2
Cesariana	Pfannenstiel	3
Apendicectomia	Mac Burney	3
Colecistectomia	Laparoscopia	4
Nefrectomia	Lombotomia	1
Remoção de um corpo estranho	Mediana xifopúbica	1
Total		17

2. Caraterísticas clínicas dos doentes :

a) Sintomas reveladores :

Os sintomas que levaram ao diagnóstico estão resumidos no quadro abaixo:

Quadro 13 Repartição dos sintomas reveladores.

Sintoma	Número	Percentagem
Rectorrhagia	12	30 %
Síndrome rectal	07	17,5 %
Perturbações de trânsito	12	30 %
Dor abdominal	03	7,5 %
Proctalgia	02	5 %
Anemia	04	10 %
Total	40	100 %

b) *Duração dos sintomas antes da consulta :*

Quadro 14 Duração dos sintomas antes da consulta, em meses.

Duração	≤ 3 meses	3 a 6 meses	> 6 meses
Número	16	16	8

c) *Localização do tumor primário :*

O local de implantação foi o cólon em 60% dos casos e o reto em 40% (quadro 15).

Quadro 15 As diferentes localizações do tumor primário.

Localização	Número	Percentagem
Sigmoide	16	40 %
Cólon esquerdo	04	10 %
Cólon direito	04	10 %
Rectum	16	40 %
Total	40	100 %

As localizações rectais distribuíram-se da seguinte forma (Tabela 16):

Tabela 16 Distribuição das localizações rectais.

Localização	Número	Percentagem
Reto superior	05	31,25 %
Reto médio	06	37,50 %
Reto inferior	05	31,25 %
Total	16	100 %

d) Biópsia :

A biopsia endoscópica do tumor primário para fins de diagnóstico revelou os seguintes achados histológicos:

Tabela 17 Resultados histológicos da biopsia.

Biópsia	Número	Percentagem
Adenocarcinoma bem diferenciado	29	72,5 %
Adenocarcinoma moderadamente diferenciado	10	25,0 %
Carcinoma mucosecretor com células independentes	01	2,5 %
Total	40	100 %

O estado do RAS foi determinado a partir de biopsias em 19 doentes e a mutação estava presente em 12 doentes.

e) Metástases :

(1) Localização:

As metástases hepáticas eram unilobares em 72,5% dos doentes (tabela 18), sendo os segmentos hepáticos mais frequentemente afectados os segmentos VI e VII (tabela 19).

Tabela 18 Localização das metástases hepáticas.

Localização	Número	Percentagem
Unilobar	29	72,5 %
Bilobar	11	27,5 %
Total	40	100 %

Tabela 19 Segmentos do fígado afectados por metástases.

Segmentos	Doente
I	00
II	06
III	10
IV a	06
IV b	08
V	10
VI	22
VII	23
VIII	12

(2) O número :

Dezassete doentes apresentavam uma única metástase, enquanto o número de doentes com metástases múltiplas variava entre 02 e 11.

Tabela 20 Distribuição das metástases de acordo com o facto de serem únicas ou múltiplas.

Número	Doente	Percentagem
Único	17	42,5 %
Múltiplos	23	57,5 %
Total	40	100 %

Tabela 21 Distribuição por número de metástases.

Número	Doente	Percentagem
01	17	42,5 %
02	08	20,0 %
03	02	05,0 %
> **03**	13	32,5 %
Total	40	100 %

(3) Tamanho:

O tamanho da maior metástase hepática por doente foi, em média, de 39,95 mm, com uma mediana de 39 mm. Os extremos foram 6 mm e 88 mm.

3. Classificação pré-terapêutica :

Após a avaliação clínica e paraclínica, os doentes foram classificados de acordo com a classificação TNM c da seguinte forma:

Tabela 22 Distribuição dos doentes de acordo com a classificação TNM c.

Classe cTNM	Número	Percentagem
T2N0M1a	02	5,0 %
T2N+M1a	01	2,5 %
T3N0M1a	03	7,5 %
T3N+M1a	34	85 %
Total	40	100 %

A maioria dos doentes foi classificada como cT3N+M1a.

4. Tratamento neoadjuvante :

Trinta e quatro doentes (85% dos casos) tinham recebido tratamento neoadjuvante, quer quimioterapia perioperatória, terapia medicamentosa neoadjuvante (quimioterapia mais terapia dirigida), radioterapia curta ou radioquimioterapia concomitante (CCT). Estas terapêuticas podiam ser combinadas no caso de um tumor primário do reto. Foram possíveis várias sequências de tratamento (tabela 23):

Tabela 23 Resumo das modalidades de tratamento neoadjuvante.

Sequência terapêutica	Número	Percentagem
TC+TC e depois cirurgia	17	50,00 %
TC perioperatória seguida de cirurgia	07	20,59 %
TC e depois RT curta e cirurgia imediata	03	08,82 %
RT curta seguida de cirurgia imediata	02	08,82 %
O CCR adiou então a cirurgia	02	08,82 %
TC+TC depois RT curta depois cirurgia atrasada	01	02,94 %
TAC, depois RT curta, depois cirurgia diferida	01	02,94 %
RT curta e depois cirurgia atrasada	01	02,94 %
Total	34	100 %

a) Radioterapia :

A radioterapia foi administrada a 10 doentes (25% dos casos) com tumores metastáticos do reto inferior ou médio classificados como T3 ou N+.

Foram utilizados dois protocolos de radioterapia:

A maioria dos pacientes (80%) utilizou o protocolo curto, que administrou uma dose de 25 Gy durante 5 dias.

Em 2 doentes (20%) foi administrada concomitantemente uma radioquimioterapia do tipo CAP 50, combinando 50 Gy em 25 fracções repartidas por 5 semanas (2 Gy por fração) com uma quimioterapia concomitante: capecitabina (1600 mg/m2 divididos em 1 dose de manhã e uma dose à noite de 800 mg/m2 nos dias de radioterapia).

Tabela 24 A sequência radiocirúrgica.

Sequência radio-cirúrgica	Número	Percentagem
Cirurgia imediata de curta duração	05	50%
Cirurgia tardia curta RT	03	30%
RCC cirurgia tardia	02	20%
Total	10	100 %

b) *Quimioterapia / Terapia dirigida :*

Vinte e nove doentes (72,5% dos casos) tinham recebido quimioterapia pré-operatória com ou sem terapia dirigida para controlar a doença metastática.
A quimioterapia foi administrada isoladamente no perioperatório, no caso de metástases hepáticas ressecáveis, ou combinada com terapêutica dirigida, no caso de metástases hepáticas potencialmente ressecáveis.
A terapêutica dirigida pode ser um anticorpo anti-angiogénico (Bevacizumab) ou um anti-EGFR (Cetuximab ou Panitumumab), dependendo a escolha do estado do RAS (tipo selvagem ou mutado).
Os diferentes protocolos utilizados na nossa série foram os seguintes:

Tabela 25 Protocolos de quimioterapia utilizados.

Protocolo	Número	Percentagem
FOLFOX	10	34,48 %
CAPOX	01	03,45 %
CAPOX + Bevacizumab	03	10,34 %
CAPOX + Cetuximab	02	06,90 %
FOLFOX + Panitumumab	02	06,90 %
CAPOX + Panitumumab	01	03,45 %
FOLFOX + Bevacizumab	08	27,59 %
FOLFOX + Cetuximab	02	06,89 %
Total	29	100 %

O número médio de cursos pré-operatórios foi de 5,97, com uma mediana de 6 e extremos de 3 a 13 cursos.
O intervalo entre o último curso de quimioterapia e a cirurgia foi de 6,31 semanas em média, com uma mediana de 5 semanas. Os extremos foram 3 e 12 semanas, respetivamente.

c) *Resposta ao tratamento neoadjuvante :*

(1) Resposta à radioterapia :

A resposta do tumor primário do reto à radioterapia foi avaliada por RMN pélvica às 4 semanas, quando a cirurgia foi adiada.
A cirurgia tardia afectou 5 doentes, 2 após RCC e 3 após RT curta.
Foi efectuada uma reavaliação em 4 doentes, tendo cada um deles apresentado uma redução parcial do espessamento parietal do reto.
Um doente não tinha sido reavaliado após uma curta RT.

(2) Resposta ao tratamento medicamentoso :

A resposta da doença metastática ao tratamento com fármacos, quer sob a forma de quimioterapia isolada quer sob a forma de quimioterapia combinada com

terapêutica dirigida, foi avaliada radiologicamente por TAP CT de acordo com os critérios RECIST 1.1 (Response Evaluation Criteria in Solid Tumors).
Vinte e nove doentes tinham recebido quimioterapia pré-operatória com ou sem terapia dirigida. Os resultados da reavaliação estão resumidos no quadro seguinte:

Quadro 26 Avaliação do tratamento medicamentoso de acordo com RECIST.

RECIST	Número	Percentagem
Progresso	00	00 %
Estabilidade	17	58,62 %
Resposta parcial	12	41,38 %
Resposta completa	00	00 %
Total	29	100 %

A resposta objetiva (OR) representa a soma das respostas parciais e das respostas completas (OR = CR + PR) **(OR = 41,38%).**
O controlo tumoral (CT) é a soma das respostas completas, das respostas parciais e da doença estável (TC=CR+PR+MS) **(TC = 100%).**

5. Caraterísticas da cirurgia :

a) Estratégia:

Os dois locais de tumor, colorrectal primário e hepático secundário, foram abordados utilizando três modalidades diferentes. A distribuição dos doentes de acordo com estas 3 modalidades está resumida no quadro 27:

Quadro 27 Procedimentos de gestão cirúrgica

Modalidade	Número	Percentagem
Todos os laparoscópicos	04	10 %
Cirurgia híbrida	24	60 %
"estadiamento inferior" cirurgia	09	22,5 %
Conversão	03	7,5 %
Total	40	100%

b) Todos laparoscópicos:

Quatro doentes, representando 10% da série total, foram submetidos a uma abordagem laparoscópica pura para a ressecção curativa de ambos os locais do tumor, o primário colorrectal e as metástases hepáticas, durante o mesmo procedimento cirúrgico.

(1) Disposição dos trocartes/Incisão de extração :

Após a fase de exploração, iniciou-se o procedimento cirúrgico com a fase de ressecção colorretal, para a qual os trocartes foram posicionados de forma padrão, com cinco trocartes, sendo um trocater ótico umbilical de 11 mm e quatro trocartes operatórios (trocater de 12 mm na fossa ilíaca direita, trocater de 05 mm no flanco esquerdo, trocater de 05 mm no hipocôndrio direito e um quinto trocater de 5 ou 10 mm em posição suprapúbica).

Após a ressecção colorrectal, a preparação da anastomose foi adiada. A ressecção hepática foi realizada primeiro, após a adição de um trocarte epigástrico de 5 mm.

Após a ressecção do fígado, as peças cirúrgicas (colorrectal e hepática) foram extraídas através de uma incisão de Pfannenstiel.
A anastomose foi então efectuada.

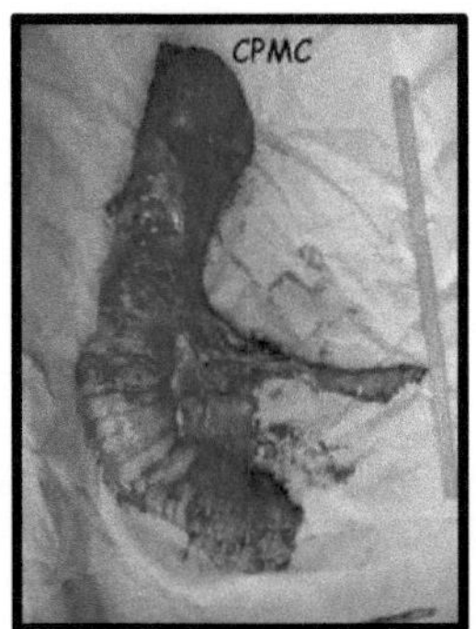

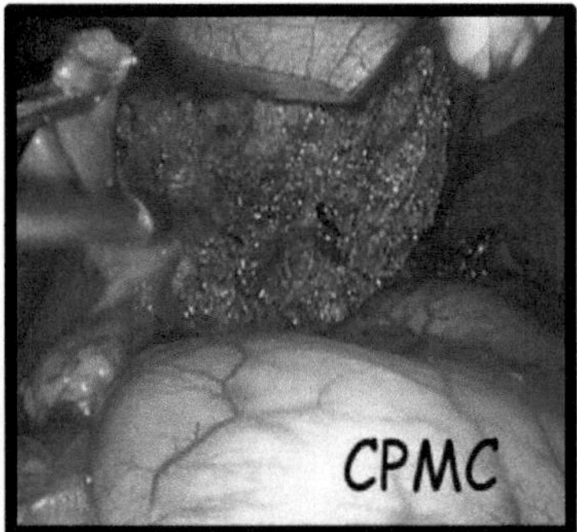

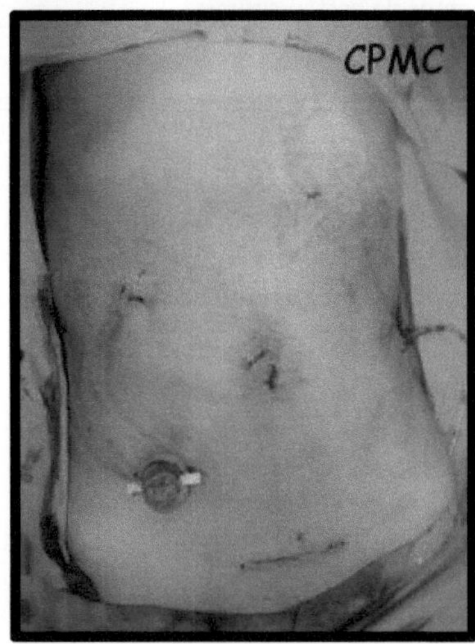

Figura 33 Cirurgia totalmente laparoscópica para um tumor do reto com metástases hepáticas do segmento III (CPMC).

(2) O procedimento cirúrgico :

Os procedimentos cirúrgicos efectuados durante a cirurgia laparoscópica estão resumidos no quadro seguinte:

Tabela 28 Detalhes dos procedimentos cirúrgicos no caso da chamada cirurgia ″tout laparoscópica″.

	Primitivo	Metástases (segmento)	Cirurgia colorrectal laparoscópica	Incisão	Cirurgia laparoscópica do fígado	Tempo de funcionamento em minutos		Ultrassom intra-operatório	Fixação	Drenagem	
						Primitivo	Metástases			Colorrectal	Fígado
01	Reto inferior	III	AR+ETM+ACA+ileostomia	Pfannenstiel	Ressecção em cunha III	290	90	-	-	+	-
02	Reto superior	III	RA+EPM+ACR	Pfannenstiel	Ressecção em cunha III	260	40	-	-	+	-
03	Reto médio	III, IVa	AR+ETM+ACSA+ileostomia	Pfannenstiel	Dupla metastasectomia III, IVa	270	90	-	-	+	-
04	Reto médio	III	AR+ETM+ACSA+ileostomia+anexectomia direita	Pfannenstiel	Metastasectomia III	260	50	-	-	+	-

c) Cirurgia híbrida :

Vinte e quatro doentes, representando 60% da série total, foram submetidos a uma abordagem combinada laparoscópica e laparotómica com o objetivo de obter uma ressecção curativa completa do tumor primário e das metástases hepáticas em simultâneo.

(1) Abordagem :

A abordagem laparoscópica do tumor colorrectal foi realizada com 4 trocartes no caso de um tumor do cólon ou com 5 trocartes no caso de um tumor do reto (tabela 29):

Quadro 29 Número de trocartes utilizados.

Número de trocartes	Doentes	Percentagem
04	14	58,33 %
05	10	41,67 %
Total	24	100 %

As metástases hepáticas foram abordadas através de uma incisão supraumbilical mediana, uma incisão subcutânea direita ou uma incisão de Makuuchi.
A escolha da incisão dependia da localização das metástases hepáticas.
Esta incisão foi também frequentemente utilizada para extrair a peça cirúrgica ou para preparar o transplante de cólon para a anastomose (tabela 30).

Tabela 30 Tipos de incisão em cirurgia híbrida.

Tipo de incisão	Doente	Percentagem
Mediana supra-umbilical	01	04,17 %
Subcostal direita	04	16,67 %
Incisão de Makuuchi	19	79,16 %
Total	24	100 %

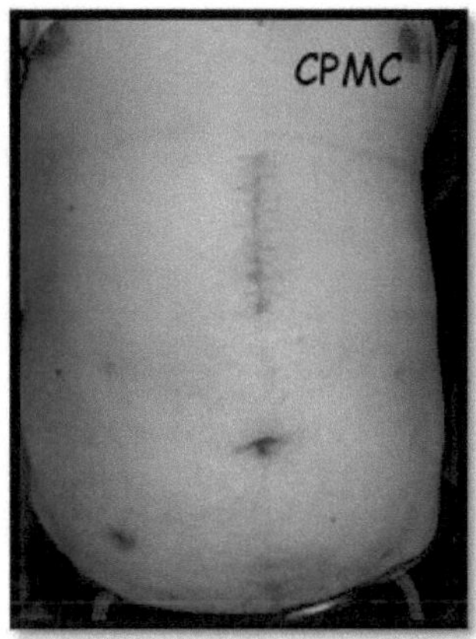

Figura 34 Cirurgia híbrida utilizando uma incisão supraumbilical mediana (CPMC).

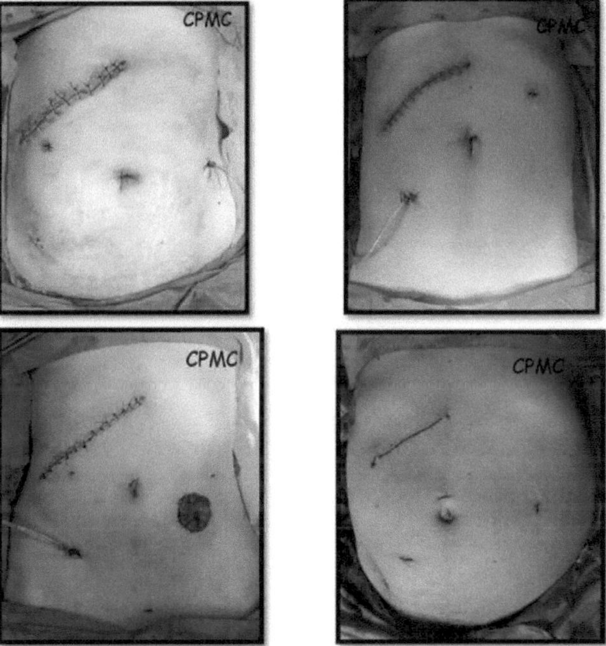

Figura 35 Cirurgia híbrida utilizando uma incisão subcostal direita (RSI).

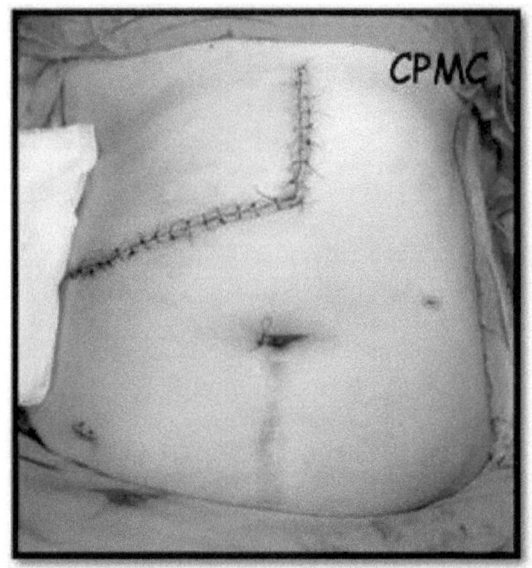

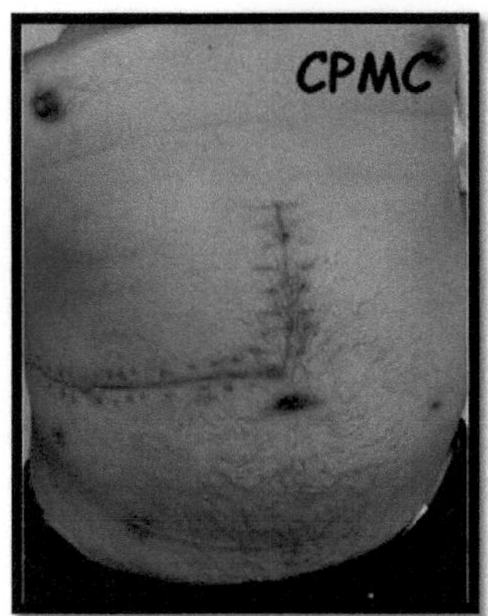

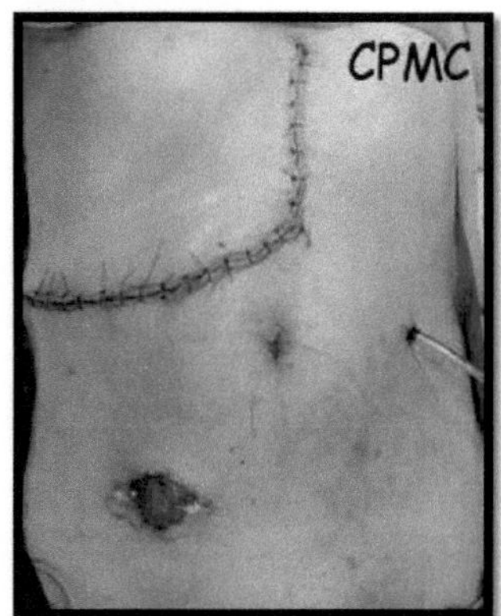

Figura 36 Cirurgia híbrida utilizando uma incisão Makuuchi (CPMC).

(2) O procedimento cirúrgico :

Os procedimentos cirúrgicos efectuados durante a cirurgia híbrida estão resumidos na tabela abaixo:

Tabela 31 Pormenores dos procedimentos cirúrgicos no caso da cirurgia híbrida.

	Primitivo	Metástases	Procedimento laparoscópico	Incisão	Procedimento de laparotomia	Tempo de funcionamento em minutos		Gráfico de eco	Fixação	Drenagem	
						Primitivo	Metástases			Colorectal	Fígado
01	Sigmoide	VI,VII	Ressecção do segmento inferior	Makuuchi	Dupla metastasectomia VI, VII	270	60	-	-	+	+
02	Cólon esquerdo	III	Ressecção do cólon esquerdo	Mediana	Ressecção em cunha III	265	90	-	-	+	-
03	Reto superior	VII	RA+EPM+ACR	Makuuchi	Ressecção em cunha VII	235	55	-	-	+	-
04	Reto médio	IVb	AR+ETM+ACSA+ileostomia	Makuuchi	Segmentectomia IVb	270	90	+	+	+	-
05	Cólon esquerdo	III,IVa,IVb,VI, VII	Ressecção do cólon esquerdo	Makuuchi	Metastasectomia III, segmentectomia IV, subsegmentectomia VI, subsegmentectomia VII	220	200	+	+	-	+
06	Sigmoide	IVb, VI	Ressecção segmentar baixa envolvendo o estoma	Makuuchi	Segmentectomia IVb, ressecção em cunha VI	150	150	-	-	-	-
07	Cólon direito	VI, VII	Hemicolectomia direita	Makuuchi	Sub-segmentectomia VI, sub-segmentectomia VII	150	150	+	+	-	+
08	Reto inferior	VII	AAP	Makuuchi	Metastasectomia VII	300	90	-	+	+	-
09	Cólon direito	VII	Hemicolectomia direita	Makuuchi	Segmentectomia VII	150	150	-	+	-	+
10	Cólon esquerdo	IVb, V, VI	Ressecção do cólon esquerdo	Makuuchi	Ressecção em cunha abrangendo IVb,V,VI	220	120	-	+	-	-
11	Reto médio	VI, VII	AR+ETM+ACSA+ileostomia	Makuuchi	Sub-segmentectomia VI, metastasectomia VII	240	90	-	-	+	-
12	Sigmoide	VI	Ressecção segmentar baixa alargada aos anexos direitos	Sub-costal	Ressecção em cunha VI	240	90	+	-	+	-
13	Sigmoide	VI,VII	Ressecção do segmento inferior	Makuuchi	VI segmentectomia alargada a VII	240	150	-	+	+	-
14	Cólon direito	VI,VII	Hemicolectomia direita	Makuuchi	Sub-segmentectomia VII, dupla metastasectomia VII, ressecção cicatricial VI	180	180	-	-	-	+
15	Sigmoide	IVa, VIII	Ressecção do segmento inferior	Makuuchi	Dupla metastasectomia IVa, VIII	150	120	-	-	-	-
16	Reto inferior	IVb	AAP	Sub-costal	Segmentectomia IVb	180	150	-	-	+	-
17	Sigmoide	VIII	Ressecção do segmento inferior	Sub-	Ultra-sons para tratamento por radiofrequência	200	200	+	-	-	-

				costal							
18	Reto médio	VI, VII	AR+ETM+ACSA+ileostomia	Sub-costal	Sub-segmentectomia VI, metastasectomia VII	300	120	+	-	+	-
19	Reto superior	VI,VII	RA+ACR	Makuuchi	Sectourectomia posterior	195	165	-	+	-	+
20	Reto inferior	V, VIII	AR+ETM+ACA+ileostomia	Makuuchi	Investigação, estadiamento do fígado	270	30	-	-	+	-
21	Reto superior	VI, VII	Ressecção colorrectal esquerda alargada à direita + Deloyer	Makuuchi	Dupla metastasectomia VI, ressecção em cunha VII	300	120	-	+	-	+
22	Sigmoide	VI,VII	Ressecção do cólon esquerdo com remoção do estoma	Makuuchi	Ressecção em cunha VI, VII	270	90	-	+	-	+
23	Reto inferior	VI,VII	AR+ETM+ACA+ileostomia	Makuuchi	Ressecção em cunha VI,VII	240	120	-	-	+	-
24	Sigmoide	V,VI	Ressecção segmentar baixa alargada ao anexo esquerdo	Makuuchi	Ressecção em cunha V,VI	180	120	-	+	-	-

d) Cirurgia laparoscópica "down staging":

Nove doentes, ou seja, 22,5% do total da série, tinham sido submetidos a uma primeira fase laparoscópica como parte de uma hepatectomia em duas fases para metástases bilobares múltiplas:

- 6 doentes foram submetidos a uma ressecção laparoscópica do tumor primário + ligadura portal laparoscópica +/- cirurgia laparoscópica de metástases hepáticas num meio-fígado, seguida, algumas semanas mais tarde, de uma hepatectomia maior por meios convencionais.

- Em 3 doentes, a primeira ressecção híbrida (ressecção laparoscópica do tumor primário combinada com a ressecção de parte das metástases hepáticas) foi seguida, numa segunda fase (atrasada algumas semanas), de uma cirurgia para remover o resto das metástases hepáticas por meios convencionais.

(1) Disposição dos trocartes / Incisões :

Na primeira abordagem nos 6 doentes, a disposição dos trocartes foi semelhante à da laparoscópica, com o trocater epigástrico adicionado para a fase hepática, para além dos 4 ou 5 trocartes utilizados durante a fase colorrectal (4 para o cólon, 5 para o reto).

A incisão utilizada para a extração das peças operatórias foi uma incisão de Pfannenstiel em 5 doentes.

Um doente deste grupo foi submetido a uma secção hepática laparoscópica, seguida de uma secção colorrectal realizada parcialmente por via laparoscópica e completada por via mediana, uma vez que neste doente foi necessária uma manobra de descida do cólon do tipo Deloyer. Esta via foi utilizada para a extração das peças.

Na segunda abordagem nos outros 3 doentes, os trocartes foram dispostos da mesma forma para a fase colorrectal (4 trocartes), seguidos de uma incisão supraumbilical mediana em 2 doentes ou de uma incisão de Makuuchi num doente para a fase hepática, que consistiu na ressecção das metástases hepáticas mais acessíveis (ressecção menor). Após algumas semanas, foi necessária uma segunda fase hepática adicional para se conseguir uma ressecção R0 completa.

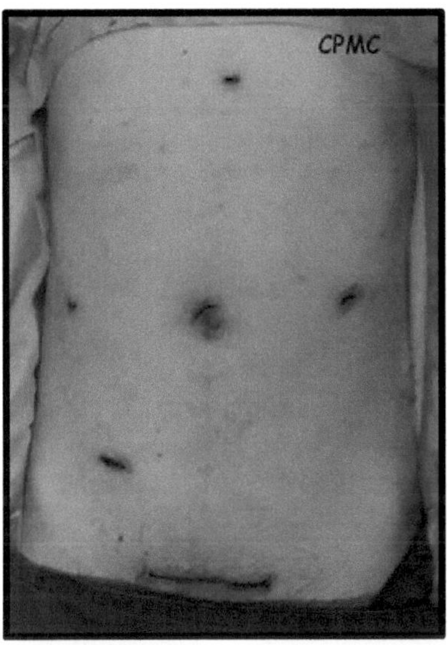

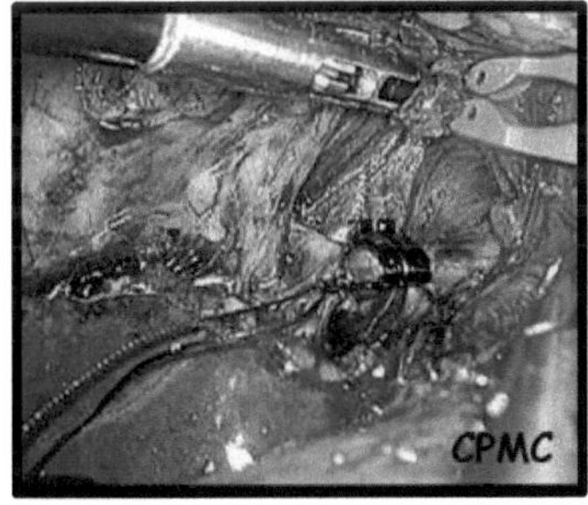

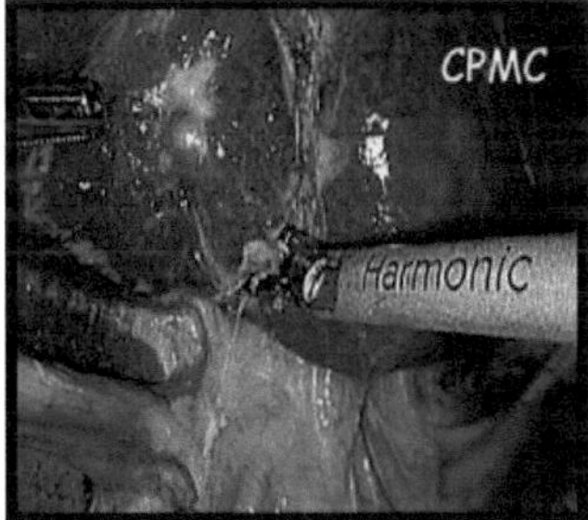

Figura 37 Cirurgia laparoscópica ˝Down staging˝ com ligadura do portal direito (CPMC).

(2) O procedimento cirúrgico :

Os procedimentos cirúrgicos realizados durante a cirurgia de estadiamento ″down″ estão resumidos na tabela seguinte:

Tabela 32 Detalhes dos procedimentos cirúrgicos para a cirurgia de ″estadiamento descendente″ com ligadura do portal.

	Primitivo	Metástases	Cirurgia colorrectal laparoscópica	Incisão	Cirurgia laparoscópica do fígado	Tempo de funcionamento em minutos		Ultrassom	Fixação	Drenagem	
						Primitivo	Metástases			Colorrectal	Fígado
01	Sigmoide	II,III,VI,VII,VIII	Ressecção do segmento inferior	Pfannenstiel	Metastasectomia II, ligadura do portal direito	165	100	-	-	-	-
02	Sigmoide	II,IV,V,VIII	Ressecção segmentar baixa envolvendo o estoma	Estomial	Ligadura do portal esquerdo	270	90	-	-	-	-
03	Cólon esquerdo	VI,VII,VIII	Colectomia esquerda	Pfannenstiel	Ligadura do portal direito	255	45	-	-	-	-
04	Sigmoide	VI,VII,VIII	Ressecção do segmento inferior	Pfannenstiel	Ligadura do portal direito	180	80	-	-	-	-
05	Sigmoide	II,III,V,VIII	Ressecção do segmento inferior	Pfannenstiel	Ressecção em cunha III, ligadura do portal direito	210	90	-	-	-	-
06	Sigmoide	III,V,VI,VII	Ressecção do cólon esquerdo alargada à direita, incluindo o estoma + Deloyer	Mediana	Metastasectomia III, ligadura do portal direito	150	155	-	-	-	-

Tabela 33 Detalhes dos procedimentos cirúrgicos para a cirurgia de ″estadiamento descendente″ sem ligadura do portal.

	Primitivo	Metástases	Cirurgia colorrectal laparoscópica	Incisão	Cirurgia hepática por laparotomia	Tempo de funcionamento em minutos		Ultrassom	Fixação	Drenagem	
						Primitivo	Metástases			Colorrectal	Fígado
07	Sigmoide	III, IVa,VII,VIII	Ressecção do segmento inferior	Mediana	Ressecção em cunha III	165	45	-	-	+	-
08	Reto superior	II,III,IVb, V,VI,VII, VIII	RA+EPM +ACR	Mediana	Ressecção em cunha III + Metastasectomia IV b+ Metastasectomia II-III	195	60	-	-	-	-
09	Sigmoide	II,IVa,IVb,V,VI,VII,VIII	Ressecção do segmento inferior	Makuuchi	Ressecção em cunha II, IV b metastasectomia VIII, cunha VI-VII	188	182	+	-	-	+

e) Conversão :

A conversão foi considerada quando todo o procedimento cirúrgico (tempo colorrectal, tempo hepático) teve de ser realizado por laparotomia.
Em rigor, tivemos de converter três doentes, o que corresponde a uma taxa de conversão de 7,5%. As causas de conversão foram :

Caso 1: Doente de 79 anos de idade, ASA I, sem antecedentes de adenocarcinoma do reto médio associado a uma única metástase hepática que abrange os segmentos V e VI. Tinha recebido CCR neoadjuvante.
Não foi possível inserir os trocartes devido à natureza altamente aderente da cavidade abdominal e das alças intestinais (prováveis sequelas infecciosas) (Fig.38).
A conversão foi decidida no início da operação através de uma via xifo-púbica mediana.
O procedimento consistiu numa ressecção anterior com remoção total do mesorreto e anastomose mecânico-lateral-terminal cólo-sus-anal combinada com uma ressecção em cunha abrangendo os segmentos V e VI.

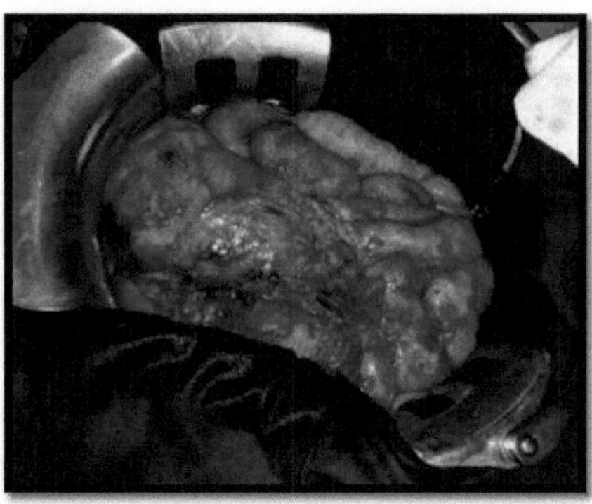

Figura 38 Aspeto das pegas após a conversão, caso 1 (CPMC).

Caso n°2 : Doente de 72 anos ASAII, diabética, com os seguintes antecedentes cirúrgicos: colecistectomia por via sub-costal direita, tiroidectomia total complicada por hipoparatiroidismo crónico, duas cesarianas por via subumbilical mediana. O seu IMC era de 30 kg/m².

A doente apresentava um adenocarcinoma do cólon direito associado a uma única metástase hepática que abrangia os segmentos V e VI.

Foi feita uma abordagem laparoscópica com 4 trocartes e, após a libertação de algumas aderências, foi feita uma primeira abordagem aos vasos do cólon direito. O doente apresentou então problemas hemodinâmicos que nos obrigaram a reduzir as pressões de insuflação de 12 mm Hg para 10 mm Hg e depois para 8 mm Hg. Apesar disso, os problemas persistiram e agravaram-se com o aparecimento de taquicardia. De comum acordo com a equipa de anestesia e de cuidados intensivos, foi tomada a decisão de converter o doente. O procedimento (dupla ressecção) foi completado por laparotomia de Makuuchi. Foi efectuada uma hemicolectomia direita com anastomose íleo-transversa terminal-lateral combinada com uma ressecção em cunha abrangendo os segmentos V e VI (Fig. 39).

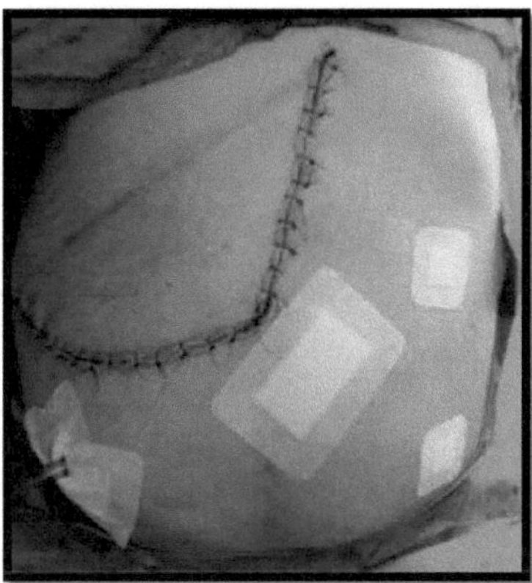

Figura 39 Conversão por intolerância ao pneumoperitoneu, caso 2 (CPMC).

Caso 3: Doente de 65 anos, ASA I, sem antecedentes, apresentando um tumor duplo do cólon (sigmoide e cólon direito), associado a duas metástases hepáticas nos segmentos VII e VIII classificadas cT3N+M1a.

Uma abordagem laparoscópica revelou um tumor T4 que se infiltrava na parede anterior, na bexiga e na ansa ileal, associado a carcinose localizada.

A conversão foi decidida tendo em conta estas conclusões.

Abordado através de uma incisão mediana xifo-púbica, o procedimento realizado foi uma colectomia total alargada para incluir um losango vesical, uma ansa ileal e um losango parietal anterior, combinada com uma douglassectomia e uma dupla metastasectomia VII, VIII (Fig.40).

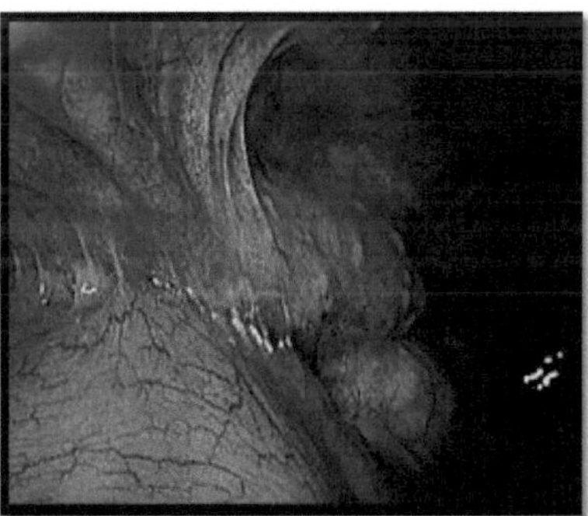

Figura 40 Achado laparoscópico de um tumor T4 com carcinose localizada. Caso 3 (CPMC).

	valor *p*
ASA	0,894
IMC	0,615
Cirurgia abdominal anterior	0,704
Incisão mediana anterior	0,338
Incidentes intra-operatórios (Oslo)	**0,044**
pT(TNM)	**0,011**

Quadro 34 Factores de risco de conversão.

Após análise estatística (tabela 34), dois factores foram associados à ocorrência de conversão: o grau de gravidade do incidente intra-operatório, de acordo com os graus da classificação de Oslo, e o grau de infiltração parietal no estudo anatomopatológico.

f) Laparoscopia exploratória :

O papel diagnóstico da laparoscopia permitiu-nos corrigir a nossa atitude em dois doentes:

- Um doente foi excluído secundariamente do estudo, uma vez que a laparoscopia tinha revelado uma carcinose peritoneal generalizada que não tinha sido suspeitada durante a avaliação inicial da extensão (clínica e morfológica).
Foram efectuadas biopsias laparoscópicas que confirmaram a carcinose.
Esta laparoscopia diagnóstica evitou uma laparotomia desnecessária.
O doente tinha sido encaminhado para a oncologia médica para tratamento com fármacos e o tumor primário era assintomático.

- Um doente já descrito (caso 3) que apresentava um tumor T4 que tinha exigido conversão. Também neste caso, a laparoscopia foi superior ao trabalho de extensão inicial.

g) Fixação do pedículo :

O clampeamento hepático não foi realizado de forma sistemática, devido ao risco para a anastomose digestiva, sendo possíveis vários métodos: clampeamento seletivo, clampeamento pedicular (clampeamento intermitente ou clampeamento contínuo).
O pinçamento intermitente consistiu em pinçamento por 10 a 15 minutos, em seguida despinçamento por 05 minutos e, se necessário, pinçamento novamente por 10 a 15 minutos.
O clampeamento foi efectuado em 12 doentes (30% do total), 10 foram clampeados pelo pedículo e 2 foram clampeados seletivamente.

Os diferentes métodos de fixação do fígado estão resumidos na Tabela 35.

Fixação	SIM		NÃO
	12 (30%)		28 (70%)
	Tipo	Pedicular 10	
		Selectiva 02	
	Duração média da fixação do pedículo: 14,5 min (8 min-30 min)		

Tabela 35 Procedimentos de clampagem hepática.

	Primitivo	Metástases	Cirurgia colorrectal	Procedimento hepático	Tipo de fixação	Tempo de fixação em minutos
01	Reto médio	IVb	AR+ETM+ACSA+ileostomia	Segmentectomia IVb	Pedículo	08 mn
02	Cólon esquerdo	III,IVa,IVb, VI, VII	Ressecção do cólon esquerdo	Metastasectomia III, segmentectomia IV, subsegmentectomia VI, subsegmentectomia VII	Selectiva direita / Selectiva esquerda	Esquerda 15 minutos, direita 8 minutos, esquerda 15 minutos, direita 10 minutos e direita 13 minutos
03	Cólon direito	VI, VII	Hemicolectomia direita	Sub-segmento VI, sub-segmento VII	Pedículo	19 milhões
04	Reto inferior	VII	AAP	Metastasectomia VII	Pedículo	10 minutos
05	Cólon direito	VII	Hemicolectomia direita	Segmentectomia VII	Pedículo	15 minutos
06	Cólon esquerdo	IVb, V, VI	Ressecção do cólon esquerdo	Ressecção em cunha abrangendo IVb,V,VI	Pedículo	15 minutos
07	Sigmoide	VI,VII	Ressecção do segmento inferior	VI segmentectomia alargada a VII	Pedículo	17 minutos e depois 13 minutos

08	Reto superior	VI,VII	RA+ACR	Secectomia posterior	Selectiva à direita	19 milhões
09	Reto superior	VI, VII	Ressecção colorrectal esquerda alargada à direita + Deloyer	Dupla metastasectomia VI, ressecção em cunha VII	Pedículo	10 min e depois 4 min
10	Sigmoide	VI,VII	Ressecção do cólon esquerdo com remoção do estoma	Ressecção em cunha VI, VII	Pedículo	14 mn
11	Reto médio	V,VI	AR+ETM+ACSA+ileostomia	Ressecção em cunha V,VI	Pedículo	10 minutos
12	Sigmoide	V,VI	Ressecção segmentar baixa alargada ao anexo esquerdo	Ressecção em cunha V,VI	Pedículo	10 minutos

Tabela 36 Tipo e duração do clampeamento por paciente.

h) Ultrassom intra-operatório :

A ecografia intra-operatória não foi realizada por rotina, mas foi efectuada em 7 doentes (17,5% da série total).

Tabela 37 Objectivos da ecografia intra-operatória por doente.

	Primitivo	Metástases	Procedimento laparoscópico	Procedimento de laparotomia	Ultrassom	Objetivo
01	Reto médio	IVb profunda em contacto com o pedículo portal	AR+ETM+ACSA+ileostomia	Segmentectomia IVb	+	Deteção /comunicação
02	Cólon esquerdo	III,IVa,IVb,VI, VII múltiplas profundas	Ressecção do cólon esquerdo	Metastasectomia III, segmentectomia IV, subsegmentectomia VI, subsegmentectomia VII	+	Deteção
03	Cólon direito	VI, VII profundo	Hemicolectomia direita	Sub-segmentectomia VI, sub-segmentectomia VII	+	Deteção
04	Sigmoide	VI sub-centimétrico profundo	Ressecção do segmento inferior alargada ao anexo direito	Ressecção em cunha VI	+	Deteção
05	Sigmoide	VIII profundo	Ressecção do segmento inferior	Ultra-sons para tratamento por radiofrequência	+	Deteção
06	Reto médio	VI, VII profundo	AR+ETM+ACSA+ileostomia	Sub-segmentectomia	+	Deteção

				VI, metastasectomia VII		
0 7	Sigmoide	II,IVa,IVb,V,VI ,VII,VIII múltiplos	Ressecção do segmento inferior	Ressecção em cunha II, IV b, metastasectomia VIII, cunha VI-VII	+	Deteção, exploração

i) Drenagem :

A drenagem não foi sistemática; 28 pacientes (70% do total) foram drenados. Os dois locais de drenagem (local da ressecção colorrectal, local da ressecção hepática) foram drenados de forma diferente (tabela 38):

Tabela 38 Tipos de drenagem abdominal em doentes.

Drenagem	SIM		NÃO
	28 (70 %)		12 (30 %)
	Tipo	Sítio colorrectal isolado 20	
		Apenas o local do fígado 07	
		Dois 01 sítios	

j) Tempo de funcionamento :

O tempo médio de operação para a nossa série foi de 323 minutos para a duração total da operação. 221,8 minutos para o tempo colorrectal e 101,2 minutos para o tempo hepático.

Os tempos médios de funcionamento por tipo de procedimento estão resumidos no quadro seguinte:

Tabela 39 Tempos médios de operação por tipo de procedimento.

	Primitivo	Fígado	Total	valor *p*
Todos os laparoscópicos	270 minutos	67,5 minutos	337,5 minutos	0,568
Cirurgia híbrida	225 minutos	113 minutos	338 mn	**0,017**
Cirurgia de estadiamento inferior +/- ligadura do portal	197,5 minutos	94,1 milhões de euros	291,6 minutos	**0,041**

Conversão	200 minutos	70 minutos	270 minutos	0,069
Tempo médio de funcionamento da série	221,8 minutos	101,2 milhões de euros	323 mn	

O tempo de operação para a cirurgia híbrida foi maior do que para outros procedimentos (p = 0,017).
A duração da cirurgia de down staging foi a mais curta dos diferentes procedimentos (p = 0,041).

k) Dor pós-operatória :

èmeAvaliados às 24 horas através de uma escala visual analógica, os resultados foram os seguintes

Tabela 40 Dor pós-operatória de acordo com uma escala visual analógica (EVA).

Dor	1/10	2/10	3/10	4/10	5/10	6/10	7/10	8/10	9/10	10/10
Número	07	18	09	04	01	01	-	-	-	-

l) Reinício do trânsito :

Quadro 41 Tempo de retoma do trânsito em dias.

Retomada do trânsito	J01	J02	J03	J04	J05
Número	16	19	04	01	-

m) Hepatectomias em duas fases:

Nove doentes (22,5% do total) com metástases hepáticas bilobares múltiplas necessitaram de uma hepatectomia em duas fases para conseguir a ressecção curativa de todas as metástases.

Seis doentes apresentavam um volume hepático insuficiente na volumetria e necessitaram de ligadura portal durante a primeira fase laparoscópica.

As tabelas seguintes resumem os volumes antes e depois da ligadura do portal, bem como o tempo necessário para uma nova operação e o tipo de hepatectomia.

Tabela 42 Hepatectomia em duas fases após ligadura do portal.

	Primitivo	Metástases	Primeira intervenção	Segunda intervenção	Terceira intervenção
01	Sigmoide	II,III,VI,VII, VIII	Ressecção segmentar baixa, Metastasectomia II, ligadura do portal direito	er1 Tempo ALPPS	ème2 Tempo ALPPS (hepatectomia direita)
02	Sigmoide	II,IV,V,VIII	Ressecção segmentar baixa com remoção do estoma, Ligadura do portal esquerdo	Hepatectomia esquerda alargada ao sector anterior direito (V, VIII)	—
03	Cólon esquerdo	VI,VII,VIII	Colectomia esquerda, ligadura do portal direito	Sectourectomia posterior alargada ao VIII	—
04	Sigmoide	VI,VII,VIII	Ressecção segmentar baixa, ligadura do portal direito	Hepatectomia direita	—
05	Sigmoide	II,III,V,VIII	Ressecção segmentar baixa, ressecção em cunha III, ligadura do portal direito	Hepatectomia direita, metastasectomia II	—
06	Sigmoide	III,V,VI,VII	Ressecção do cólon esquerdo alargada à direita, incluindo estoma + Deloyer, Metastasectomia III, ligadura do portal direito	Hepatectomia direita	—

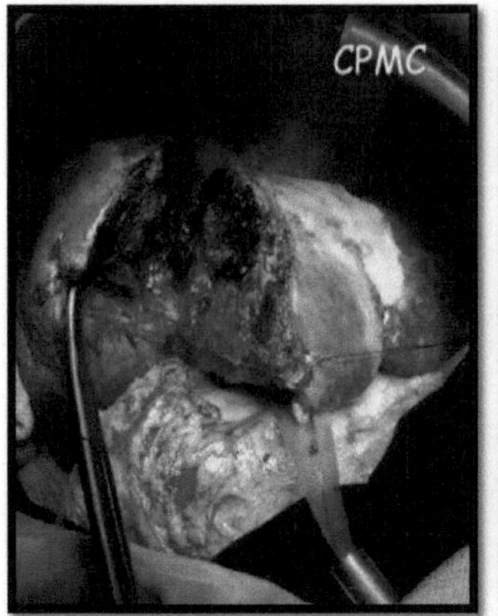

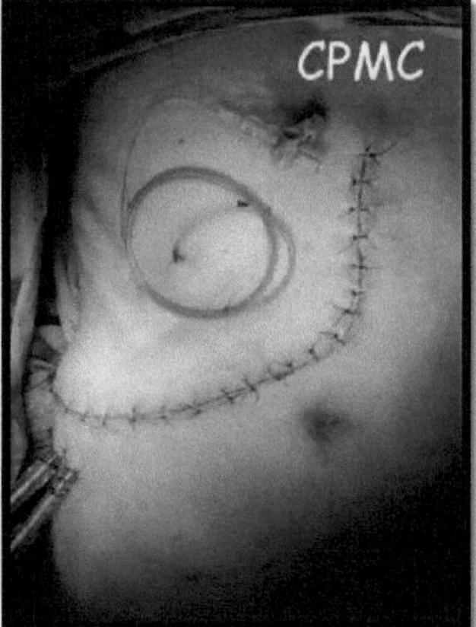

Figura 41 Primeira fase do ALPPS (CPMC).

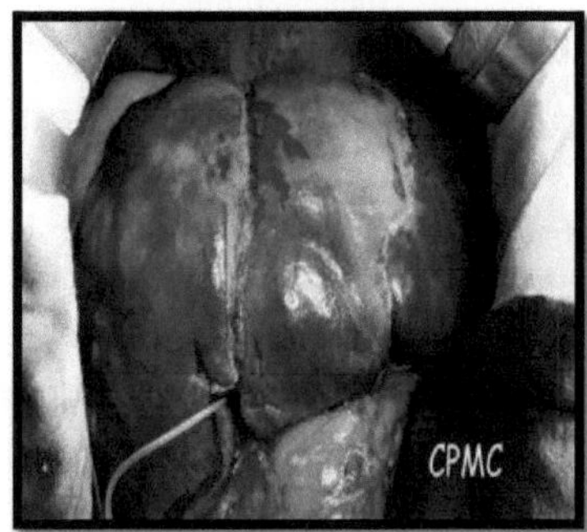

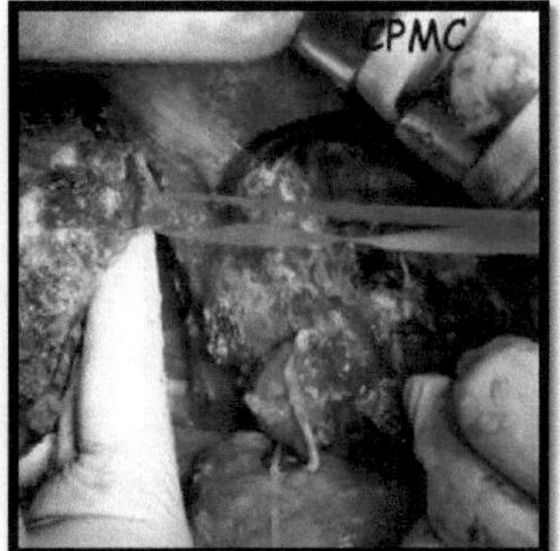

Figura 42 Segunda fase do ALPPS (CPMC).

Tabela 43 Ganho de volume após ligadura do portal e intervalo cirúrgico.

	Volume inicial restante do fígado	Volume hepático remanescente após ligadura portal	Ganho de volume	Tempo entre intervenções	TC no intervalo
Doente 01	301,48 cc	373,35cc / 507,38cc	23,84 / 68,29%	èreème1 -------2 08 semanas	Sim

				èmeème2 ------3 02 semanas	
Doente 02	304,52 cc	509 cc	67,14 %	13 semanas	Não
Doente 03	312,2 cc	313 cc	0,26 %	20 semanas	Sim
Doente 04	394,58 cc	517 cc	31,02 %	28 semanas	Sim
Doente 05	383,34 cc	622 cc	62,25 %	12 semanas	Sim
Doente 06	382,84 cc	645,90 cc	68,71 %	16 semanas	Sim

Após a ligadura do portal, 5 dos 6 doentes tinham aumentado significativamente o futuro fígado remanescente, o ganho médio de volume do futuro fígado remanescente foi de 59,48% (31,02% - 68,71%).
Num doente, verificou-se a ausência de hipertrofia hepática (ganho de volume do fígado remanescente de 0,26%), tendo-se, no entanto, procedido ao segundo estádio hepático (sectoriectomia posterior alargada ao segmento VIII) em vez da hepatectomia direita, na sequência de uma redução significativa do volume das metástases hepáticas sob tratamento farmacológico.

Num doente, foi necessária uma partição hepática adicional após a ligadura do portal durante uma segunda operação, o que levou a uma hepatectomia maior (hepatectomia direita) numa terceira operação (ALPPS) (Fig.41, Fig.42).
Nos restantes doentes, as metástases hepáticas foram ressecadas em duas fases.

(Fig.43) e (Fig.44) mostram a hipertrofia do futuro fígado remanescente no doente n.º 6 numa reconstrução 3D.

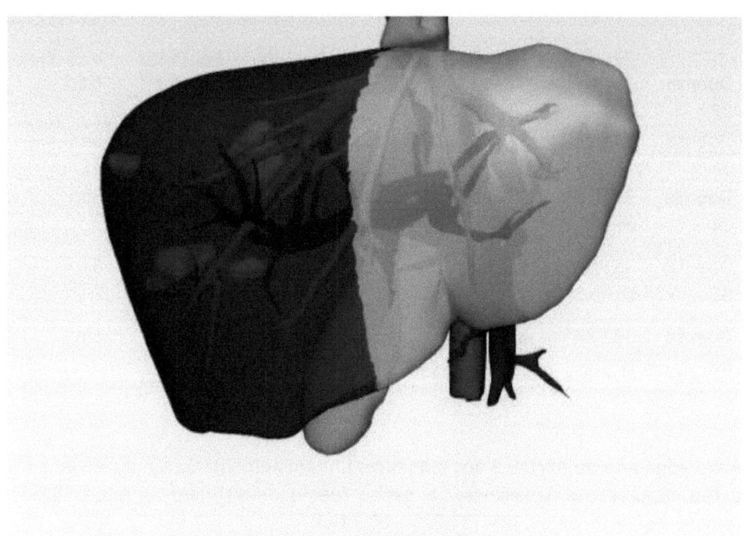

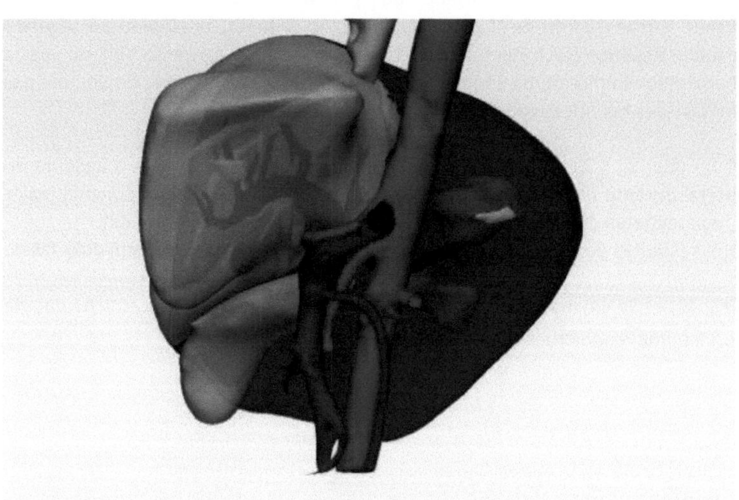

Figura 43 Reconstrução 3D com volumetria antes da ligadura do portal no doente 6 (note-se a metástase única no lobo esquerdo).

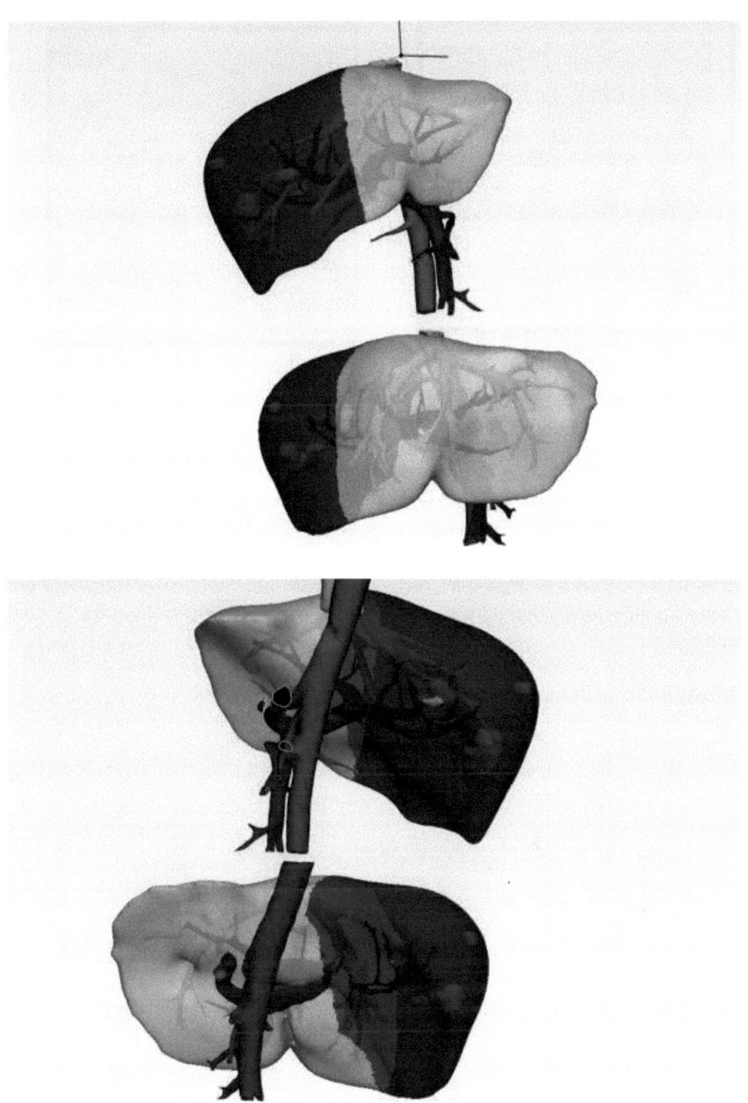

Figura 44 Ampliação do fígado esquerdo após a ligadura do portal direito no doente 6 (Repare na cicatriz da metastasectomia (desobstrução do fígado esquerdo)).
(Vistas anterior e posterior mostrando o fígado antes e depois da ligadura).

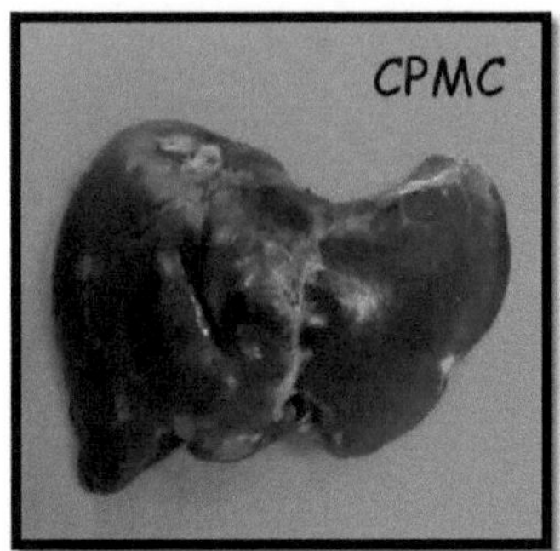

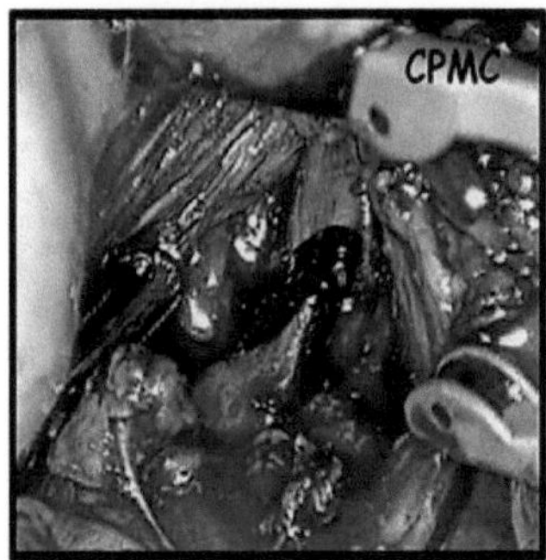

Figura 45 Hepatectomia esquerda alargada ao sector anterior direito após ligadura do portal esquerdo (doente 2) (CPMC).

Três doentes tinham sido submetidos a uma hepatectomia em duas fases, sem ligadura portal prévia, e apresentavam metástases hepáticas bilobares que exigiam múltiplas ressecções. Durante a primeira fase da operação, foi efectuada uma ressecção híbrida, combinando a ressecção laparoscópica do tumor primário com a ressecção de parte das metástases hepáticas, seguida, algumas semanas mais tarde, de uma cirurgia para remover o resto das metástases hepáticas por meios convencionais. Foi administrada quimioterapia no intervalo entre as duas operações.

Tabela 44 Hepatectomia em duas fases após cirurgia híbrida.

	Primitivo	Metástases	Primeira intervenção	Segunda intervenção	Tempo entre as duas operações	TC no intervalo
07	Sigmoide	III, IVa,VII,VIII	Ressecção do segmento inferior Ressecção em cunha III	Ressecção em cunha IVa, VII e VIII	28 semanas	Sim
08	Reto superior	II,III,IVb,V,VI,VII,VIII	RA+EPM+ACR Ressecção em cunha III + Metastasectomia IV b+ Metastasectomia II-III	Sub-segmentectomia VI, sub-segmentectomia VII, metastasectomias V, VIII	32 semanas	Sim
09	Sigmoide	II,IVa,IVb,V,VI,VII,VIII	Ressecção do segmento inferior Ressecção em cunha II, IV b, metastasecto	Ressecção em cunha IVa, V Metastasectomia VI	20 semanas	Sim

			mia VIII, cunha VI-VII			

6. Morbidade :

a) Intra-operatório :

(1) Classificação de Oslo :

Avaliados pela classificação de Oslo, que modificou a classificação de Satava que trata de incidentes intra-operatórios (tabela 45).

Tabela 45 Incidentes intra-operatórios de acordo com a classificação de Oslo.

Grau	Número	Percentagem
1	04	10 %
2	06	15 %
3	00	00 %
Total	10	25 %

Ocorreram incidentes anestésicos ou cirúrgicos intra-operatórios em 10 doentes (25% do total). Estes foram de grau 1 em 4 pacientes e de grau 2 em 6 pacientes.

Os incidentes de grau 1 foram os seguintes:
-Ferida vesical na inserção do trocarte suprapúbico, que exigiu sutura laparoscópica e cateterização vesical durante 5 dias.
Perturbações do ritmo e extra-sístoles na indução num cardiopata ASA III (tratado medicamente).
-Perfuração do cólon durante a extração da peça cirúrgica.
-Hipercapnia que nos obrigou a reduzir as pressões de insuflação.

Os incidentes de grau 2 foram os seguintes:
-Impossibilidade de colocar trocartes devido a um abdómen aderente (conversão).
-Pico hipertensivo com uma pressão arterial média (PAM) de 190mm hg que nos obrigou a encurtar o procedimento operatório.
-Problemas hemodinâmicos devido à má tolerância do pneumoperitoneu, o que nos obrigou a uma conversão.
-Lesão do arco de Riolan durante uma ressecção anterior, o que nos obrigou a prolongar o procedimento de ressecção do cólon.
-Ferida colónica que tinha sido suturada e depois lavada durante a ressecção.
-Um incidente hemorrágico que exija uma transfusão.

A análise estatística de quaisquer factores que influenciem a ocorrência de um incidente intra-operatório está resumida na tabela 46, e de um incidente grave Oslo 2 na tabela 47.

Tabela 46 Factores de risco para a ocorrência de um incidente intra-operatório.

	valor *p*
Idade	0,270
Género	0,293
Comorbilidades (ASA II, III)	**0,049**
Cirurgia abdominal anterior	0,165
Incisão mediana anterior	0,089
IMC	0,433
Primitivo (cólon/reto)	0,132
Tempo de funcionamento	0,719

Tabela 47 Factores de risco para a ocorrência de um incidente intra-operatório grave.

	valor *p*
Idade	0,649
Género	0,676
Comorbilidades (ASA II, III)	0,174
Cirurgia abdominal anterior	**0,037**
Incisão mediana anterior	**0,013**
IMC	0,174
Primitivo (cólon/reto)	0,646
Tempo de funcionamento	0,101

A ocorrência de um incidente intra-operatório foi estatisticamente associada à presença de comorbilidades (p = 0,049).

A ocorrência de um incidente grave (Oslo 2) foi associada a uma cirurgia abdominal prévia, especialmente se a incisão anterior fosse uma incisão na linha média (p = 0,013).

(2) Transfusão intra-operatória :

Três doentes tinham sido transfundidos intra-operatoriamente, incluindo um após um incidente hemorrágico (mencionado acima).
As caraterísticas dos pacientes transfundidos (idade e condição), a cirurgia e os níveis de hemoglobina pré-operatórios estão resumidos na tabela 48.

Tabela 48 Pacientes transfundidos no intra-operatório.

	Idade	Terreno	Intervenção	Tipo	Incidente	Conversão	Duração	Nível de Hb pré-operatório	Saída
01	63	ASA I	AR+ETM+ACSA+ileostomia+anexectomia direita, metastasectomia III	Todos os laparoscópicos	+	-	310 milhões	8,2 g/dl	J04
02	66	Diabetes ASA II, cardiopatia	Ressecção segmentar baixa, Metastasectomia dupla IVa, VIII	Cirurgia híbrida	-	-	270 minutos	9,9 g/dl	J05
03	65	ASA II HTA	AR+ETM+ACA+ ileostomia, ressecção em cunha VI,VII	Cirurgia híbrida	+	-	360 minutos	13,7 g/dl	J04

O volume de transfusão foi de dois glóbulos vermelhos para os doentes 01 e 02 no final da operação.
No caso do doente 03, o volume de transfusão foi de um único concentrado de glóbulos vermelhos durante a operação (incidente hemorrágico).
Não foram registadas complicações relacionadas com a transfusão.

b) Morbidade pós-operatória :

(1) Trinta dias :

A morbilidade aos trinta dias expressa de acordo com a classificação de Clavien-Dindo-Strasberg está resumida na tabela 49, e os detalhes das complicações pós-operatórias são apresentados de acordo com os critérios de complicações pós-operatórias do "Japan Clinical Oncology Group".

Tabela 49 Morbilidade aos 30 dias de acordo com a classificação de Clavien-Dindo-Strasberg.

Complicações pós-operatórias	Classificação de Clavien-Dindo-Strasberg					
	Grau I	Grau II	Grau III a	Grau III b	Grau IV a	Grau IV b
Pneumopatia		1				
Vómitos	1					
Transfusão		1				
Septicemia da parede		1				
Coleção			1	1		
Gastroparesia		1				
Fístula de grau B		1				
Desidratação	1					
Cateter urinário (ferida)	1					
Taquiarritmia	1					
Total = 11	4	5	1	1	0	0
11/40 (27,5%)	09/40 (22,5%)		2/40 (5%)			
11 (100%)	09/11 (81,82 %)		2/11 (18,18 %)			

A morbilidade global aos 30 dias foi de 27,5%, representada principalmente por uma morbilidade ligeira (Clavien Grau I e II).
Esta morbilidade ligeira afectou 09 doentes, representando 22,5% da população total do estudo e 81,82% dos doentes com morbilidade.
Relativamente à morbilidade de grau I (4 doentes), registámos :
Um doente que teve vómitos pós-operatórios prolongados, necessitando de prescrição de antieméticos e reidratação adequada, com um internamento pós-operatório prolongado (alta em D 07).

Doente diabético, hipertenso, com ileostomia, readmitido aos 26 dias de pós-operatório por desidratação. Foi necessário um internamento de 48 horas para corrigir os problemas.
-Um doente cuja bexiga tinha sido cateterizada com um cateter de Foley durante cinco dias, na sequência de uma ferida na bexiga aquando da inserção do trocarte suprapúbico, que exigiu uma sutura laparoscópica.
Um doente diabético em acompanhamento por hipoparatiroidismo pós-cirúrgico apresentou taquicardia pós-operatória associada a arritmia, necessitando de monitorização e tratamento em cuidados intensivos.

Quadro 50 Morbilidade de grau I.

	Idade	Terreno	Intervenção	Tipo	Incidente	Conversão	Duração	Morbidade	Saída
01	32	ASA I	RA+EPM+ACR, ressecção em cunha VII	Cirurgia híbrida	-	-	290 minutos	Vómitos	J 07
02	72	ASA II	AR+ETM+ACSA +ileostomia, Sub-segmentectomia VI, Metastasectomia VII	Cirurgia híbrida	-	-	420 minutos	Desidratação	J05 Readmissão J02
03	64	ASA II	RA+EPM+ACR+ ressecção em cunha III	Todos os laparoscópicos	+	-	300 minutos	Cateter vesical	J 05
04	72	Diabetes ASA II	hemicolectomia direita, ressecção em cunha abrangendo os segmentos V e VI	Laparotomia	+	+	240 minutos	Taquiarritmia	J 06

No que diz respeito à morbilidade de grau II (5 doentes), registámos :
-Um doente diabético que apresentou uma infeção pulmonar (pneumonite basal esquerda) que necessitou de tratamento com antibióticos (teve alta no D 05).
-Um doente que apresentou uma septicemia da parede de uma incisão de Makuuchi associada a uma celulite do flanco direito que exigiu cuidados locais e o início de uma antibioticoterapia (alta no D13).
-Um doente que apresentava uma fístula anastomótica de grau B (anexo 7) numa anastomose colo-sus-anal protegida, descoberta por imagiologia (TAC com opacificação digestiva) pedida em D15 na sequência de uma sintomatologia dolorosa, foi tratado medicamente em ambulatório com um resultado favorável.
Um doente que necessitou de uma transfusão pós-operatória de dois concentrados de glóbulos vermelhos, na sequência de uma hemorragia do sistema de drenagem e de uma queda da hemoglobina para 6,8 g/dl.
-Um doente com gastroparesia que necessitava da colocação de uma sonda nasogástrica (alta em D07).
Tabela 51 Morbilidade de grau II.

	Idade	Terreno	Intervenção	Tipo	Incidente	Conversão	Duração	Morbidade	Saída
01	58	ASA II Diabetes, hipertensão	Ressecção do cólon esquerdo, ressecção em cunha III	Cirurgia híbrida	-	-	355 milhões	Pneumopatia	J 05
02	61	ASA I	Hemicolectomia direita, VII subsegmentectomia, VII metastasectomia dupla, VI ressecção de cicatriz	Cirurgia híbrida	-	-	360 minutos	Sépsis da parede + celulite	J13
03	58	ASA I	AR+ETM+ACSA +ileostomia, metastasectomia III, IVa	Todos os laparoscópicos	-	-	360 minutos	Fístula de grau B	J04
04	35	ASA I	Ressecção segmentar baixa, ressecção em cunha II, IV b, metastasectomia VIII, cunha VI-VII	Cirurgia de redução de idade	-	-	370 milhões	Transfusão pós-operatória	J07
05	65	ASA I	Colectomia total alargada, dupla metastasectomia VII VIII	Laparotomia	-	+	270 minutos	Gastroparesia	J07

A morbilidade grave afectou 02 doentes, representando 5% da população total do estudo e 15,38% dos doentes com morbilidade.

Para a morbilidade de grau IIIa, registámos :
Um doente foi readmitido aos 11 dias de pós-operatório devido a uma coleção na cavidade da hepatectomia, diagnosticada por TAC no âmbito de uma investigação sobre a etiologia de uma síndrome infecciosa (coleção hidroaerosa de 9×10×8 cm). A coleção foi drenada radiologicamente sob anestesia local e foram administrados antibióticos. O exame radiológico às [48] horas foi satisfatório. A evolução foi favorável (alta em D02).

Para a morbilidade de grau IIIb, registámos :
Um doente diabético e hipertenso apresentou uma coleção abdominal profunda diagnosticada em TC no âmbito da investigação etiológica de uma síndrome infecciosa. Foi realizada revisão cirúrgica abdominal no 11º dia de pós-operatório, tendo sido efectuada drenagem da coleção e limpeza peritoneal. A evolução foi favorável (alta em D17).

Quadro 52 Morbilidade de grau III.

	Ida de	Terre no	Intervenção	Tipo	Incid ente	Convers ão	Dur ação	Morbidade	Saída
0 1	63	ASA II	Hemicolectomia direita, segmentectomi a VII	Cirurgi a híbrida	-	-	300 min utos	Coleção de hepatectomi a. Drenagem radiológica em D11	J 05 Readmiss ão J02
0 2	61	ASA II Diabe tes, hipert ensão	Ressecção colorrectal esquerda alargada à direita + Deloyer, ressecção em cunha VI, VII	Cirurgi a híbrida	+	-	360 min utos	Coleção intra-abdominal. Revisão cirúrgica em D11	J17

Durante o mês seguinte à operação, registaram-se dois reinternamentos (acima descritos), correspondendo a uma taxa de reinternamento de 5%.

(2) Aos noventa dias :

Nos noventa dias de pós-operatório, verificou-se uma morbilidade adicional, tratando-se de um doente de 70 anos, ASA II (hipertensão), operado a adenocarcinoma do reto médio com uma única metástase hepática no segmento IVb. Foi efectuada uma ressecção anterior (com remoção total do mesorreto e anastomose mecânico colo-sus-anal latero-terminal protegida por uma ileostomia), associada a uma segmentectomia IVb. A evolução pós-operatória precoce foi favorável, tendo o doente tido alta no dia 04 de pós-operatório.
Uma TAC de seguimento aos 38 dias pós-operatórios mostrou uma coleção pré-sacral de 32×61×60 mm em contacto com a superfície posterior da anastomose, associada a uma coleção hidroaéreo de 84×76×95 mm na bolsa de ressecção hepática.
Considerámos que o doente apresentava uma fístula anastomótica de grau A, uma vez que estava assintomático, e adiámos o encerramento da ileostomia durante três meses.
A coleção da bolsa de hepatectomia tinha sido drenada radiologicamente em ambulatório e o estudo bacteriológico do líquido recolhido foi negativo.

c) Morbilidade associada ao segundo estádio do fígado :

Nove doentes tinham sido submetidos a um segundo estádio hepático, incluindo seis após ligadura do portal. Nestes seis doentes, foi efectuada uma grande ressecção hepática. Nos outros três, foram efectuadas ressecções hepáticas múltiplas.
A morbilidade relacionada com os procedimentos de hepatectomia major foi registada e afectou três doentes:
Um doente que apresentou uma coleção pós-operatória na bolsa de hepatectomia após a segunda fase da ALPPS, que necessitou de uma operação repetida (limpeza e drenagem) com um resultado favorável.

-Um doente que apresentou uma fístula anastomótica após hepatectomia esquerda alargada ao sector anterior direito e anastomose biliar.
Esta fístula foi a causa da peritonite pós-operatória, que exigiu uma nova cirurgia. Evoluiu para uma fístula biliar externa, que secou ao fim de algumas semanas.
Doente cardiopata (coronária com stent em 2014, hipertenso) que necessitou de uma transfusão de sangue no pós-operatório de uma hepatectomia direita. O nível de hemoglobina pré-operatório era de 12,5 g/dl. No dia 0 da operação, o nível de hemoglobina era de 10,5 g/dl e baixou para 8,3 g/dl no dia 02 de pós-operatório, necessitando de uma transfusão de dois concentrados de glóbulos vermelhos.

7. Duração do internamento hospitalar :

O tempo médio de internamento pós-operatório foi de 5,1 ± 2,58 dias, com uma mediana de 4 dias e extremos de 3 e 17 dias.
Dependendo do tipo de procedimento cirúrgico, a duração do internamento hospitalar está resumida na (tabela 53):

Tabela 53 Duração do internamento pós-operatório de acordo com o tipo de cirurgia.

Tipo de cirurgia	Duração do internamento hospitalar em dias	Número	valor *p*
Todos os laparoscópicos	4,25 ± 0,5	04	0,819
Cirurgia híbrida	5,45 ± 3,17	24	0,206
Cirurgia de down staging	4,33 ± 1,11	09	0,554
Conversão	5,66 ± 1,52	03	0,416
Total	5,1 ±2,58	40	

Oito doentes foram submetidos a cuidados pós-operatórios na unidade de cuidados intensivos, com uma média de permanência de 3,75 dias e uma mediana de 2,5 dias, com extremos que variaram entre 1 e 13 dias.

8. Mortalidade pós-operatória:

A mortalidade pós-operatória aos 30 dias foi nula.

9. Anatomia patológica :

Os resultados da análise anatomopatológica das peças cirúrgicas (ressecção colorrectal, ressecção hepática) foram os seguintes:

a) Tamanho do tumor :

Tabela 54 Tamanho do tumor em milímetros.

	Tamanho médio do tumor
Tumor primário	38 mm (10 a 90 mm)
Metástases hepáticas	17,02 mm (2 a 55 mm)

b) Tipo histológico :

Quadro 55 Tipo histológico do tumor colorrectal primário.

Tipo histológico	Número	percentagem
Adenocarcinoma	36	90 %
Adenocarcinoma mucinoso	03	7,5 %
Resposta completa	01	2,5 %
Total	40	100 %

Tabela 56 Tipo histológico das metástases hepáticas.

Tipo histológico	Número	percentagem
Adenocarcinoma	28	80 %
Adenocarcinoma mucinoso	01	2,86 %
Resposta completa	06	17,14 %
Total	35	100 %

c) Diferenciação :

Quadro 57 Grau de diferenciação do tumor primário.

Diferenciação	Número	percentagem
Ótimo	20	50 %
Médio	16	40 %
Pouco	00	00 %
Mucinoso	03	7,5 %
Resposta completa	01	2,5 %
Total	40	100 %

Quadro 58 Grau de diferenciação das metástases hepáticas.

Diferenciação	Número	percentagem
Ótimo	10	28,57 %
Médio	04	11,43 %
Pouco	00	00 %
Mucinoso	01	2,86 %
Resposta completa	06	17,14 %

Não especificado	14	40 %
Total	35	100 %

d) *Margens de ressecção :*

As margens de ressecção foram calculadas em 40 espécimes de ressecção colorrectal e 56 espécimes de ressecção hepática.

Quadro 59 Margens de ressecção cirúrgica.

Margens de ressecção	Saudável	<1mm
Tumor primário :		
Proximal	40	00
Distal	40	00
Circunferencial	38	02
Metástases hepáticas	52	04

e) *Qualidade do mesorecto :*

O mesorreto estava completo, grau 3 de Quirke, em todas as 16 ressecções rectais realizadas.

f) *Número de gânglios linfáticos em cura :*

O número médio de nós no curativo foi de 15,55, com uma mediana de 12,5 e extremos que variam de 1 a 54 nós.

Tabela 60 Número médio de gânglios linfáticos em curativo.

	Número médio de gânglios linfáticos (gg)		valor *p*
Toda a série (40)	15,55 gg		
Tratamentos neoadjuvantes	Sim (34)	Não (06)	
	14,56 gg	21,17 gg	0,176
Quimioterapia pré-operatória	Sim (29)	Não (11)	
	13,31 gg	21,45 gg	**0,034**

O número médio de linfonodos no curativo foi comparado entre os pacientes que receberam tratamento neoadjuvante (34 pacientes) e os pacientes que foram submetidos à cirurgia imediata (06 pacientes) (tabela 60).
O número médio de gânglios linfáticos no curativo foi comparado entre os doentes que tinham recebido quimioterapia pré-operatória (29 doentes) e os doentes operados sem quimioterapia prévia (11 doentes) (tabela 60).

O número de gânglios linfáticos no curativo foi significativamente menor no caso da quimioterapia pré-operatória.

g) *Resposta terapêutica :*

A resposta terapêutica ao tratamento neoadjuvante foi avaliada para o tumor primário de acordo com a classificação RCRG e para as metástases hepáticas de acordo com a classificação TRG.

Tabela 61 Resposta terapêutica do tumor primário de acordo com o RCRG.

Resposta terapêutica	RCRG 1	RCRG2	RCRG3	NP	Total
Tumor primário	02	10	13	09	34

Tabela 62 Resposta terapêutica das metástases hepáticas de acordo com o TRG.

Resposta terapêutica	TRG 1	TRG2	TRG3	TRG4	TRG5	NP	Total
Metástases hepáticas	06	06	06	03	00	08	29

h) *Classificação pTNM :*

Tabela 63 Classificação pTNM.

Classificação	Número
T0N0M1	01 (2,5 %)
T1N0M1a	01 (2,5 %)
T2N0M1a	01 (2,5 %)
T3N0M1a	**16 (40 %)**
T3N$_{1-2}$M1a	**20 (50 %)**

$T4N_{1-2}M1a$	01 (2,5 %)
Total	40 (100 %)

i) Estádios UICC :

Todos os doentes foram classificados como UICC estádio IVA.

10. **Acompanhamento:**

O período médio de seguimento dos doentes foi de 15 meses, com uma mediana de 12,5 meses e extremos que variaram entre 2 meses e 41 meses.
O acompanhamento foi efectuado em consulta e os eventos observados foram principalmente a ocorrência de uma recidiva da doença cancerosa ou uma complicação à distância.

a) Recorrências :

Nove doentes (22,5% do total) sofreram uma recidiva do seu cancro após tratamento curativo.
O tipo de recorrência, o tempo até à recorrência e a nossa conduta estão resumidos no Quadro 64 :

Tabela 64 Recorrências (tipo, atraso e tratamento).

Doente	Tipo de recorrência	Prazo de entrega	CAT	Sobreviv ência
Híbrido Colon + MH	Nódulo epiploico único positivo na PET	13 meses	Ressecção laparoscópica + TC	Vivo aos 37 meses
Cólon + MH (ALLPS)	Metástase hepática única	14 meses	reepatectomia	Vivos aos 25 meses
Rectum + MH Híbrido	MH + Metástases pulmonares bilaterais	17 meses	TC	Vivos aos 21 meses
Híbrido Colon + MH	MH + Gânglio	10 meses	TC	Vivo aos 19 meses
Cólon + MH Down staging	MH	27 meses	TC	Vivos aos 30 meses
Cólon + MH Preparação para a descida	MH	22 meses	TC	Vivos aos 26 meses

Rectum + MH Todos os coelio	MH	06 meses	TC	Vivos aos 12 meses
Cólon + MH Híbrido	Metástases ósseas	09 meses	TC	Vivos aos 12 meses
Rectum +MH Híbrido	MH	04 meses	TAC (a aguardar ressecção)	Vivos aos 4 meses

Tabela 65 Caraterísticas dos doentes com recorrência.

	Localização	Intervenção	Morbidade	PTNM	Resíduos
01	Cólon esquerdo + segmento III	Colectomia esquerda + ressecção em cunha III (híbrida)	Grau I	pT3N1aM1a	R0
02	Sigmoide+ segmentos II,III,VI,VII,VIII	Desfazer o estadiamento e depois ALPPS	-	ypT3N2aM1a	R0
03	Rectum + segmento IVb	AR + segmentectomia IVb	Grau IIIa	ypT3N1aM1a	R0
04	Sigmoide + segmentos IVb,VI	Ressecção segmentar baixa + segmentectomia IVb, cunha VI	-	ypT3N1aM1a	R0
05	Sigmoide + segmentos III, IVa,VII,VIII	Ressecção do segmento inferior + cunha III ème2 ressecções múltiplas	-	ypT3N1aM1a	R1 Fígado ème(2 vezes)
06	Sigmoide + segmentos II,IV,V,VIII	Ressecção segmentar baixa + ligadura do portal esquerdo ème2 hepatectomia esquerda + sector anterior	-	ypT3N0M1a	R1 Fígado ème(2 vezes)

07	Reto superior + segmento III	AR + cunha III Todos os coelio	-	pT3N2aM1a	R1 Rectum
08	Cólon esquerdo + segmentos VI, VII	Ressecção segmentar baixa + cunha de straddle VI, VII	-	ypT1N0M1a	R0
09	Reto inferior + segmento IVb	PAA + segmentectomia IVb	-	ypT3N2bM1a	R0

b) *Complicações remotas :*

Dois dos nossos doentes tiveram uma complicação à distância sob a forma de ventração:

- Um doente apresentou uma eventração periestomal após a PAA.

- Um doente apresentava uma eventração mediana numa incisão de Makuuchi.

c) *Mortes :*

A mortalidade pós-operatória foi nula.

Não foram registadas mortes à distância.

Todos os doentes (N=40) estavam vivos no momento 26/01/2020.

11. Estudo de sobrevivência :

a) ***Sobrevivência global***: Todos os doentes estavam vivos no início do estudo. A mediana do seguimento foi de 12,5 meses, com extremos que variaram de 02 a 41 meses.

b) *Sobrevivência livre de recorrência :*

Durante o período de vigilância, nove doentes tiveram uma recaída.

A sobrevivência média sem recorrência foi de 28,91 meses.

A sobrevivência mediana sem recorrência foi de 27 meses.

Tabela 66 Médias e medianas para a sobrevivência livre de recorrência.

Média				Mediana			
Estimativa	Erro padrão	Intervalo de confiança de 95%		Estimativa	Erro padrão	Intervalo de confiança de 95%	
		Terminal inferior	Terminal superior			Terminal inferior	Terminal superior
28,918	3,125	22,792	35,044	27,000	.	.	.

A curva de sobrevivência livre de recorrência é a seguinte:

(1) Curva de sobrevivência livre de recorrência para a série :

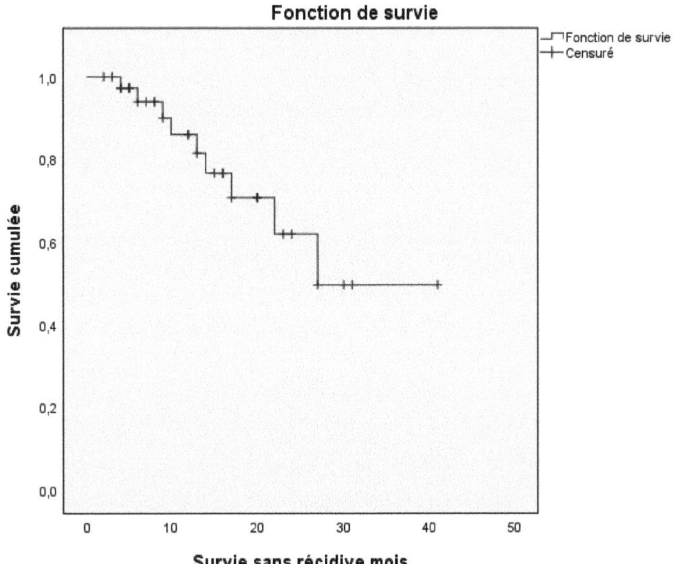

Figura 46 Curva de sobrevivência livre de recorrência para a série.

(2) Curva de sobrevivência livre de recorrência por sexo :

A sobrevivência média livre de recorrência foi de 26,22 meses nos homens e de 24,88 meses nas mulheres, sem diferença significativa *p* = 0,605.

Tabela 67 Tempos médios e medianos de sobrevivência livre de recorrência por sexo.

Sexo 1F/0H	Média				Mediana			
	Estimativa	Erro padrão	Intervalo de confiança de 95%		Estimativa	Erro padrão	Intervalo de confiança de 95%	
			Terminal inferior	Terminal superior			Terminal inferior	Terminal superior
0	26,223	3,978	18,426	34,021	27,000	5,409	16,399	37,601
1	24,889	3,037	18,936	30,842	.	.	.	.
Mundial	28,918	3,125	22,792	35,044	27,000	.	.	.

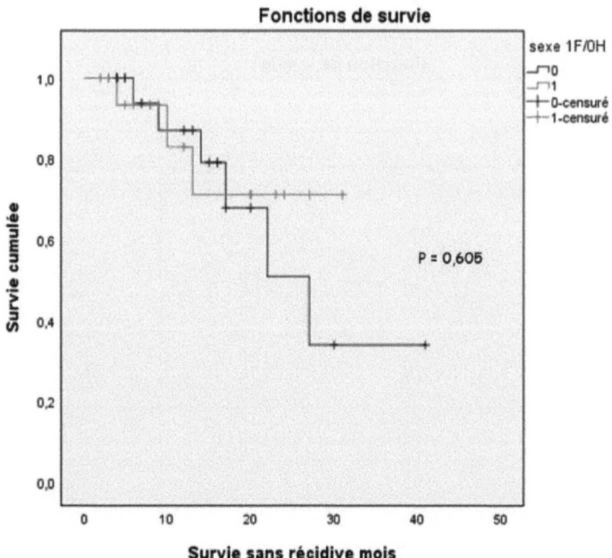

Figura 47 Curva de sobrevivência livre de recorrência de acordo com o sexo.

(3) Curva de sobrevivência livre de recorrência por idade :

A sobrevida livre de recorrência média foi de 28,88 meses para pacientes com idade ≤ 65 anos e 20,75 meses para pacientes com idade > 65 anos, sem diferença significativa p = 0,787.

Tabela 68 Sobrevivência média e mediana livre de recorrência por idade.

Escalão etário ≤ 65 (0), > 65 (1)	Média				Mediana			
	Estimativa	Erro padrão	Intervalo de confiança de 95%		Estimativa	Erro padrão	Intervalo de confiança de 95%	
			Terminal inferior	Terminal superior			Terminal inferior	Terminal superior
0	28,885	3,596	21,837	35,933	.	.	.	.
1	20,750	1,531	17,749	23,751	22,000	,000	.	.
Mundial	28,918	3,125	22,792	35,044	27,000	.	.	.

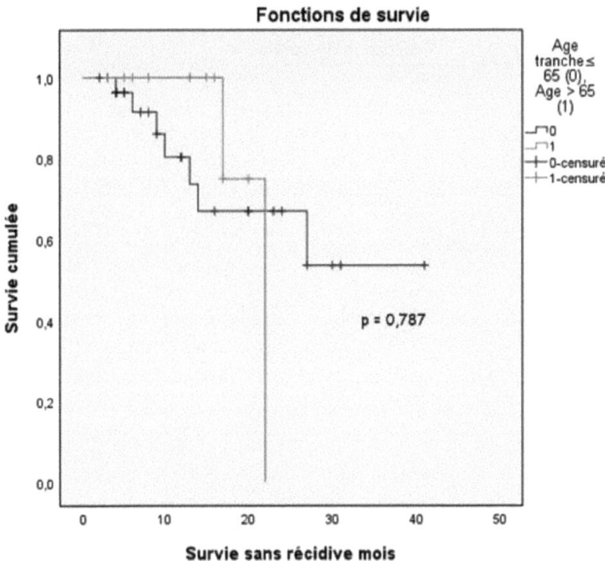

Figura 48 Curva de sobrevivência livre de recorrência por idade .

(4) Curva de sobrevivência livre de recorrência de acordo com o nível de CEA :

A sobrevivência média livre de recorrência foi de 26,9 meses para níveis normais de CEA e 26,57 meses para níveis elevados de CEA, sem diferença significativa *p* = 0,334.

Tabela 69 Médias e medianas para a sobrevivência livre de recorrência de acordo com o nível de CEA.

Padrões ACE 0, alto 1	Média				Mediana			
	Estimativa	Erro padrão	Intervalo de confiança de 95%		Estimativa	Erro padrão	Intervalo de confiança de 95%	
			Terminal inferior	Terminal superior			Terminal inferior	Terminal superior
0	26,905	2,607	21,796	32,014	.	.	.	.
1	26,577	3,810	19,110	34,044	27,000	8,516	10,308	43,692
Mundial	28,918	3,125	22,792	35,044	27,000	.	.	.

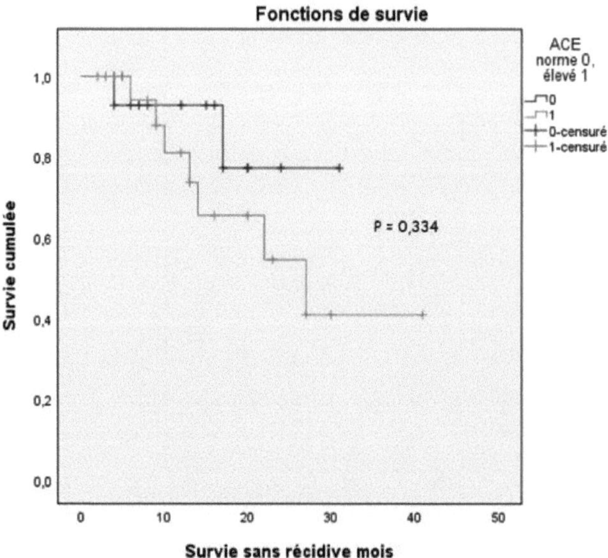

Figura 49 Curva de sobrevivência livre de recorrência de acordo com o nível de CEA.

(5) Curva de sobrevivência sem recidiva de acordo com a localização do tumor primário:

A sobrevivência média livre de recorrência foi de 27,63 meses no caso de um primário do cólon e de 23,82 meses no caso de um primário do reto, sem diferença significativa *p* = 0,923.

Tabela 70 Sobrevivência média e mediana sem recidiva de acordo com a localização do tumor primário.

Tumor primário do cólon 0, reto 1	Média				Mediana			
	Estimativa	Erro padrão	Intervalo de confiança de 95%		Estimativa	Erro padrão	Intervalo de confiança de 95%	
			Terminal inferior	Terminal superior			Terminal inferior	Terminal superior
0	27,632	3,851	20,083	35,180	27,000	4,917	17,363	36,637
1	23,825	3,488	16,989	30,661	.	.	.	.
Mundial	28,918	3,125	22,792	35,044	27,000	.	.	.

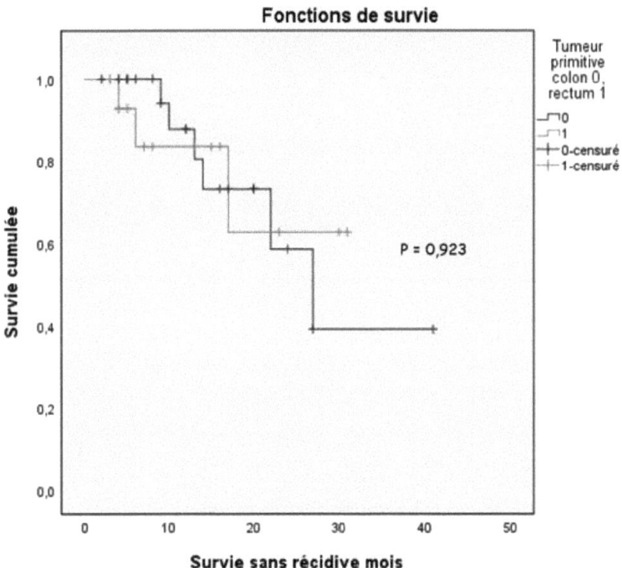

Figura 50 Curva de sobrevivência livre de recorrência de acordo com a localização do tumor primário.

(6) Curva de sobrevivência livre de recorrência de acordo com a infiltração de gânglios linfáticos:

A sobrevida livre de recidiva média foi de 34,15 meses na ausência de infiltração linfonodal e de 20,92 meses na presença de infiltração linfonodal, sem diferença significativa *p* = 0,088.

Tabela 71 Sobrevivência livre de recorrência média e mediana de acordo com a infiltração de gânglios linfáticos.

pN N0 (0) N+(1)	Média				Mediana			
	Estimativa	Erro padrão	Intervalo de confiança de 95%		Estimativa	Erro padrão	Intervalo de confiança de 95%	
			Terminal inferior	Terminal superior			Terminal inferior	Terminal superior
0	34,154	4,298	25,729	42,578	.	.	.	.
1	20,927	2,753	15,531	26,323	27,000	8,088	11,147	42,853
Mundial	28,918	3,125	22,792	35,044	27,000	.	.	.

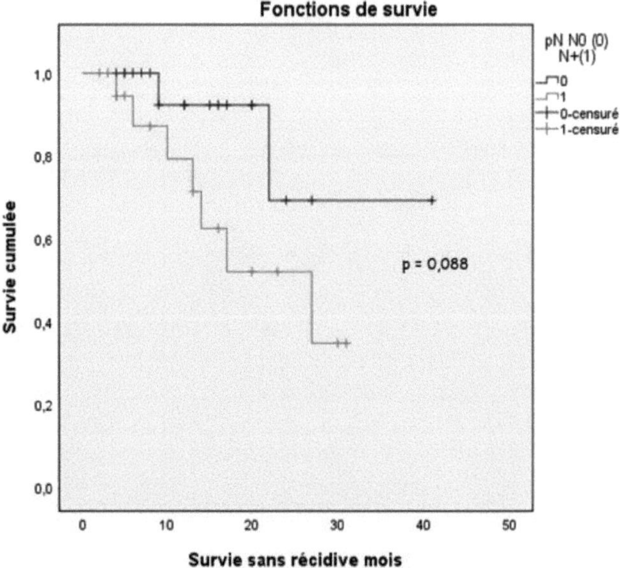

Figura 51 Curva de sobrevivência livre de recorrência de acordo com a infiltração de gânglios linfáticos.

(7) Curva de sobrevivência livre de recorrência consoante a cirurgia tenha sido R0 ou R1 :

A sobrevivência média livre de recorrência foi de 28,71 meses para a cirurgia R0 e 18,75 meses para a cirurgia R1, sem diferença significativa p = 0,964.

Tabela 72 Sobrevivência livre de recorrência média e mediana, consoante a cirurgia tenha sido R0 ou R1.

R0(0) R1(1)	Média				Mediana			
	Estimativa	Erro padrão	Intervalo de confiança de 95%		Estimativa	Erro padrão	Intervalo de confiança de 95%	
			Terminal inferior	Terminal superior			Terminal inferior	Terminal superior
0	28,717	3,278	22,292	35,141	27,000	.	.	.
1	18,750	3,681	11,536	25,964	.	.	.	.
Mundial	28,918	3,125	22,792	35,044	27,000	.	.	.

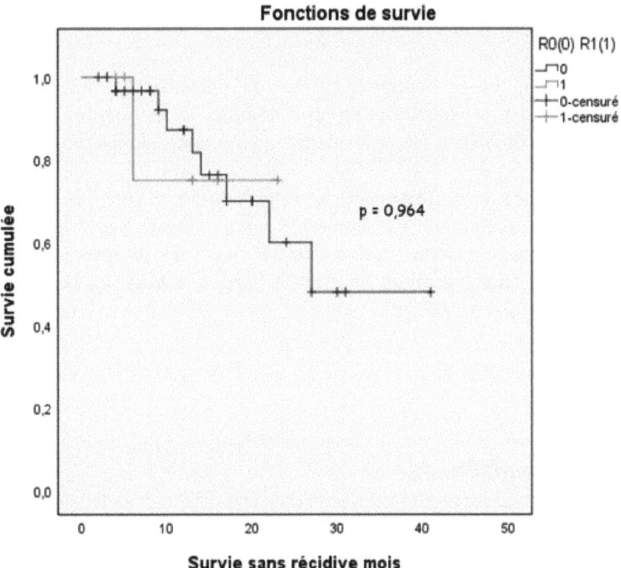

Figura 52 Curva de sobrevivência livre de recorrência de acordo com R0 ou R1.

12. Resultado dos doentes excluídos :

Dez doentes que cumpriam os critérios de inclusão foram excluídos secundariamente.

Quatro doentes não foram submetidos a cirurgia e foram excluídos do estudo devido à progressão da sua doença metastática com a quimioterapia.
Tinham continuado o tratamento medicamentoso (quimioterapia + terapia dirigida).
Dois morreram aos 03 meses e 12 meses, respetivamente, desde o início do tratamento.
Dois estavam vivos no início do tratamento, respetivamente 07 e 09 meses após o início do tratamento.

Seis outros doentes tinham sido submetidos a cirurgia laparoscópica mas foram excluídos do estudo por várias razões (Fig.30):

- Durante uma exploração laparoscópica foi detectada uma carcinose peritoneal generalizada num doente que continuou o seu tratamento medicamentoso até à sua morte aos 12 meses de pós-operatório.

- Cirurgia para remover o tumor primário por via laparoscópica sem abordar o fígado em cinco doentes para :

-Erro de diagnóstico: lesões hepáticas císticas ou angiomatosas inicialmente rotuladas como metástases hepáticas em dois doentes. Estes doentes estavam vivos aos 06 meses e 09 meses, respetivamente, no momento do diagnóstico.

-Progressão da doença metastática hepática na altura da cirurgia em três doentes. Destes três doentes, apenas um foi submetido a uma cirurgia secundária para remover as metástases hepáticas, tendo tido 12 meses de sobrevivência sem recidiva. Os outros dois doentes morreram aos 8 meses e 16 meses, respetivamente.

13. Análise univariada :

Estudámos o papel de todas as variáveis relevantes no risco de morbilidade ou recorrência.

a) Morbilidade global :

Tabela 73 Análise univariada da morbilidade global.

Variável	Rácio de risco	valor *p*
Género	1,964	0,276
Idade (≤65 />65)	0,494	0,349
IMC (<25/≥25)	0,703	0,454
Comorbilidades ASA	**3,325**	0,096
Sintoma de anemia	**7,714**	**0,039**
Cirurgia abdominal anterior	1,270	0,514
Primitivo (cólon/reto)	1,364	0,467
Metástases (únicas/múltiplas)	0,847	0,586
Unilobar/bilobar	0,190	0,110
Tamanho da metástase	-	0,660
Todos os laparoscópicos	3,000	0,300
Cirurgia híbrida	0,733	0,467
Cirurgia de down staging	0,263	0,209
Tratamento neoadjuvante	0,130	**0,039**
Quimioterapia pré-operatória	0,174	**0,027**
Número de cursos de quimioterapia	-	0,166

Radioterapia neoadjuvante	0,583	0,432
Hemoglobina < 10 g/dl	1,926	0,422
Nível de albumina (<35/≥35)	0,314	0,279
Diferenciação do tumor na biopsia	-	0,232
cT (TNM)	0,741	0,630
cN+ (TNM)	-	0,180
Ligadura do portal	-	0,124
Tipo de ressecção		
Tumor primário	-	0,137
Metástases	-	0,284
Número de ressecções	-	**0,035**
Fixação	0,422	0,275
Duração op	-	0,381
Incidentes (Oslo)	-	**0,045**
Transfusão intra-operatória	-	0,310
Conversão	**6,222**	0,178
Internamento pós-operatório	-	**0,030**

b) Morbilidade ligeira: Clavien I, II :

Tabela 74 Análise univariada para morbilidade ligeira.

Variável	Rácio de risco	*p*
Género	1,979	0,301
Idade (≤65 />65)	0,698	0,523
IMC (<25/≥25)	0,607	0,406
Comorbilidades ASA	1,979	0,301
Sintoma de anemia	**11,600**	**0,016**
Cirurgia abdominal anterior	1,050	0,624
Primitivo (cólon/reto)	1,267	0,525
Metástases (únicas/múltiplas)	0,903	0,594
Unilobar/bilobar	0,263	0,209
tamanho das metástases	-	0,595
Todos os laparoscópicos	4,143	0,213
Cirurgia híbrida	0,440	0,242
Cirurgia de down staging	0,359	0,333
Tratamento neoadjuvante	0,086	**0,016**
Quimioterapia pré-operatória	0,096	**0,007**

Número de cursos de quimioterapia	-	0,174
Radioterapia neoadjuvante	0,821	0,601
Hemoglobina < 10 g/dl	2,667	0,311
Nível de albumina (<35/≥35)	0,429	0,410
Diferenciação do tumor na biopsia	-	0,171
cT (TNM)	0,552	0,545
cN+ (TNM)	-	0,258
Ligadura do portal	-	0,192
Tipo de ressecção		
Tumor primário	-	0,305
Metástases	-	0,413
Número de ressecções	-	0,218
Fixação	-	**0,025**
Tempo de funcionamento	-	0,344
Incidentes (Oslo)	-	0,404
Transfusão intra-operatória	-	0,455
Conversão	**8,571**	0,121
Internamento pós-operatório	-	**0,006**

c) Morbilidade grave Clavien III, IV :

Tabela 75 Análise univariada para morbilidade grave.

Variável	Rácio de risco	*p*
Género	1,375	0,676
Idade (≤65 />65)	-	0,521
IMC (<25/≥25)	1,375	0,676
Comorbilidades ASA	-	0,174
História de cirurgia abdominal	2,167	0,550
Primitivo (cólon/reto)	1,533	0,646
Sintoma de anemia	-	0,719
Unilobar/bilobar	-	0,521
Único/múltiplo	0,727	0,676
Tamanho da metástase		0,643
Todos os laparoscópicos	-	0,808
Cirurgia híbrida	-	0,354
Cirurgia de down staging		0,596

Tratamento neoadjuvante	-	0,719
Quimioterapia pré-operatória	-	0,521
Número de cursos de quimioterapia	-	**0,008**
Radioterapia pré-operatória	-	0,558
Hemoglobina < 10 g/dl	-	0,763
Nível de albumina (<35/≥35)	-	0,636
cT (TNM)	-	0,854
CN+ (TNM)		0,763
Transfusão intra-operatória		0,854
Diferenciação do tumor na biopsia	-	0,671
N+		
Ligadura do portal	-	0,719
Tipo de ressecção		
Tumor primário	-	0,057
Metástases	-	0,926
Número de ressecções		0,212
Fixação	-	0,085
Tempo de funcionamento	-	0,988
Incidentes intra-operatórios (Oslo)	-	**0,010**
Conversão	-	0,854
Internamento pós-operatório	-	**0,020**
Permanecer nos cuidados intensivos	-	**0,036**
Número de dias nos cuidados intensivos	-	**0,020**

d) Reincidência :

Tabela 76 Análise univariada para recorrência.

Variável	Rácio de risco	*p*
Género	0,607	0,406
Idade (≤65 />65)	0,698	0,523
IMC (<25/≥25)	0,607	0,406
Comorbilidades ASA	1,979	0,301
Cirurgia abdominal anterior	1,270	0,624
Elevada taxa de ACE	2,528	0,251
Elevado 19,9 Taxa AC	1,714	0,399
Primitivo (cólon/reto)	0,692	0,475

Localização das metástases		0,214
Metástases (únicas/múltiplas)	0,903	0,594
Unilobar/bilobar	2,743	0,190
Tamanho da metástase	-	0,323
Todos os laparoscópicos	1,167	0,656
Cirurgia híbrida	0,789	0,525
Cirurgia de down staging	2,083	0,320
Tratamento neoadjuvante	0,519	0,410
Quimioterapia pré-operatória	0,696	0,477
Número de cursos de quimioterapia	-	0,542
Radioterapia pré-operatória	0,821	0,601
Diferenciação do tumor na biopsia	-	0,716
cT (TNM)	0,552	0,545
cN+ (TNM)	**7,250**	**0,032**
Ligadura do portal	1,929	0,410
Tipo de ressecção		
Tumor primário	-	0,499
Metástases	-	0,211
Número de ressecções	-	0,609
Tempo de funcionamento	-	0,612
Incidentes (Oslo)	-	0,733
Transfusão intra-operatória	-	0,455
Tamanho do tumor primário	-	0,749
Tipo histológico	-	0,278
Ressecção R0 / R1	0,625	0,575
pT (TNM)		0,365
pN+ (TNM)	**4,250**	0,088
Conversão	0,757	0,455
Morbidade	0,689	0,523
Fístula anastomótica	3,750	0,404

14. **Análise multivariada :**

A análise multivariada para identificar os factores que influenciam a morbilidade na nossa série foi efectuada através de um modelo de regressão de Cox, após agrupamento das variáveis cujo valor de *p* foi ≤ 0,05 na análise univariada.

a) Para a morbilidade global :

Tabela 77 Análise multivariada da morbilidade global.

Variável	Análise univariada (valor *p)*	Análise multivariada *(*valor *p)*
Anemia	0,039	**0,046**
Tratamento neoadjuvante	0,039	0,755
Quimioterapia pré-operatória	0,027	0,065
Incidentes intra-operatórios	0,045	0,141
Número de ressecções	0,035	**0,018**

b) Para uma morbilidade ligeira :

Tabela 78 Análise multivariada para morbilidade ligeira.

Variável	Análise univariada (valor *p)*	Análise multivariada *(*valor *p)*
Anemia	0,016	0,120
Tratamento neoadjuvante	0,016	0,599
Quimioterapia pré-operatória	0,007	0,079
Fixação	0,025	0,997
Internamento pós-operatório	0,006	**0,041**

c) Para a morbilidade grave :

Tabela 79 Análise multivariada para morbilidade grave.

Variável	Análise univariada (valor *p)*	Análise multivariada *(*valor *p)*

Número de tratamentos pré-operatórios	0,008	0,996
Incidentes intra-operatórios	0,010	0,998
Permanecer nos cuidados intensivos	0,036	0,997
Número de dias nos cuidados intensivos	0,020	0,997

B. Braço de controlo :

1. Estudo comparativo :

Durante o mesmo período do nosso estudo, 74 doentes foram tratados por laparoscopia no nosso departamento para ressecção colorrectal isolada (sem qualquer procedimento hepático associado). 40 destes doentes foram selecionados com base nos seguintes critérios

Critérios de inclusão :

1. Idade > 18 anos e < 80 anos.
2. adenocarcinoma ressecável do reto ou do cólon.
3 Testes hematológicos, hepáticos e renais normais.
Índice de Karnofsky ≥ 70, índice de desempenho da OMS ≤ 2.
5 Consentimento informado.
6. Operados pelo mesmo cirurgião (no braço experimental).

Trinta e quatro doentes foram excluídos por não cumprirem os critérios de idade, por terem sido operados por outro cirurgião ou porque o estudo anatomopatológico final não revelou um adenocarcinoma.

a) Caraterísticas gerais do braço da cirurgia laparoscópica colorrectal isolada :

Quadro 80 - Caraterísticas gerais do braço de controlo.

	Cirurgia colorectal laparoscópica = 40
Género (M/F)	17/23
Idade	60,28 ± 13,6
IMC	24,83 ± 3,99

Grau ASA	
ASA I	19 (47,5)
ASA II	20 (50)
ASA III	01 (2,5)
Localização do tumor	
Rectum	25 (62,5)
Sigmoide	11 (27,5)
Cólon esquerdo	01 (2,5)
Cólon direito	03 (7,5)
Radioterapia neoadjuvante	18 (45)
Tipo de ressecção	
Ressecção anterior	21 (52,5)
Ressecção segmentar	09 (22,5)
Amputação	03 (7,5)
abdominoperineal	02 (5)
O discurso de Hartmann	03 (7,5)
Colectomia direita	02 (5)
Colectomia subtotal	
TNM	
T1	1 (2,5)
T2	4 (10)
T3	35 (87,5)
N+	36 (90)

b) Resultados da cirurgia no braço da cirurgia laparoscópica colorrectal isolada

Tabela 81 Resultados da cirurgia no braço de controlo.

	cirurgia colorectal laparoscópica = 40
Tempo de funcionamento	274 ± 63,62 min
Conversão	4 (10)
Clavien I II	9 (22,5)
Clavien III IV	4(10)
Fístula anastomótica	4(10)
Internamento pós-operatório	5,48 ± 2,81
Transfusão intra-operatória	0

Mortalidade	0

c) Comparação da população nos dois braços do estudo :

Tabela 82 Caraterísticas dos doentes e da cirurgia nos dois braços.

	Braço de controlo = 40	**Braço experimental = 40**	**valor *p***
Género (M/F)	17/23	23/17	0,132
Idade	60,28 ± 13,6	59,08 ± 11,28	0,669
IMC	24,83 ± 3,99	24,05 ± 4,06	0,392
Grau ASA			0,490
ASA I	19 (47,5)	23 (57,5)	
ASA II	20 (50)	15 (37,5)	
ASA III	01 (2,5)	02 (5)	
Localização do tumor			0,184
Rectum	25 (62,5)	16 (40)	
Sigmoide	11 (27,5)	16 (40)	
Cólon esquerdo	01 (2,5)	4 (10)	
Cólon direito	03 (7,5)	4 (10)	
Radioterapia neoadjuvante	18 (45)	10 (25)	0,061
Tipo de ressecção			0,221
Ressecção anterior	21 (52,5)	14 (35)	
Ressecção segmentar	09 (22,5)	13 (32,5)	
Amputação	03 (7,5)	02 (5)	
abdominoperineal	02 (5)	00 (0)	
O discurso de Hartmann	03 (7,5)	04 (10)	
Colectomia direita	00 (00)	04 (10)	
Colectomia esquerda	02 (5)	02 (5)	
Colectomia subtotal	00 (00)	01 (2,5)	
Colectomia total			
TNM			0,549
T1	1 (2,5)	0 (0)	
T2	4 (10)	3 (7,5)	
T3	35 (87,5)	37 (92,5)	
N+	36 (90)	35 (87,5)	0,500

Tabela 83 Comparação dos resultados cirúrgicos nos dois braços.

	Braço de controlo = 40	**Braço experimental = 40**	**valor *p***
Tempo de funcionamento	274 ± 63,62 min	323 ± 52,6	< 0.0005
Conversão	4 (10)	3 (7,5)	0,500
Morbilidade global	13 (32,5)	11 (27,5)	0,606
Clavien I II	9 (22,5)	9 (22,5)	1,000
Clavien III IV	4(10)	2 (5)	0,338

Fístula anastomótica	4(10)	2 (5)	0,338
Transfusão intra-operatória	0 (0)	3 (7,5)	0,120
Internamento pós-operatório	5,48 ± 2,81	5,10 ± 2,58	0,537

d) Factores de morbilidade global nos dois braços do estudo N=80 :

Análise multivariada dos factores preditivos de morbilidade global em toda a população do estudo, incluindo os dois braços.

Tabela 84 Análise multivariada para a morbilidade global em ambos os braços.

Variável	Análise multivariada (valor *p)*
Sexo feminino	**0,016**
Idade > 65 ANOS	**0,045**
Internamento pós-operatório	**0,006**

C. Resumo dos resultados :

Durante os 41 meses do nosso estudo, foram criados dois braços.
Um braço experimental, denominado braço de cirurgia laparoscópica simultânea, e um braço de controlo, denominado braço de cirurgia laparoscópica colorrectal isolada.
No braço experimental, 50 pacientes preencheram os critérios de inclusão. Dez doentes foram excluídos secundariamente, pelo que a análise se baseou em 40 doentes.
No braço de controlo, 40 doentes preencheram os critérios de inclusão.
No braço experimental, a média de idades foi de 59,08 anos, com um rácio de sexo de 1,35. O tumor primário era do cólon em 60% dos casos e do reto em 40%. O HM era único em 42,5% dos doentes. A cirurgia híbrida foi efectuada em 60% dos doentes, a cirurgia down-staging em 22,5% e a cirurgia totalmente laparoscópica em 10%. A taxa de conversão foi de 7,5%. Os factores associados à conversão foram o grau de gravidade do incidente intra-operatório de acordo com os graus da classificação de Oslo (p = 0,044) e o grau de infiltração parietal no estudo anatomopatológico (p = 0,011).
O tempo médio de operação foi de 323 minutos para o procedimento completo, 221,8 minutos para a secção colorrectal e 101,2 minutos para a secção hepática. O tempo de operação para a cirurgia híbrida foi mais longo do que para os outros

procedimentos (p = 0,017). A duração da cirurgia de down staging foi a mais curta dos diferentes procedimentos (p = 0,041).

Após a ligadura do portal, 5/6 doentes apresentaram um aumento significativo do futuro fígado remanescente; o ganho médio de volume do futuro fígado remanescente foi de 59,48%.

Foi posteriormente efectuada uma hepatectomia major em todos os 6 doentes (sem desistências).

Ocorreu um incidente intra-operatório em 25% dos doentes (Oslo Grau 1 em 10%, Oslo Grau 2 em 15%). A ocorrência de um incidente intra-operatório foi estatisticamente associada à presença de comorbilidades (p = 0,049). A ocorrência de um incidente grave (Oslo 2) foi associada a uma cirurgia abdominal prévia, especialmente se a incisão anterior fosse uma incisão na linha média (p = 0,013).

Para o tumor primário, 95% das ressecções foram R0. Para a ressecção de metástases hepáticas, a taxa de ressecção R0 foi de 92,8% em relação ao número de peças analisadas e de 90% em relação ao número de doentes.

O número médio de gânglios linfáticos removidos no curativo foi de 15,55. Os doentes que tinham recebido quimioterapia no pré-operatório tinham significativamente menos gânglios linfáticos removidos (13,31 vs 21,45) (p = 0,034).

A morbilidade global aos 30 dias foi de 27,5%, representada principalmente por uma morbilidade ligeira em 22,5% da população total do estudo e 81,82% dos doentes que apresentaram uma complicação.

Apenas na análise multivariada, a anemia (p = 0,046) e o número de ressecções hepáticas (p = 0,018) foram factores independentes de morbilidade.

A mortalidade pós-operatória aos 30 dias foi nula.

O tempo médio de internamento pós-operatório foi de 5,1 ± 2,58 dias.

O período médio de seguimento dos doentes foi de 15 meses, com uma mediana de 12,5 meses e extremos que variaram entre 2 meses e 41 meses.

Durante este período, 9 doentes tiveram uma recorrência (22,5%), com um tempo médio até à recorrência de 13,55 meses.

Todos os doentes do nosso estudo estavam vivos na altura do ponto.

A sobrevivência média livre de recorrência foi de 28,91 meses. A mediana da sobrevida livre de recidiva foi de 27 meses. Apenas uma variável foi associada à recorrência: a classificação N+ cTNM (p = 0,032).

As populações dos dois braços eram comparáveis de acordo com as seguintes variáveis: idade, sexo, grau ASA, radioterapia neoadjuvante, localização do tumor primário, tipo de ressecção colorrectal e estádio T e N do tumor primário.

Não houve diferença entre os dois grupos na morbilidade global (p = 0,606), morbilidade ligeira (p = 1,000) e morbilidade grave (p = 0,338).

A análise dos factores de risco de morbilidade em toda a população (em ambos os braços) não revelou que a pertença a um ou outro grupo influenciasse a ocorrência de mais complicações.

Entre os dois braços, não houve diferença na taxa de conversão (p = 0,500), na taxa de fístula (p = 0,338), na taxa de transfusão intra-operatória (p = 0,120) e na permanência pós-operatória (p = 0,537).

O tempo de operação foi maior no braço de cirurgia simultânea, com uma diferença altamente significativa ($p < 0{,}0005$).

VIII. Discussão:

A. Epidemiologia e caraterísticas dos doentes:

Na nossa série, o grupo etário mais afetado situa-se entre os 60 e os 70 anos, com 18 doentes (45% do total) e uma mediana de idade de 62,5 anos (32-79 anos). É de salientar que 3 doentes (7,5% do total) tinham menos de 40 anos de idade e, portanto, metastizaram numa idade jovem, o que indica a agressividade da doença.

O rácio entre os sexos foi de 1,35 (predominantemente masculino).

S.Ferretti (35) na maior série multicêntrica publicada até à data sobre os resultados da abordagem laparoscópica simultânea no tratamento do cancro colorrectal com metástases hepáticas síncronas, incluiu 142 doentes, com uma mediana de idade de 66 anos (32-85) e um rácio de sexo de 0,86 (predominantemente feminino). Garritano (37) na sua revisão sistemática desta abordagem minimamente invasiva, incluiu 150 doentes de 20 publicações diferentes, com uma mediana de idade de 60 anos (31 a 88 anos); não referiu o sexo dos doentes.

Lupinacci (34) na sua revisão sistemática que precedeu a de Garritano, relatou uma população de 39 pacientes sem fornecer pormenores demográficos. Na sua meta-análise, Chen (14) que comparou estratégias (simultâneas e sequenciais) no tratamento do CCRMHS, relatou os resultados demográficos de 14 estudos incluindo 2204 pacientes metastáticos, que estão resumidos na tabela seguinte:

Quadro 85 Idade mediana dos doentes incluídos na meta-análise de Chen et al (14).

First author	Year	Country	Study type	Simultaneous resection		Staged resection		Quality score
				Patients	Age	Patients	Age	
Capussotti et al.	2007	Italy	Retro	70	64.9	57	60	8
Chua et al.	2004	America	Retro	64	63	32	61	8
Jaeck et al.	1999	France	Retro	28	56	31	60	6
Martin et al.	2003	America	Retro	134	64	106	61	8
Martin et al.	2009	America	Retro	70	58	160	61	8
Reddy et al.	2007	America	Retro	135	57	475	58	8
Slupski et al.	2009	Poland	Retro	28	59.4	61	60.2	7
Tanaka et al.	2004	Japan	Retro	39	64	37	65	8
Thelen et al.	2007	German	Retro	40	60.5	179	59.7	7
Turrini et al.	2007	France	Retro	57	60	62	59	9
Vassiliou et al.	2007	Greece	Retro	25	63	78	61	7
Vogt et al.	1991	German	Retro	19	NR	17	NR	6
Weber et al.	2003	France	Retro	35	58	62	60	8
Yan et al.	2007	Australia	Retro	73	60	30	59	8

Retro retrospective, *NR* not recorded

A idade média nestes estudos variava entre 56 e 65 anos.

Mais de metade (57,5%) dos nossos doentes não apresentavam comorbilidades e foram classificados como ASA I pela Sociedade Americana de Anestesiologistas.

Todos estavam em bom estado geral no momento da inclusão e foram classificados como 0 de acordo com o status de desempenho da OMS.
Entre os doentes com comorbilidades, a hipertensão arterial (HA) estava presente 10 vezes e a diabetes 9 vezes, estando estas duas patologias associadas em 7 doentes.
Dois factores relacionados com o terreno poderiam influenciar a dificuldade da nossa abordagem cirúrgica laparoscópica: IMC elevado e antecedentes de cirurgia abdominal.
Dezassete doentes (42,5%) tinham excesso de peso (IMC ≥ 25), enquanto 3 doentes (7,5%) eram obesos (IMC ≥ 30).
Após análise estatística, o IMC elevado não foi um fator de risco para morbilidade (p = 0,305) ou conversão (p = 0,260) na nossa série.
A cirurgia abdominal prévia não foi um fator de morbilidade (p = 0,514).
Doze doentes, ou seja, 30% da nossa série, tinham antecedentes de cirurgia abdominal, o que não considerámos ser uma contraindicação para a abordagem laparoscópica.
A extensão das aderências pós-operatórias causadas pela primeira operação estava, de facto, relacionada com o tipo de cirurgia, pelo que, se houvesse antecedentes de colecistectomia laparoscópica, apendicectomia por via de McBurney ou colostomia por via electiva, a nossa abordagem laparoscópica era quase equivalente a uma abordagem a um abdómen virgem, uma vez que havia poucas aderências, Por outro lado, no caso de uma incisão mediana prévia (incisão xifo-púbica), foi necessário ter cuidado ao introduzir o primeiro trocarte (laparoscopia aberta), uma vez que foi necessário um tempo adicional de adesiólise laparoscópica, com o risco de lesões viscerais (ver vídeo 2). A ocorrência de um incidente grave, grau 2 da classificação de Oslo, foi estatisticamente correlacionada (p = 0,013) com a história de uma incisão mediana, enquanto a história de cirurgia abdominal não foi um fator de risco para incidentes intra-operatórios (p = 0,095) ou conversão (p = 0,704).

B. Diagnóstico:

1. Clínica :

Na nossa série, os sinais apresentados estavam relacionados com o tumor primário e não com a doença metastática hepática. Os sinais clínicos associados à extensão hepática são frequentemente tardios e indicam metástases irressecáveis.
Todos os nossos doentes eram sintomáticos; nenhum doente foi incluído após um diagnóstico efectuado no âmbito do rastreio.
Os sintomas começaram, em média, 4,6 ± 2,4 meses antes do diagnóstico, sendo os sintomas mais frequentes o corrimento rectal e os problemas intestinais.
A anemia foi um sinal da doença em 10% dos doentes e teve um impacto negativo na morbilidade global (fator de mau prognóstico) (p = 0,001).
Nenhum doente foi rejeitado para cirurgia ou abordagem laparoscópica após o exame físico, devido, por exemplo, a extensão à distância (gânglio linfático de

Troisier), ascite, uma massa abdominal fixa, um estado geral alterado OMS ≥ 2, uma grande ventração, etc.

2. **Endoscopia inferior :**

Foi sistemático, combinado com biópsia, e levou ao diagnóstico de cancro colorrectal primário em todos os casos. (52).

Foi possível efetuar uma colonoscopia total (tumor não estenosante) em 22 doentes.

No caso de um tumor estenosante intransponível, a colonoscopia foi sistematicamente efectuada no pós-operatório. As colonoscopias foram realizadas em apenas 10 doentes no pré-operatório e não revelaram lesões sincrónicas em todos os casos.

3. **Imagiologia:**

No caso de um tumor primário do reto, a RM pélvica foi sistematicamente incluída na avaliação da extensão local e loco-regional, para além do exame digital do reto.

A ecografia endorrectal não foi incluída na extensão do trabalho para tumores do reto, porque este exame se destina a tumores pequenos, para diferenciar entre tumores T1 e T2 e também para a avaliação de tumores T1 antes da excisão local. (129). Na nossa série, 87,5% dos tumores do reto foram classificados como T3.

A RM pélvica foi utilizada para localizar o tumor, efetuar o estadiamento T e N e especificar a margem de ressecção circunferencial e as relações esfincterianas.

Foram registadas lesões falsas-positivas em cinco ocasiões, três na TAC (lesões angiomatosas após estudo anatomopatológico, inicialmente descritas como metástases hepáticas e que se associaram a outras lesões metastáticas sem consequências para a conduta) e duas na RM (lesões inicialmente descritas como metastáticas e depois como lesões quísticas na reavaliação após o fim do tratamento neoadjuvante), o que nos levou a alterar a estratégia terapêutica (cirurgia laparoscópica do tumor primário isolado). Estes dois doentes foram excluídos do estudo. A monitorização posterior das lesões confirmou a sua natureza cística.

Na literatura, foram avaliadas a sensibilidade e a especificidade dos vários exames morfológicos na deteção de metástases hepáticas, Floriani et al. (130) após uma revisão de 6030 artigos e uma avaliação de 25 estudos específicos, estimaram a sensibilidade da ecografia em 63 - 97,6 %, da TC em 74,8 - 95,6 %, da RM em 81,1 - 97,2 % e da FDG-PET em 93,8 - 98,7 %.

A especificidade da ecografia foi de 97,6% (95,6-99,5), da TC 95,6% (93,4-97,8), da RM 97,2% (94,5-99,9) e do FDG-PET 98,7% (97,2-100).

Na prática, a TAC TAP foi realizada de forma sistemática e a RMN do fígado foi efectuada a pedido.

Os exames PET fornecem informações importantes, nomeadamente sobre as metástases intra-abdominais e extra-hepáticas (52). A sua utilização deve ser discutida na PCR.

Solicitámo-la num único doente que apresentava uma suspeita de recidiva sob a forma de um único nódulo peritoneal na PET. A PET confirmou a natureza metastática deste nódulo único, sem outras localizações noutros locais. O nódulo (implante epiploico) foi ressecado por laparoscopia e o diagnóstico foi confirmado pela anatomia patológica.

4. Biologia:

Os exames biológicos efectuados no pré-operatório no âmbito da avaliação do doente detectaram um nível de hemoglobina (Hb < 10 g/dl) em 5 doentes (12,5%), uma perturbação do equilíbrio hepático em dois doentes (5%) (citólise ligeira num doente, colestase anictérica noutro) que tinham recebido quimioterapia neoadjuvante.
Todos os doentes tinham um hemograma normal.
Os níveis de glucose no sangue eram > 1,40 g/l em 5 dos 10 doentes diabéticos da série. A hemoglobina glicada estava elevada em dois doentes, apesar dos níveis corretos de glicose no sangue.
Os níveis de albumina eram <35 g/l em 7 doentes (17,5%).
Em cada ocasião, os resultados biológicos foram utilizados para orientar as medidas a tomar para preparar os pacientes, em coordenação com os médicos dos cuidados intensivos (decisão sobre transfusão pré-operatória, ferro injetável, administração de albumina, início de insulina regular, etc.).
Os testes biológicos efectuados no pré-operatório podem também fazer parte da avaliação da doença, como é o caso dos marcadores tumorais ACE e CA 19.9, que são sistematicamente solicitados antes do início do tratamento e durante a monitorização pós-operatória.
Os níveis de CEA estavam elevados (> 5µg/l) em 25 doentes (62,5%), os níveis de CA 19.9 estavam elevados (> 37 U/l) em 10 doentes (25%) e uma combinação de níveis elevados de ambos os marcadores foi encontrada em 9 doentes.
Estes resultados levam-nos a questionar o ensaio CA 19.9, uma vez que praticamente sempre que os níveis de CA 19.9 estão elevados, os níveis de CEA também estão elevados, embora o inverso não seja verdadeiro.
Tanto mais que, nas recomendações do TNCD de 2019 (52) o ensaio ACE é uma recomendação de grau C sem qualquer menção ao ensaio CA 19.9.

C. Estratégia:

A fraca sobrevivência a longo prazo dos doentes com MHSCCR tratados com uma estratégia convencional levou a questões sobre o momento e a sequência de possíveis intervenções terapêuticas. Atualmente, existem quatro estratégias terapêuticas possíveis:
(1) A abordagem primária do tumor primário (abordagem clássica), que envolve a ressecção do tumor colorrectal primário seguida de quimioterapia. Uma ressecção hepática subsequente é realizada 3-6 meses após a ressecção colorrectal (desde que as metástases hepáticas ainda sejam ressecáveis).
(2) Ressecção simultânea do tumor colorrectal primário e das metástases hepáticas numa única operação (abordagem combinada) em doentes selecionados.
(3) Fígado primeiro "fígado primeiro" (ou quimioterapia primeiro) esta abordagem envolve quimioterapia pré-operatória (3-6 ciclos) seguida de ressecção hepática,

depois quimioterapia entretanto seguida de ressecção do tumor colorrectal primário (é adequada para doentes com tumor primário assintomático e metástases hepáticas inicialmente potencialmente ressecáveis).
(4) Hepatectomia inicial, que envolve a ressecção hepática inicial seguida de quimioterapia de intervalo e, em seguida, a ressecção colorrectal seguida de quimioterapia. (Esta estratégia pode ser proposta a doentes com um tumor primário assintomático e metástases hepáticas inicialmente ressecáveis).

A razão de ser da abordagem primária é dupla: os tumores colorrectais primários são vistos como uma fonte provável de metástases subsequentes e também como a fonte dos sintomas. A principal vantagem desta estratégia é que evita as potenciais complicações associadas ao tumor primário e reduz o risco de potencial progressão do tumor colorrectal durante uma abordagem inversa (cirurgia hepática ou quimioterapia inicial). Por outro lado, a principal desvantagem desta abordagem é o risco de progressão de metástases hepáticas que podem tornar-se irressecáveis no intervalo após a ressecção do tumor primário (particularmente em doentes que sofreram uma complicação pós-operatória após a ressecção colorrectal).
Devido à progressão frequente das metástases hepáticas, apenas alguns doentes beneficiam da estratégia sequencial clássica. Em 2012, uma análise baseada no LiverMetSurvey revelou que menos de 30 % dos doentes seguiram o plano de tratamento completo da estratégia "tumor colorrectal primeiro" (da ressecção do tumor primário à ressecção hepática) (131). Pelo contrário, a estratégia inversa permite completar o plano de tratamento em quase 80% dos doentes (132).

A estratégia de ressecção simultânea foi proposta para evitar atrasar a cirurgia de ressecção da doença hepática metastática. A principal vantagem desta estratégia é a remoção de ambos os locais do tumor numa única operação, seguida de quimioterapia sistémica com um atraso mínimo. Por outro lado, a principal desvantagem desta estratégia é o risco de aumento da morbilidade pós-operatória e, possivelmente, da mortalidade. Risco de complicações hepáticas infecciosas (devido à contaminação bacteriana da ressecção colorrectal), risco de complicações anastomóticas (devido a uma função hepática deficiente).
Vários estudos têm demonstrado que uma taxa de morbilidade e mortalidade razoável pode ser alcançada se a ressecção colorrectal for combinada com uma hepatectomia menor. Numa revisão sistemática que avaliou ressecções simultâneas em várias séries, a morbilidade pós-operatória variou entre 5% e 48% quando foram realizadas hepatectomias minor e entre 33% e 55% quando foram realizadas hepatectomias major. (133).
A ressecção simultânea é mais adequada para pacientes selecionados; muitos autores recomendam considerar a ressecção simultânea apenas se uma das duas ressecções cirúrgicas for menor. É razoável realizar uma ressecção rectal em simultâneo com uma hepatectomia menor (<3 segmentos), ou realizar ressecções hepáticas (≥ 3 segmentos) em simultâneo com uma ressecção do cólon direito. No entanto, as hepatectomias só devem ser realizadas por uma equipa hepatobiliar

experiente. O estado de saúde geral e as comorbilidades dos doentes devem ser tidos em consideração (134).

Esta estratégia de tratamento inverso foi introduzida pela primeira vez por Mentha et al. em 2008 (132). Envolve uma quimioterapia pré-operatória inicial (3-6 ciclos) seguida de ressecção hepática e, em seguida, ressecção do tumor colorrectal primário.
O prognóstico dos doentes com cancro colorrectal em estádio IV é determinado principalmente pela possibilidade de cura das metástases hepáticas e não pelo tumor primário ou pelas suas potenciais complicações.
As vantagens da abordagem que privilegia a quimioterapia são as seguintes: aplicação precoce do tratamento sistémico; redução do risco de progressão das metástases hepáticas; e possibilidade de reduzir o tamanho das metástases hepáticas ou, melhor ainda, de converter metástases hepáticas irressecáveis em metástases ressecáveis.
Uma vez que o cancro colorrectal em estádio IV se apresenta como uma doença sistémica, parece razoável oferecer quimioterapia o mais cedo possível após o diagnóstico. Além disso, pensa-se que os doentes com metástases hepáticas síncronas têm tumores mais agressivos com uma biologia do cancro menos favorável.
Ao utilizar a quimioterapia inicialmente, o tratamento sistémico eficaz não é atrasado pela cirurgia colorrectal e pelas suas possíveis complicações pós-operatórias.
Em teoria, outro possível benefício da quimioterapia pré-operatória é a eliminação da doença micrometastática e a erradicação das células cancerígenas adormecidas.
A estratégia inversa é mais adequada para doentes com um tumor primário assintomático e doença metastática hepática avançada.
Hepatectomia inicial: a sequência comum da estratégia de hepatectomia inicial inclui a ressecção hepática, a quimioterapia de intervalo, a ressecção colorrectal e depois a quimioterapia adjuvante. Esta estratégia foi inicialmente proposta por Grundmann et al em 2008 para doentes com tumor colorrectal assintomático e metástases hepáticas síncronas ressecáveis (134).
Esta estratégia evitaria as principais desvantagens da quimioterapia pré-operatória, incluindo a toxicidade hepática, as lesões em falta (metástases em falta) e o risco de progressão do tumor. Além disso, a quimioterapia aumenta o risco de toxicidade sistémica, hemorragia pós-operatória e infeção (ao induzir neutropenia).

A escolha de uma ou outra destas estratégias em doentes com cancro colorrectal com metástases hepáticas síncronas depende de vários parâmetros, incluindo o estado de desempenho do doente, as comorbilidades e o estádio do tumor. É necessário estabelecer um plano de tratamento individual para cada doente numa reunião de consulta multidisciplinar que inclua cirurgiões colorrectais e hepatobiliares experientes.

A estratégia clássica (abordagem primária do tumor primário) é mais adequada para doentes com um tumor primário sintomático e metástases hepáticas síncronas.
A avaliação da viabilidade da abordagem simultânea deve ser reservada para doentes com uma extensão limitada de doença metastática hepática, quando se prevê um procedimento de ressecção menor.
Nos doentes com metástases irressecáveis ou nos que se encontram no limite da ressecabilidade, deve ser preferida a primeira abordagem de quimioterapia.
Nos doentes com metástases ressecáveis, é possível efetuar uma hepatectomia inicial.

Nenhuma das estratégias de tratamento acima referidas parece ser inferior às outras (135). No entanto, a estratégia terapêutica óptima ainda não é clara devido à evidência limitada. É necessário criar um plano de tratamento individual para cada doente com metástases hepáticas síncronas em reuniões de consulta multidisciplinares, avaliando todas as estratégias com o objetivo de evitar complicações cirúrgicas desnecessárias e melhorar o prognóstico.

No início dos anos 90, considerava-se que a cirurgia simultânea estava associada a uma maior morbilidade e a um pior prognóstico do que a cirurgia sequencial (15).
A publicação de séries mais recentes demonstrou que a abordagem simultânea era exequível e segura, tendo os mesmos resultados a curto e longo prazo que a cirurgia sequencial em doentes selecionados (136,137) .
Isto levou os autores a comparar as duas estratégias em populações de pacientes maiores, em particular a meta-análise de Chen (14) que incluiu 2204 doentes de 14 publicações comparativas, a abordagem simultânea teve a vantagem (diferença significativa) de uma estadia hospitalar mais curta e uma redução da morbilidade. As taxas de sobrevivência a 1, 3 e 5 anos não foram diferentes das do grupo de cirurgia sequencial.
Concluiu-se que a abordagem simultânea era a abordagem de eleição para determinados doentes selecionados. Esta selecção de doentes pelos autores na escolha da estratégia foi considerada um viés na interpretação dos resultados desta metanálise, especialmente porque não houve estudos aleatórios incluídos nesta análise; os 14 estudos foram retrospectivos. Os doentes elegíveis para cirurgia concomitante foram os ″menos graves″ em termos de doença metastática hepática.
Outra meta-análise publicada mais recentemente por Li (138)que incluiu 2.724 doentes de 19 estudos comparativos (não aleatórios), chegou às mesmas conclusões que a anterior, com um tempo de internamento mais curto e menor morbilidade para a cirurgia simultânea. A sobrevivência a 1, 3 e 5 anos foi semelhante nos dois grupos. Não houve diferença entre os dois grupos em termos de mortalidade, perda de sangue ou taxa de recorrência. No entanto, o autor apontou para o mesmo viés de seleção no grupo da cirurgia simultânea.

É evidente que a cirurgia simultânea se destina a doentes selecionados, de modo a obter os bons resultados relatados na literatura.

Um dos elementos de seleção é a extensão da ressecção hepática planeada, uma vez que Reddy et al. (21) numa análise multi-institucional, mostraram que, em comparação com uma abordagem sequencial, a ressecção síncrona resultava numa estadia hospitalar mais curta e numa menor morbilidade para hepatectomias menores, mas a morbilidade era mais elevada quando se realizavam hepatectomias maiores (36,1% vs. 17,6%).

Por conseguinte, a cirurgia simultânea parece ser uma opção atractiva para os doentes que não necessitam de uma ressecção hepática importante e que têm um tumor colorrectal primário sem complicações.

O objetivo do nosso estudo foi avaliar a cirurgia laparoscópica no tratamento da MHSCCR utilizando uma estratégia combinada. Um dos critérios de seleção dos doentes foi a pequena extensão planeada da ressecção hepática.

Os nossos doentes eram elegíveis para cirurgia simultânea ou down-staging, em termos de estado geral, uma vez que eram todos OMS 0, e em termos de comorbilidades, que estavam controladas.

A estratégia foi inicialmente discutida na PCR e, embora todos os doentes da nossa série fossem candidatos a cirurgia combinada, a sequência terapêutica foi estabelecida caso a caso.

Várias sequências eram possíveis, dependendo da localização do tumor primário (cólon ou reto), da natureza ressecável ou potencialmente ressecável das metástases hepáticas e da sua extensão, levando à discussão da cirurgia em dois estádios (realizada em 9 doentes da série).

A localização do tumor primário foi um fator importante na decisão, uma vez que 10 dos 16 doentes com tumor rectal tinham indicação para radioterapia neoadjuvante. O tratamento neoadjuvante na doença metastática não deve atrasar o tratamento da doença hepática secundária, razão pela qual optámos por um curso curto de radioterapia com cirurgia imediata sempre que possível.

O protocolo curto foi administrado em 8 pacientes (80%), e a cirurgia foi imediata em 5 pacientes. A cirurgia foi adiada em três doentes por razões diversas:

- Toxicidade da quimioterapia administrada imediatamente antes da radioterapia.
- Cumprimento do prazo de prescrição de um agente anti-angiogénico (Bevacizumab) imediatamente antes da radioterapia.
- Organizacional.

O adiamento da cirurgia nestes três doentes não foi deletério, uma vez que na reavaliação não se verificou progressão das metástases, numa doença metastática hepática inicialmente limitada (nódulo único em dois doentes, dois nódulos num doente).

Dois doentes tinham sido submetidos a RCC para tumores do reto médio e inferior associados a uma única pequena metástase que era imediatamente ressecável.

A natureza não sintomática do tumor primário foi um critério importante na escolha da estratégia combinada. No entanto, na nossa série, 4 doentes apresentaram uma síndrome oclusiva durante a quimioterapia e foram submetidos a cirurgia de emergência, tendo sido realizada uma colostomia a montante em cada ocasião (por via mediana em duas ocasiões e por via electiva em duas ocasiões); este procedimento abdominal não foi considerado uma contraindicação para a nossa abordagem laparoscópica subsequente durante o procedimento de ressecção.

O segundo fator de decisão foi a classificação das metástases hepáticas, o seu número, tamanho e localização.
No caso de metástases ressecáveis, a quimioterapia perioperatória foi administrada antes da cirurgia e, no caso de tumores do reto, esta quimioterapia foi administrada pouco antes da radioterapia.
No caso de uma única metástase pequena < 2 cm, a cirurgia foi efectuada imediatamente ou após a radioterapia, se esta estivesse indicada.
No caso de metástases potencialmente ressecáveis, foi adicionada à quimioterapia uma terapia direcionada de acordo com o estado do RAS. Dezoito doentes tinham recebido terapêutica dirigida antes da cirurgia, dos quais 11 tinham recebido terapêutica anti-angiogénica e 7 terapêutica anti-EGFR.
No caso de metástases bilobares e quando se optou por uma hepatectomia em duas fases, foi iniciada a quimioterapia combinada com terapêutica dirigida, seguida de uma primeira fase cirúrgica conhecida como "down staging", que combina a ressecção do tumor primário com uma fase hepática que pode ser apenas um procedimento de ressecção, apenas uma ligadura do portal ou uma combinação dos dois.
Um segundo período hepático foi programado algumas semanas mais tarde, quer para aguardar a hipertrofia hepática, quer simplesmente para a reabilitação. Durante este período de espera, foi administrada quimioterapia.

O terceiro fator de decisão é o estado geral do doente, que é regularmente reavaliado durante as consultas de oncologia, de cirurgia ou de anestesia.
Adiámos a cirurgia de um doente com um tumor do reto com metástases hepáticas de segmento III único, após radioterapia breve, devido a uma alteração do estado geral e a perturbações biológicas.
As diferentes sequências terapêuticas adoptadas nos nossos doentes estão resumidas na Tabela 86.

Quadro 86 As diferentes sequências terapêuticas.

Sequência terapêutica	Número	Percentage m
Cirurgia desde o início	06	15%
TC+TC e depois cirurgia	17	42,5%
TC perioperatória seguida de cirurgia	07	17,5%

TAC, depois RT curta, depois cirurgia imediata	03	7,5%
RT curta seguida de cirurgia imediata	02	5%
O CCR adiou então a cirurgia	02	5%
TC+TC depois RT curta depois cirurgia atrasada	01	2,5%
TAC, depois RT curta, depois cirurgia diferida	01	2,5%
RT curta e depois cirurgia atrasada	01	2,5%
Total	40	100 %

D. Abordagem :

Um dos pré-requisitos para uma cirurgia digestiva bem sucedida é uma boa exposição do campo operatório.
Na cirurgia convencional, a exposição depende do tipo e do comprimento da incisão, do morfotipo do doente e da utilização de retractores e válvulas.

Na cirurgia colorrectal, são frequentemente necessárias grandes incisões medianas, uma vez que a operação envolve diferentes compartimentos abdominais, por vezes longe do local do tumor (por exemplo, mobilização do ângulo do cólon esquerdo para a ressecção de um tumor rectal). Estas incisões medianas não estão isentas de morbilidade precoce ou tardia. A perda imediata da capacidade respiratória no pós-operatório e o risco de evisceração e de ventração são apenas alguns exemplos.
Na cirurgia do fígado, pelo contrário, são preferidas as incisões transversais, nomeadamente sob a costela direita ou incisões bisacrais.
Uma incisão combinada em L invertido, vulgarmente conhecida como incisão de Makuuchi, permite uma visão muito boa de toda a região hepática.
Na cirurgia combinada de cancro colorrectal e metástases hepáticas síncronas, a escolha da abordagem correta torna-se um passo importante na estratégia cirúrgica.
Esta escolha dependerá não só do morfótipo do doente (baixo, longo, IMC), mas também da topografia não só do tumor primário, mas também da topografia das metástases hepáticas (fígado direito/fígado esquerdo, segmentos anteriores/segmentos posteriores).
No extremo, um tumor do reto associado a metástases hepáticas dos segmentos posteriores, num doente com baixa estatura, exigiria uma incisão xifo-púbica longa associada a uma incisão subcostal direita, ou mesmo mais, para uma abordagem adequada em cirurgia convencional (Fig. 53). Esta incisão é muito debilitante, com trauma parietal importante, além da ação dos afastadores e válvulas e seu impacto na dor pós-operatória e na mecânica ventilatória.

A comunidade cirúrgica não era unânime no seu apoio a uma abordagem tão debilitante, combinada com a cirurgia carcinológica colorrectal e a ressecção hepática na mesma operação, e preferia frequentemente a cirurgia sequencial, que era mais confortável para o cirurgião do ponto de vista intelectual, uma vez que, ao adiar um passo cirúrgico, pensava estar a proteger o doente de uma complicação.

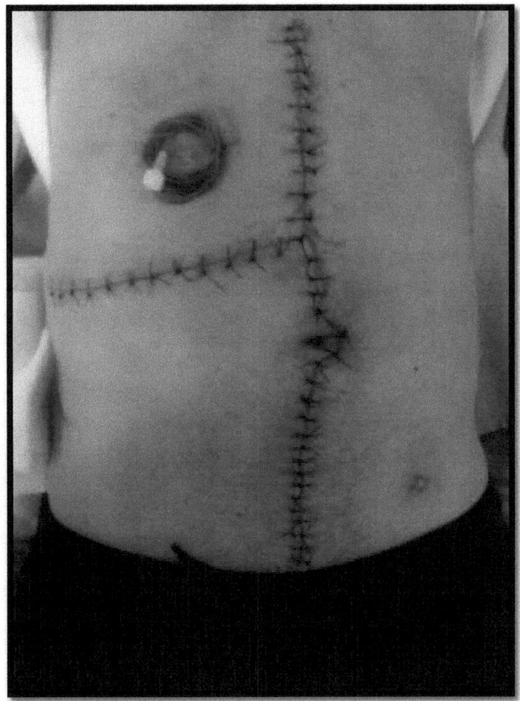

Figura 53 Abordagem convencional para cirurgia simultânea (CPMC).

Mas será que existe uma alternativa a esta abordagem?

A cirurgia laparoscópica, também conhecida como cirurgia minimamente invasiva, reduz a agressão e o stress cirúrgico, bem como a resposta inflamatória ao trauma cirúrgico. Reduz a dor pós-operatória. Reduz igualmente o risco de complicações parietais (sepsis, eventração). O trânsito e a alimentação são retomados mais rapidamente. Melhora a reabilitação do doente, com um regresso mais rápido a uma vida normal e, consequentemente, reduz o tempo de hospitalização; alguns procedimentos cirúrgicos laparoscópicos são atualmente realizados em regime de ambulatório. Reduz-se o tempo de ausência ao trabalho.

Foi observada uma redução do risco de infeção. Também reduz as aderências pós-operatórias.
Por outro lado, o tempo de operação pode ser reduzido em relação à abordagem convencional para certos procedimentos, ou aumentado para outros. Finalmente, o benefício estético é inegável.
Esta nova abordagem foi avaliada e comparada com a abordagem convencional para muitos procedimentos de cirurgia digestiva, esta abordagem foi validada para alguns deles, sendo mesmo considerada um "padrão de ouro " para alguns. (Colecistectomia, Nissen, Heller...)
Na cirurgia colorrectal, a cirurgia laparoscópica foi inicialmente introduzida para a realização de colectomias para patologias benignas. A primeira colectomia laparoscópica foi realizada em 1991 por Jacobs (139).
Nos primórdios da cirurgia laparoscópica do cancro do cólon, havia um problema com a ocorrência de metástases nos orifícios do trocarte (descrito pela primeira vez em 1993) (140). Após a descrição deste caso, vários pequenos estudos revelaram uma incidência de metástases em orifícios trocleares de até 21% (Tabela 87). No entanto, este grande problema da laparoscopia na doença maligna não foi confirmado em estudos mais recentes. Estes relataram uma taxa de metástases em orifícios de trocarte entre 0% e 1,4% (tabela 80), que é comparável à taxa de metástases na parede abdominal após cirurgia aberta em dois grandes estudos retrospectivos que incluíram mais de mil doentes (0,6 e 0,8%) (141,142).

Quadro 87 Incidência de metástases no orifício do trocarte após colectomia (143).

Autor	Ano	N/total	%
1993 - 1996			
- Guillou	1993	1/57	1,8 %
- Berends	1994	4/14	21 %
- Drouard	1995	12/507	2,4 %
- Boulez	1996	3/117	2,5 %
1997 - 2002			
- Bouvet	1998	0/91	0 %
- Leung	1999	1/179	0,6 %
- Schiedeck	1999	1/399	0,25 %
- Franklin	2000	0/50	0 %
- Lujan	2002	1/102	1 %
- Lezoche	2002	2/140	1,4 %
- Anderson	2002	1/100	1%
- Lechaux	2002	1/206	0,5 %
- Lumley	2002	1/181	0,6 %
- Lacy	2002	1/106	0,9 %

Para além das vantagens da laparoscopia em termos de qualidade da reabilitação e dos bons resultados a curto prazo, verificados na literatura, era também necessário demonstrar a eficácia carcinológica da técnica, uma vez que, em doentes com cancro, o prognóstico carcinológico tem precedência sobre o prognóstico funcional. Esta avaliação diz respeito à qualidade da excisão, à taxa de recorrência e à sobrevivência.
Desde então, foram publicados vários ensaios aleatórios de fase III que validam a cirurgia laparoscópica para o cancro do cólon.
Os principais estudos são resumidos no quadro seguinte:

Quadro 88 Principais estudos de fase III que validam a cirurgia laparoscópica para o cancro do cólon (144).

Variable	COLOR[13,14]	COST[16,17]	CLASICC[11,20,21]*	LAPKON II[26]	ALCCaS[27]	Barcelona[22,23]	Liang[25]	LAFA-study[28]†
Study design, Phase III	multi	multi	multi	multi	multi	single	single	multi
Concealment	Computer-generated random numbers	Centralized	Centralized by telephone	Centralized by telephone Revealed during operation	Centralized	Sealed envelopes	Random-sized blocks 2-10	2 × 2 Internet randomization module
Median follow-up, mo	53	60	37	§	§	43	40	—
Primary outcomes	3-year DFS	Time to recurrence	3-year DFS 3-year OS LR	§	§	Cancer-related survival	Time to recurrence	Total postop hospital stay
Level of evidence‡	I	I	I	I	I	II	II	I
Population, no								
OP	542	428	140	222	298	102	134	108
LAP	534	435	273	250	294	106	135	110
Tumour stage								
I	24%	26% (OP) 35% (LAP)	NA	28% (OP) 35% (LAP)	23%	22%	—	NA
II	43%	34% (OP) 31% (LAP)	NA	38% (OP) 32% (LAP)	40%	43%	49%	NA
III	33%	28% (OP) 26% (LAP)	NA	33% (OP) 33% (LAP)	30%	35%	51%	NA
IV	—	4% (OP) 2% (LAP)	NA	—	2%	—	—	NA
Postoperative chemotherapy	According to surgeon ($p = 0.99$)	According to surgeon	29% (OP) 28% (LAP)	NA	NA	55% (OP) 61% (LAP)	For stage III patients	NA
Surgery								
Surgical procedure								
Right	47%	54%	45%	29%	58%	45%	—	48%
Left	11%	7%	13%	¶	4%	2%	70%	49%
Sigmoid	38%	38%	21%	¶	—	45%	30%	—
Anterior	—	—	11%	—	38%	5%	—	—
Conversion rate	19%	21%	25%	11%	15%	11%	3%	11%
Surgeon experience	≥ 20 LAP colectomies	≥ 20 LAP colectomies	≥ 20 LAP resections	≥ 20 LAP colectomies	52% surgeons treated > 10 patients	Experienced team	Experienced surgeon	≥ 20 LAP for benign disease

CLASICC = Conventional Versus Laparoscopic-Assisted Surgery in Patients with Colorectal Cancer; COLOR = Colon Cancer Laparoscopic or Open Resection; COST = Clinical Outcomes of Surgical Therapy; DFS = disease-free survival; LAP = laparoscopy; LR = local recurrence; multi = multicentred; NA = not available; OP = open surgery; OS = overall survival; single = single-centred.
*This trial included patients with colon and rectum cancers. When available, only data specific to colon cancer are presented.
†This trial evaluated fast-track versus standard care and LAP versus OP (4 arms). Only the 2 arms with standard care (LAP v. OP) are presented.
‡As evaluated according to the American Society of Clinical Oncology and European Society for Medical Oncology gradation system (see Table 1).
§Only short-term outcomes are published.
¶71% for left plus rectosigmoid.

A cirurgia laparoscópica do cancro do reto, considerada uma cirurgia avançada, foi validada muito mais tarde, com base em ensaios aleatórios de fase III (quadro 89), sob certas condições relacionadas com o próprio tumor, uma vez que a laparoscopia é recomendada para os tumores T1, T2 e T3 fracos, ou com o ambiente cirúrgico, uma vez que deve ser reservada aos centros especializados.

Quadro 89 Principais estudos de fase III que validam a cirurgia laparoscópica para o cancro do reto (144).

Variable	Liang	COREAN	CLASICC*	Lujan	Ng	Ng	Pechlivanides	Braga*	Zhou
Study design, Phase III	single	multi	multi	single	single	single	multi	single	single
Concealment	Opaque envelopes	Computer-generated	Centralized, by phone	Computer-generated	Computer-generated	Computer-generated	Computer-generated	Computer-generated	NA
Median follow-up, mo.	44	NA	37	34 (OP) 33 (LAP)	113 (OP) 109 (LAP)	91 (OP) 87 (LAP)	NA	54	NA
Primary outcomes	3-year OS	DFS	5-year DFS, 5-year OS, LR	No. lymph nodes retrieved, integrity of mesorectal resection margin	Long-term morbidity	Postoperative recovery	No. lymph nodes retrieved	Short-term postopmorbidity	Short-term results
Level of evidence†	I	I	I	I	I	I	I	I	I
Population, no									
OP	174	170	128	103	77	48	39	89	89
LAP	179	170	253	101	76	51	34	82	82
Tumour stage									
I	NA	NA	NA	15% (OP) 11% (LAP)	15% (OP) 17% (LAP)	NA	NA	NA	NA
II	NA	NA	NA	38% (OP) 35% (LAP)	38% (OP) 38% (LAP)	NA	NA	NA	NA
III	NA	NA	NA	43% (OP) 45% (LAP)	26% (OP) 36% (LAP)	NA	NA	NA	NA
IV	NA	NA	NA	5% (OP) 10% (LAP)	21% (OP) 9% (LAP)	NA	NA	NA	NA
Postoperative chemotherapy	NA	Recommended for 4 mo	29% (OP) 28% (LAP)	Stage III or IV disease	33% (OP) 14% (LAP)	NA	NA	NA	NA
Surgery									
Tumour distance from AV, cm	NA	5.3 (OP) 5.6 (LAP)	NA	6.2 (OP) 5.5 (LAP)	12–15 cm	≥ 5 cm	8 (OP) 6 (LAP)	8.8 (OP) 9.1 (LAP)	NA
Conversion rate	< 1%	1%	34%	8%	30%	10%	3%	7%	NA
Surgeon experience	Experienced surgeon	28–150 LAP	≥ 20 LAP	Experienced team	Experienced surgeon	Experienced surgeon	Experienced surgeon	Experienced team	Experienced surgeon

AV = anal verge; CLASICC = Conventional Versus Laparoscopic-Assisted Surgery in Patients with Colorectal Cancer; COREAN = Comparison of Open versus laparoscopic surgery for mid and low Rectal cancer After Neoadjuvant chemoradiotherapy; DFS = disease-free survival; LAP = laparoscopy; LR = local recurrence; NA = not available; OP = open surgery; OS = overall survival.

*This trial included patients with colon and rectum cancers. When available, data specific to rectal cancer are presented.

†As evaluated according to the American Society of Clinical Oncology and European Society for Medical Oncology gradation system (Table 1).

No que diz respeito à cirurgia hepática laparoscópica, também considerada uma cirurgia avançada, foi M.Gagner quem relatou a primeira ressecção hepática laparoscópica em 1992 (24).

O número de ressecções hepáticas laparoscópicas aumentou exponencialmente em todo o mundo desde esta primeira publicação, particularmente na cirurgia carcinológica (metástases hepáticas colorrectais, carcinoma hepatocelular). (26) (Fig.54).

Na sua revisão, Nguyen listou todas as ressecções hepáticas laparoscópicas em 127 publicações, envolvendo 2804 pacientes, e concluiu que a laparoscopia estava associada a menos morbilidade, menos dor, recuperação mais rápida e menor tempo de internamento do que os procedimentos abertos, sem comprometer a depuração oncológica. (26).

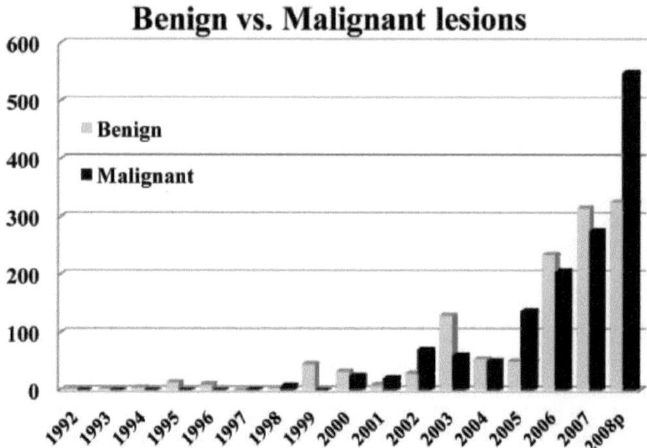

Figura 54 Ressecções hepáticas laparoscópicas para patologias benignas e malignas relatadas na literatura (26).

Foram organizadas duas conferências de consenso sobre a cirurgia hepática laparoscópica, a primeira em Louisville, nos Estados Unidos, em 2008, e a segunda em Morioka, no Japão, em 2014, que permitiram fazer um balanço da situação atual e clarificar as indicações e perspectivas da cirurgia hepática laparoscópica, com base em dados actualizados da literatura e em questões colocadas aos painéis de peritos mundiais presentes nas duas conferências.
Mais recentemente, em 2017, Abu Hilal publicou as diretrizes europeias (diretrizes de Southampton) para a cirurgia hepática laparoscópica (115).

Em 2018, foram publicados os resultados do primeiro ensaio aleatório que comparou a cirurgia laparoscópica com a cirurgia convencional na ressecção hepática para metástases colorrectais (ensaio OSLO-COMET). (116). Este ensaio norueguês incluiu 280 doentes, 133 no grupo da laparoscopia e 147 no grupo da laparotomia. As complicações pós-operatórias e o tempo de internamento foram menores no braço laparoscópico, assim como o custo. A taxa de margens de ressecção saudáveis foi equivalente em ambos os grupos.
Estes resultados apoiaram a implementação da cirurgia hepática laparoscópica.

No nosso trabalho, queríamos melhorar a abordagem dos doentes que apresentavam CCMHS em comparação com a abordagem tradicional, que é muito dilapidadora, e uma abordagem laparoscópica minimamente invasiva de pelo menos um dos dois locais do tumor parecia vantajosa para os doentes, à luz da literatura apresentada acima, uma vez que a laparoscopia tinha sido validada para a cirurgia colorrectal e se tinha tornado padrão para as ressecções hepáticas menores, porque não combinar as duas em doentes que, precisamente devido à localização bifocal dos seus tumores, tinham um problema com a abordagem?

Os primeiros casos de ressecção laparoscópica simultânea de um tumor colorrectal e das suas metástases hepáticas foram relatados em 2006.
T.M Geiger (28) relatou uma ressecção hepática (lobectomia esquerda coelio-assistida (assistida à mão)) seguida de uma ressecção sigmoide laparoscópica com uma evolução pós-operatória simples e boa qualidade carcinológica da exérese (Fig.55, Fig.56).

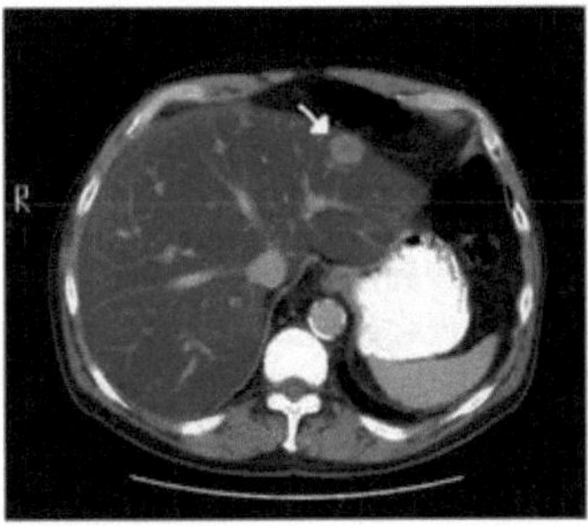

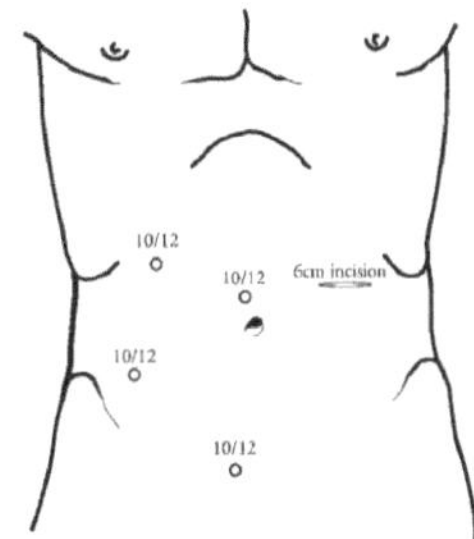

Figura 55 Metástases no lobo esquerdo (28).

Figura 56 Abordagem combinada (28).

Também em 2006, K.L Leung (29) na mesma revista, publicou outro relato de caso, desta vez de uma ressecção totalmente laparoscópica combinando uma ressecção anterior para cancro do reto superior, seguida de uma lobectomia esquerda para um duplo local metastático, num doente de 53 anos de idade, com recuperação pós-operatória simples e uma qualidade de ressecção R0 dos dois locais de tumor (Fig.57).

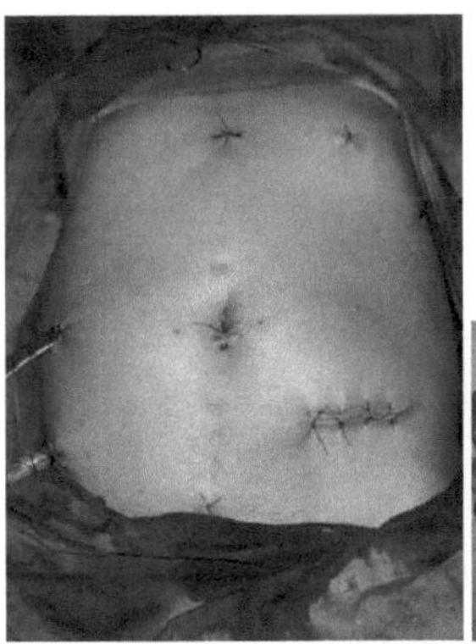

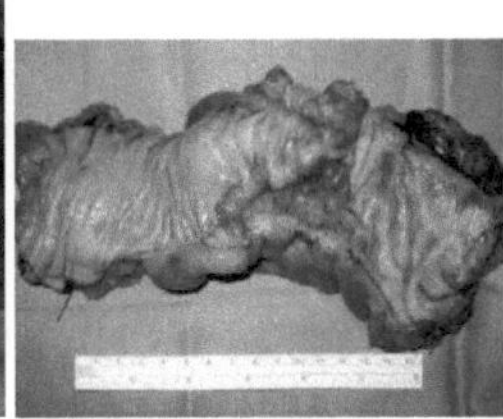

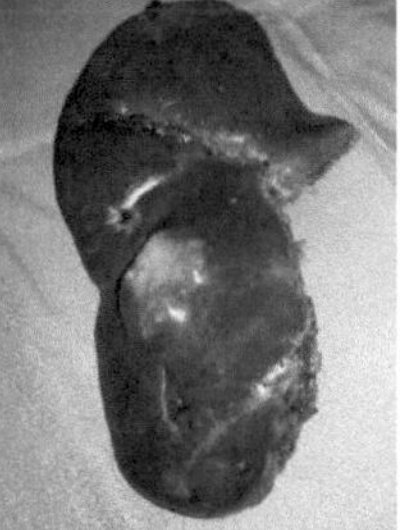

Figura 57 Abordagem totalmente laparoscópica para ressecção anterior combinada com lobectomia esquerda (29).

Até à data, foram descritos na literatura três tipos de abordagem:

- A abordagem híbrida, que combina as abordagens laparoscópica e convencional a dois locais distintos do tumor (18). A cirurgia laparoscópica " hand assisted " HALS , foi também descrita pelos autores nesta abordagem (145).

- Todos laparoscópicos: o tumor primário e as metástases hepáticas são removidos por laparoscopia. (146)A utilização de um robot nesta abordagem também foi descrita (147).

- Cirurgia laparoscópica "down staging": com ou sem ligadura do portal, no âmbito de hepatectomias em duas fases, para doentes com metástases bilobares múltiplas. As vantagens desta abordagem foram descritas por P.Pessaux (39) que descreveu as vantagens de realizar esta primeira fase sob laparoscopia, beneficiando assim das vantagens clássicas da laparoscopia em termos de reabilitação, mas também a nível puramente cirúrgico, a segunda fase é facilitada pela ausência ou redução das aderências associadas à primeira operação.

Na literatura, os resultados desta nova abordagem têm sido avaliados em duas frentes: em primeiro lugar, a viabilidade técnica, em que a avaliação da morbilidade e mortalidade e a taxa de conversão foram os principais objectivos. Em segundo lugar, uma componente de viabilidade carcinológica em que a avaliação da qualidade da ressecção (margens de ressecção), a taxa de recorrência e a taxa de sobrevivência eram os principais objectivos.

Desde as primeiras publicações em 2006 sob a forma de relatos de casos, a literatura foi consideravelmente enriquecida por outros tipos de publicações (séries monocêntricas (Hatwell), etc.). (30)séries multicêntricas (Ferretti) (35)revisões sistemáticas (Lupinacci, Garritano) (34,37)), mas até à data não foi publicado nenhum estudo aleatório que comparasse esta nova abordagem com a abordagem por laparotomia clássica, o que é compreensível, uma vez que tal aleatorização levantaria problemas éticos. No entanto, os autores compararam as suas séries com séries concomitantes ou históricas (cirurgia convencional), mas também compararam as suas séries com séries concomitantes de doentes submetidos a ressecção laparoscópica colorrectal isolada, tal como Bretagnol (18) e Van der Poel (38). O objetivo da sua comparação era avaliar o efeito da adição de um estádio hepático à ressecção laparoscópica colorrectal na morbilidade e mortalidade. Os seus estudos não encontraram qualquer diferença entre os dois grupos.

No nosso trabalho, e tomando como exemplo estes dois últimos estudos, comparámos o nosso grupo experimental (cirurgia laparoscópica combinada) com o grupo da cirurgia laparoscópica colorrectal isolada, tendo estes dois grupos sido incluídos no mesmo período, os doentes operados pelo mesmo cirurgião e por uma patologia neoplásica (de forma a reduzir o viés).

No nosso estudo foram efectuados os três tipos de abordagem descritos na literatura, no entanto não foi utilizada a cirurgia laparoscópica assistida pela mão (HALS) nem a cirurgia robótica.
O número de pacientes em cada tipo de abordagem não foi equivalente.
A cirurgia híbrida foi responsável pela maioria dos doentes da nossa série, mas a cirurgia colorrectal laparoscópica combinada com cirurgia hepática laparoscópica (ressecção hepática, ligadura do portal ou ambas) foi realizada em apenas 10 doentes (25%).
Esta elevada taxa de cirurgia híbrida pode ser explicada pela localização das metástases hepáticas na nossa série, uma vez que em 65% dos casos estavam localizadas nos segmentos posteriores e exigiam frequentemente a mobilização completa do fígado direito.
A abordagem laparoscópica dos segmentos posteriores é difícil (148) especialmente no contexto de cirurgia simultânea; para este efeito, foram relatadas pontuações de dificuldade para cirurgia hepática laparoscópica por vários autores e resumidas na publicação de Ruben Ciria (118) onde 7 das 11 pontuações apresentadas consideraram a localização do tumor como um fator de dificuldade.
A abordagem puramente laparoscópica para a ressecção de metástases hepáticas na nossa série envolveu metástases hepáticas localizadas nos segmentos II e III, e apenas uma vez no segmento IVa, mas numa lesão subcapsular.

E. Ressecção colorrectal :

Na nossa série, o tumor primário era do cólon em 60% dos casos e do reto em 40%. Encontrava-se no cólon direito em 10% dos casos, no sigmoide em 40% dos casos e no resto do cólon esquerdo em 10% dos casos.
A cirurgia laparoscópica para a ressecção colorrectal foi realizada da forma habitual, tal como descrito na secção de métodos, com algumas caraterísticas e descobertas especiais no contexto desta cirurgia simultânea.

Doze doentes, ou seja, 30% da nossa série, tinham antecedentes de cirurgia abdominal. Após análise estatística dos resultados, apenas o antecedente de uma incisão na linha média foi estatisticamente associado à ocorrência de um incidente grave, grau 2 segundo a classificação de Oslo (p = 0,013), ao passo que o antecedente de cirurgia abdominal não foi um fator de risco para um incidente intra-operatório (p = 0,095) ou conversão (p = 0,704). Este facto pode ser explicado pela extensão das aderências pós-operatórias causadas pela primeira operação, no caso de uma incisão prévia na linha média, o que nos obrigou a realizar uma adesiólise extensa de cada vez (ver vídeo 2). Quatro doentes tinham sido abordados através deste tipo de incisão, dois devido a um síndroma oclusivo em que tinha sido efectuada uma colostomia a montante, um doente tinha sido operado a uma úlcera bulbar e o quarto tinha sido operado por via xifopúbica para a remoção de um textiloma remanescente de uma nefrectomia esquerda anterior.

Quatro doentes desenvolveram uma síndrome oclusiva durante a quimioterapia e foram todos operados de urgência (três noutros hospitais), tendo sido realizada uma colostomia a montante (tumor sigmoide) em todos os casos (duas vezes por via mediana e duas vezes por via electiva).
Durante a nossa abordagem laparoscópica, observámos que, após o período de adesólise, o próprio estoma permitia a exposição do mesocólon esquerdo e facilitava o acesso aos vasos mesentéricos (ver vídeo 2).

Por outro lado, em todos os casos, o estoma teve de ser levado para o local da ressecção, aumentando o risco de sacrifício do cólon, o que significou que tivemos sistematicamente de desenganchar o ângulo do cólon esquerdo para realizar uma anastomose colorrectal sem tensão nestes casos.

Quatro doentes apresentavam um tumor primário do cólon direito e todos tinham metástases hepáticas nos segmentos posteriores. Foi planeada uma abordagem híbrida para cada caso.
Em três doentes, a fase do cólon foi efectuada por laparoscopia (ligaduras vasculares, mobilização do cólon) com anastomose extracorporal através de uma incisão transversal direita. Para o procedimento hepático, tivemos de acrescentar uma incisão na linha média em cada caso para mobilizar o fígado e expor as metástases (segmento VII).
No quarto doente, optou-se pela conversão devido à intolerância ao pneumoperitoneu, utilizando uma incisão baixa de Makuuchi que nos permitiu completar a ressecção laparoscópica do cólon e a ressecção das metástases hepáticas posteriores.
Consideramos que a abordagem híbrida, que utilizámos nos três primeiros doentes, é menos atractiva do que para os casos do lado esquerdo.
Deve ser preferida a ressecção laparoscópica do cólon direito com anastomose intracorporal e devem ser selecionados os doentes com metástases hepáticas anteroinferiores. Ou optar por uma cirurgia totalmente laparoscópica, independentemente da localização das metástases.

Dez doentes tinham recebido radioterapia neoadjuvante, incluindo 8 que tinham recebido radioterapia curta, dos quais 5 foram submetidos a cirurgia imediata.
Durante a proctectomia destes doentes, verificámos a extensão do edema durante a dissecção do mesorreto. Este edema dissecava o espaço entre a fáscia recti e a fáscia pré-sacral, o que facilitava a ressecção, mas era necessário respeitar rigorosamente o plano correto, pois qualquer desvio deste plano expunha o doente ao risco de hemorragia devido ao estado inflamatório local (ver vídeo 1).
Num doente, o edema estendeu-se ao mesocólon à volta da origem da artéria mesentérica inferior.

Em dois doentes com um tumor primário à esquerda (sigmoide, reto superior), o procedimento de ressecção foi alargado para a direita, combinado com uma manobra de descida do tipo Deloyer e anastomose colorrectal. Após a ressecção laparoscópica à esquerda, a ressecção adicional do cólon foi efectuada através da incisão utilizada para a cirurgia do fígado.

Este procedimento adicional foi necessário após uma lesão do arco de Riolan num doente, enquanto no segundo doente foi necessário porque o estoma criado durante a síndrome oclusiva anterior estava localizado no cólon transverso.

Mesmo em caso de incidente ou de surpresa cirúrgica, a conversão continua a ser uma solução de último recurso na mente do cirurgião.

No caso da cirurgia híbrida, a incisão utilizada para a extração da peça cirúrgica é também utilizada para preparar o transplante do cólon para a anastomose (colocação da bigorna); trata-se de uma incisão supraumbilical mediana, de uma incisão subcostal ou de uma incisão de Makuuchi.

Para facilitar a preparação do transplante do cólon, mobilizámos sistematicamente o ângulo do cólon esquerdo para todos os tumores do cólon esquerdo e do reto.

A via de extração da peça de ressecção colorrectal foi a via utilizada para a cirurgia hepática, no caso de cirurgia híbrida, ou uma incisão de Pfannenstiel, no caso de cirurgia totalmente laparoscópica ou estadiamento inferior com ligadura portal.

Há algumas excepções:

No caso de amputação abdominoperineal, a parte é removida perinealmente após a viragem.

Um doente foi submetido a uma extração trans-anal devido a um tumor no reto inferior.

Num doente, a extração foi realizada através do orifício estomacal (ver vídeo 2) (Fig.58).

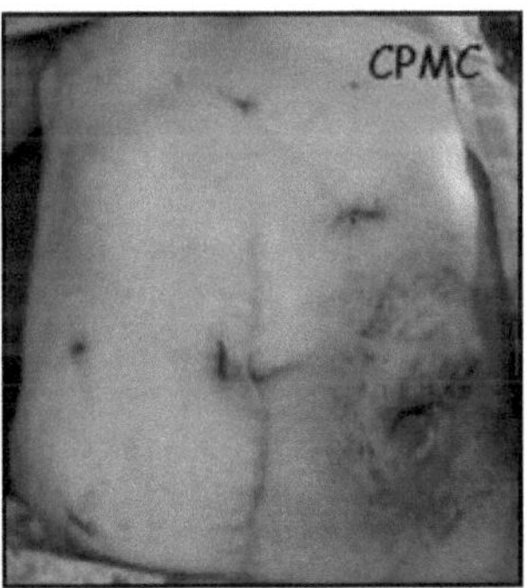

Figura 58 Extração através do orifício estomacal. História de colostomia proximal próxima (CPMC).

A drenagem do local da excisão colorrectal não foi sistemática, mas foi efectuada em 21 doentes, principalmente após cirurgia rectal.

F. Cirurgia do fígado :

O tempo hepático para cirurgia combinada na nossa série consistiu numa ressecção hepática menor de menos de 3 segmentos (definida usando a terminologia de Brisbane 2000 de anatomia hepática e ressecções) (105)ou uma ligadura do portal ou ambos.
Em dez casos (25%), o fígado foi operado por laparoscopia.

1. Cirurgia laparoscópica do fígado:

A abordagem laparoscópica do fígado implicou a adição de pelo menos um trocarte de 5 mm a nível epigástrico, para além dos trocartes já utilizados durante a fase colorrectal.
No caso da ressecção hepática laparoscópica, começámos sempre pela ressecção colorrectal, seguida da ressecção hepática e terminámos com a realização da anastomose, se tivéssemos de restabelecer a continuidade.
Adoptámos esta estratégia para evitar a necessidade de uma incisão adicional, caso se revelasse impossível completar a ressecção hepática por via laparoscópica, uma vez que, neste caso, se a peça de ressecção colorrectal fosse extraída através de uma incisão de Pfannenstiel, a ressecção hepática teria sido realizada através de uma incisão subcutânea ou mediana, deixando o doente com duas incisões separadas no final da operação.
Em todos os casos, a nossa estratégia permitiu efetuar uma única incisão.

Na literatura, alguns autores iniciaram com o tempo hepÆtico, argumentando que este era o tempo mais hemorrÆgico, e que em caso de hemorragia importante poderiam contentar-se com o tempo hepÆtico, passando para uma estratØgia reversa, uma vez que o prognóstico está ligado ao controlo da doença metastática, mesmo na ausência de hemorragia, uma vez que a cirurgia hepática é realizada com baixa PVC e em " sec" reversível, temia-se um efeito deletério numa anastomose digestiva, para além dos efeitos de um eventual clampeamento do pedículo.
Outros autores começaram sistematicamente pelo estádio colorrectal, argumentando que, do ponto de vista carcinológico, era imperativo assegurar a excisão carcinológica R0 do tumor primário antes de considerar a ressecção das metástases hepáticas.

Os procedimentos de ressecção hepática laparoscópica envolveram cunhas no segmento III em três ocasiões, metastasectomias no segmento III em duas ocasiões, uma metastasectomia no segmento II num doente e uma dupla metastasectomia III e IVa noutro doente.

A ligadura laparoscópica do portal foi efectuada em seis doentes, cinco à direita e um à esquerda.

Foi efectuado 5 vezes após a cirurgia colorrectal e uma vez antes da cirurgia colorrectal.

O peritoneu do pedículo hepático foi então incisado (posterior direito no caso de ligadura do portal direito ou anterior esquerdo no caso de ligadura do portal esquerdo), e a artéria hepática (ramo direito ou esquerdo) foi colocada em lâminas para melhor exposição. De seguida, disseca-se a parte mais posterior do pedículo hepático, a veia porta. Com a ajuda de um dissector, enrolou-se um fio à volta do ramo portal a ligar, verificando visualmente se o ramo contralateral tinha sido ligado previamente. Foi efectuada uma ligadura com fio para reduzir o diâmetro da veia, o que nos permitiu colocar pelo menos um clip bloqueado no ramo portal. Não injectámos álcool puro na veia após a ligadura, como descrito em algumas publicações.

O ganho de volume do fígado remanescente foi, em média, de 59,48%, diferindo de paciente para paciente. Nos exames de seguimento, observou-se uma reopacificação das áreas afectadas pela ligadura, em graus e momentos diferentes. No doente que tinha sido submetido a uma ALPPS, verificou-se a formação de um cavernoma portal. No entanto, não se verificou qualquer ″ drop out ″ de doentes, tendo os seis doentes sido reoperados e, de cada vez, efectuada uma hepatectomia major. Por outras palavras, a estratégia terapêutica delineada no início foi levada até ao fim, permitindo a ressecção carcinológica do tumor primário e das metástases hepáticas.

2. **Cirurgia hepática por laparotomia :**

A cirurgia hepática por laparotomia foi efectuada em associação com a remoção laparoscópica do tumor colorrectal.

Como mencionado anteriormente, a abordagem foi efectuada através de uma incisão supraumbilical mediana, uma incisão subcostal direita ou uma incisão de Makuuchi.

O tipo de incisão dependia da localização das metástases hepáticas (fígado direito/fígado esquerdo) e da necessidade ou não de mobilização completa do fígado direito.

Na nossa série, 65% dos casos estavam localizados nos segmentos posteriores, o que significa que o fígado direito foi frequentemente mobilizado e, consequentemente, mais frequentemente abordado através de uma incisão de Makuuchi.

A clampagem hepática foi preparada mas não foi sistemática, tendo sido clampados 12 doentes. Os procedimentos de ressecção hepática variaram desde a simples metastasectomia, passando por ressecções em cunha não anatómicas, até ressecções anatómicas como a segmentectomia ou bisegmentectomia (sectoriectomia posterior).

Estas ressecções podiam ser combinadas no mesmo doente, mas, no total, foram ressecados menos de três segmentos de cada vez, de acordo com a necessidade de combinar a cirurgia colorrectal com uma ressecção menor.

A ecografia intra-operatória foi utilizada em 7 doentes, com vários objectivos: em primeiro lugar, para localizar metástases já identificadas na TC/RM pré-operatória, especialmente no caso de metástases profundas. Foi também utilizada para esclarecer as relações vasculares de certas metástases, a fim de orientar o procedimento cirúrgico e, em certos casos de metástases múltiplas, foi utilizada para detetar lesões não descritas na TC/RM.
Na nossa prática, a ecografia foi eficaz para os dois primeiros objectivos, mas não revelou quaisquer novas lesões para além das descritas na TC ou na RM.

A drenagem do local da ressecção hepática não foi sistemática, tendo sido deixado um dreno em 8 casos.

G. Hepatectomias maiores / Ligadura do portal :

Seis doentes com metástases hepáticas bilobares eram candidatos a hepatectomia em duas fases.
O segundo grande estádio hepático seguiu-se a uma ressecção colorrectal inicial e a uma ligadura do portal, com ou sem remoção de um meio-fígado.
A segunda operação foi efectuada em média 16 semanas após a primeira operação, um tempo superior ao descrito na literatura (8 ± 3 semanas), o que poderá ser explicado pela evolução do doente após a primeira operação, que, após o período de convalescença, inicia a quimioterapia de intervalo, Segue-se uma ecografia para avaliar o grau de hipertrofia e o estado da doença metastática e, em seguida, o doente é programado para a cirurgia (após uma segunda avaliação pré-anestésica), que deve ser adiada para depois do último ciclo de quimioterapia, especialmente se tiver sido adicionado um agente antiangiogénico à quimioterapia.

No total, foram efectuadas quatro hepatectomias direitas, incluindo uma após ALPPS.
A hepatectomia esquerda estendeu-se ao sector anterior direito.
Uma sectoriectomia posterior estendida ao segmento VIII.
Estas operações foram efectuadas por laparotomia e as aderências associadas à primeira operação não eram numerosas e não interferiram com a segunda operação.

Dois dos seis pacientes sofreram morbidade grave, necessitando de nova cirurgia.
A evolução pós-operatória foi favorável.
Ambos os doentes tinham sofrido uma recidiva no fígado; o primeiro tinha sido novamente operado e ressecado, e estava vivo sem recidiva aos 25 meses.
O segundo doente apresentou uma recidiva irressecável e foi tratado com fármacos, estando vivo aos 26 meses.

Estes doentes com metástases hepáticas bilobares síncronas são irressecáveis desde o início e não podem ser tratados com uma única operação. É necessária uma abordagem em várias fases do tratamento oncológico e cirúrgico para conseguir a ressecção completa da neoplasia. Durante este processo existe um

risco real de progressão da doença metastática, sinónimo de saída do doente do projeto terapêutico ou "drop out " estimado na literatura em cerca de um doente em cada cinco. Numa série retrospetiva de mais de 300 casos, realizada num único centro, Yamashita (149) relatou que cerca de 20% dos doentes submetidos a embolizaçªo portal acabaram por nªo ser ressecados, principalmente devido à progressªo da doença.
Nalguns casos, isto também pode dever-se a um aumento insuficiente do fígado, apesar da embolização ou da ligadura do portal.

A comparação da eficácia da ligadura portal versus a embolização portal na indução da hipertrofia hepática tem sido objeto de várias publicações com resultados contraditórios, embora alguns relatem a superioridade da embolização portal (150 -152) explicando a sua maior eficácia pelo facto de obstruir os vasos, ao contrário da ligadura portal onde os shunts podem revascularizar áreas inicialmente excluídas.
Outras publicações não encontraram qualquer diferença entre as duas técnicas (153)ambas as técnicas podem ser ineficazes devido à formação de um cavernoma portal.
Na era da medicina baseada na evidência, para tirar conclusões, é necessário recorrer aos estudos mais poderosos. Para o efeito, uma meta-análise publicada em 2017 por C.J. Isfordink (154) em oncologia cirúrgica, identificou 21 estudos elegíveis para análise na literatura que incluíram 1953 embolizações portais e 123 ligaduras portais, não houve diferença significativa na taxa de hipertrofia do fígado remanescente entre as duas técnicas (PVE 43,2%, PVL 38,5%, p = 0,39). O número de ressecções hepáticas canceladas por hipertrofia insuficiente foi significativamente menor após a ligadura portal (p = 0,002). Não houve diferença na mortalidade ou morbilidade pós-operatória.

Optámos pela ligadura do portal por várias razões:
-Em primeiro lugar, porque estávamos numa situação síncrona, com o tumor primário no local, o que significava uma operação colorrectal de primeira fase.
Este tempo cirúrgico permitiria a exploração abdominal em busca de uma possível contraindicação à ressecção, o que tornaria obsoleta a estratégia do fígado inteiro.
-Em segundo lugar, porque tínhamos optado por uma cirurgia laparoscópica minimamente invasiva para esta primeira fase, o que permitiria a ressecção do tumor primário e a ligadura do portal na mesma operação.
-Em terceiro lugar, porque embora a embolização portal seja um procedimento minimamente invasivo, não é isento de morbilidade. Várias complicações têm sido descritas na literatura (155)Estas incluem hemorragia, hematoma, hemobilia, extensão indesejável da embolização a áreas que não se pretendia embolizar (tronco portal por embolização retrógrada, veia do segmento IV), trombose venosa, complicações infecciosas, etc.
Em última análise, a nossa estratégia permitiu a ressecção completa das metástases hepáticas.

Ao analisar a literatura, os ganhos relatados no volume do fígado remanescente futuro (FFR) foram variáveis, Robles (150) observou um ganho mediano de 30% (21% - 60%) após ligadura portal, esses achados foram feitos após um atraso mediano de 35 dias (28d - 60d), na metanálise de Isfordink (154) a taxa média de hipertrofia após embolização portal foi de 43,2%, e 38,5% após ligadura portal; o intervalo entre a embolização ou ligadura portal e a reavaliação do volume variou entre os estudos (2 a 8 semanas). Outros resultados (156) relativos à embolização portal são apresentados na tabela 90 :

Quadro 90 Hipertrofia do fígado esquerdo após embolização da porta direita (156).

Tableau . Hypertrophie du foie gauche après embolisation portale droite.

Références	*Foie non tumoral*	*Matériel*	*Délai*	*Hypertrophie*
Goto et al.	Normal	Colle biologique	2 semaines	32 %
Imamura et al.	Normal et anormal	Colle biologique	2 semaines	31 %
Tanaka et al.	Fibrose F1 à F4	Colle biologique	2 semaines	37 %
Harada et al.	–	Colle biologique	3 semaines	44 %
Elias et al.	Normal	Colle acrylique	4 semaines	70 %
Shimamura et al.	Fibrose F1 à F4	Alcool	2 semaines	93 %
			4 semaines	111 %

Na nossa série, 5 pacientes apresentaram hipertrofia significativa do futuro fígado remanescente, o ganho médio de volume do futuro fígado remanescente foi de 59,48%, uma taxa maior do que a apresentada por Isfordink. Este facto pode ser explicado pelo maior tempo de cirurgia na nossa série, que foi de 15,8 semanas em média.

Foi estudado o comportamento ao longo do tempo do fígado não embolizado (Fig.59) (155)Embora tenha sido relatado que a taxa de regeneração aumenta durante as primeiras 3 semanas, isto é seguido por uma fase de platô com mais um ligeiro aumento no volume (157).

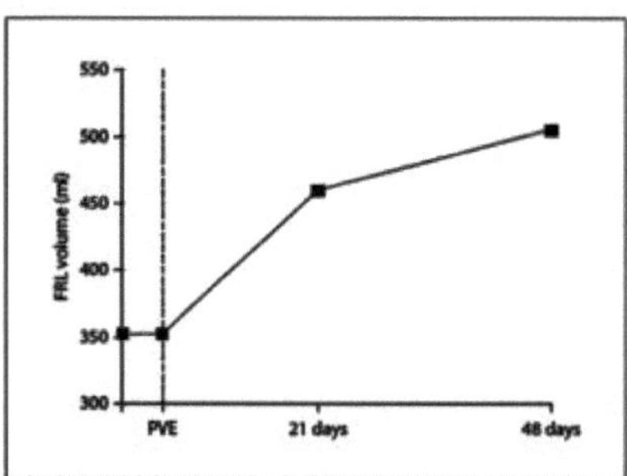

Figura 59 Hipertrofia do futuro fígado remanescente em função do tempo (155).

A publicação de Corrêa (158) analisou o destino do fígado no período de um ano após a embolização portal direita em dez pacientes que não foram ressecados por motivos diversos.

Durante este ano, o fígado esquerdo registou um crescimento total de 83,4%. Do crescimento total, 50% ocorreu 90 dias após a embolização e 75% após 230 dias. Estes dados confirmam que a atrofia no lado tratado e a hipertrofia compensatória no lado contralateral ocorrem continuamente até pelo menos 360 dias após a embolização (Fig.60).

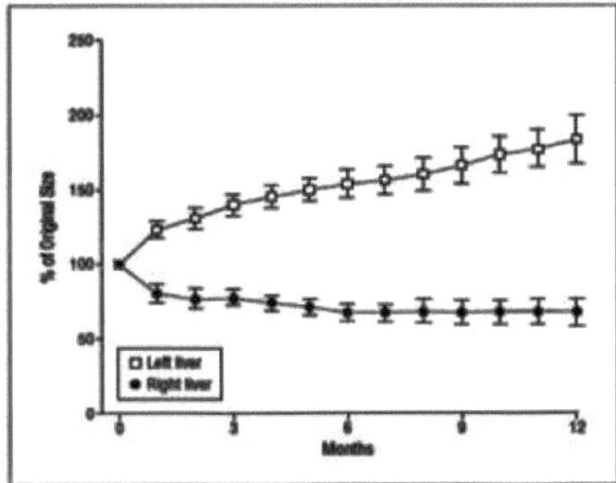

Figura 60 Atrofia do fígado direito e hipertrofia do fígado esquerdo na série Corrêa (158).

Assim, na nossa série, o prolongamento do tempo até à cirurgia teve um efeito positivo na taxa de hipertrofia, mas ao mesmo tempo houve um risco de progressão da doença.

Num doente, verificou-se um fracasso da ligadura da veia porta na hipertrofia, tendo sido identificada uma causa puramente anatómica através da análise das imagens; de facto, existia neste doente uma variação anatómica do tipo de distribuição escalonada da veia porta.

A veia porta direita, que tinha sido clipada, alimentava apenas o sector posterior (Fig. 61, Fig. 62).
Recomenda-se a revisão sistemática das imagens pré-operatórias para uma melhor indicação do procedimento de ligadura do portal.

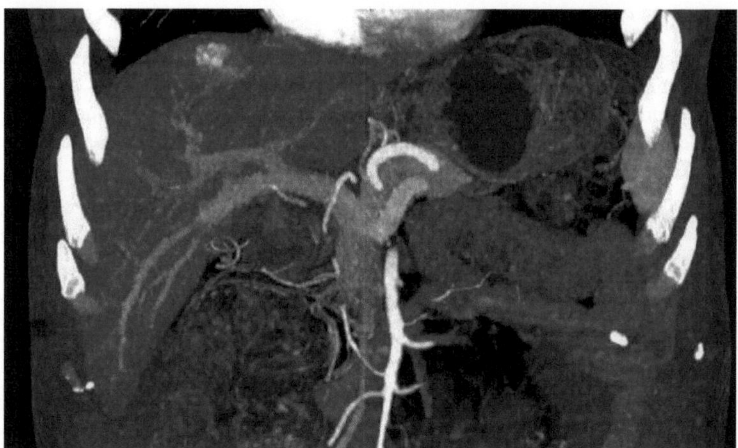

Figura 61 Variação da anatomia portal que explica o insucesso da ligadura portal no doente 3 (CPMC).

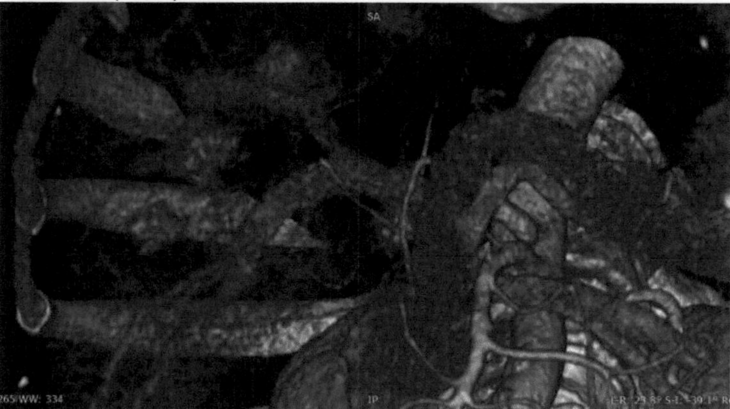

Figura 62 Reconstrução 3D do mesmo doente (CPMC).

Estes doentes recebem quimioterapia durante longos períodos e são submetidos a grandes ressecções hepáticas, tornando-os vulneráveis, o que explica a ocorrência de complicações pós-operatórias graves.

Do ponto de vista carcinológico, estes doentes apresentam também um risco elevado de recorrência.

Pensa-se que a biologia do tumor desempenha aqui um papel importante.

Dito isto, o objetivo continua a ser conseguir uma ressecção R0, a única garantia de uma melhor sobrevivência.

H. Tempo de funcionamento :

O tempo médio de operação para a nossa série foi de 323 minutos para a duração total da operação, 221,8 minutos para o tempo colorrectal e 101,2 minutos para o tempo hepático.
O tempo de operação para a cirurgia híbrida foi maior do que para os outros procedimentos (p = 0,017).
A duração da cirurgia de down staging foi a mais curta dos diferentes procedimentos (p = 0,041).
A conversão não afectou o tempo de funcionamento (p = 0,069).

Na literatura, a cirurgia laparoscópica simultânea foi escolhida se a duração total da operação planeada no pré-operatório fosse inferior a 8 horas (30).
Esta duração fixada empiricamente foi considerada como um limite que não deve ser ultrapassado, uma vez que se perderiam as vantagens da abordagem laparoscópica e, além disso, poderia observar-se uma morbilidade adicional.
Na nossa série, a operação mais longa durou 7 horas.

A mediana do tempo operatório para a abordagem laparoscópica simultânea relatada na revisão sistemática de Moris (159) foi de 335,5 min (240 min - 495 min).

No nosso estudo comparativo, entre o braço experimental (cirurgia simultânea) e o braço de controlo (cirurgia laparoscópica colorrectal), o tempo operatório foi maior no braço de cirurgia simultânea, com uma diferença altamente significativa (p = 0,000). O tempo de fígado teve um impacto significativo no tempo total de operação.

Em estudos que compararam a cirurgia laparoscópica e a laparotomia simultâneas, a abordagem laparoscópica aumentou o tempo de operação em algumas publicações (33, 146,160).
O tempo de funcionamento foi equivalente nos outros (36,,161,162).
Por outro lado, Hu (163) relatou um tempo de operação mais curto no braço laparoscópico.
No nosso estudo, a duração da operação não foi um fator de risco para a morbilidade (p = 0,381).

I. Reabilitação pós-operatória :

Os doentes foram sistematicamente incluídos no protocolo de reabilitação melhorado introduzido no serviço desde 2017 para os doentes com cancro colorrectal (protocolo AGER).
A gestão multimodal da dor pós-operatória, que foi parte integrante do protocolo, combinada com a abordagem laparoscópica, resultou num controlo satisfatório da dor pós-operatória.
[ème]Às 24 horas e numa escala visual analógica, 62,5% dos doentes apresentavam uma dor estimada em < 3/10.

A alimentação foi retomada cedo e foi permitido um chá de ervas na noite da operação.

O trânsito foi retomado precocemente, com 87,5% dos pacientes retomando o trânsito nas primeiras 48 horas. èmeApenas um paciente retomou o trânsito até 4 dias de pós-operatório.

Ratti (146) também relatou em seu estudo comparativo uma retomada mais precoce do trânsito no braço laparoscópico [3d (2-6) vs 5d (2-7)] $p = 0,04$.
Os mesmos resultados foram obtidos no estudo de Gorgun (161) (2,9 d ± 0,3 vs 4,5 d ± 0,3) $p = 0,003$. A retomada de uma dieta normal também foi mais precoce no braço laparoscópico (4d ± 0,5 vs 6,4d ± 0,5) $p = 0,001$.

J. Internamento pós-operatório :

O tempo médio de internamento pós-operatório foi de 5,1 ± 2,58 dias, com uma mediana de 4 dias e extremos de 3 e 17 dias.
Não houve diferença significativa na duração do internamento pós-operatório entre os diferentes tipos de procedimentos cirúrgicos (todos laparoscópicos, cirurgia híbrida ou cirurgia de down staging). Também não houve diferença no caso de conversão.

No nosso estudo comparativo (braço de controlo vs braço experimental) não houve diferença significativa na duração do internamento pós-operatório entre os dois braços (5,48 ± 2,81 dias vs 5,10 ± 2,58 dias) $p = 0,537$.

Oito doentes tinham sido submetidos a cuidados pós-operatórios na unidade de cuidados intensivos, com uma média de permanência de 3,75 dias e uma mediana de 2,5 dias, com extremos que variaram entre 1 e 13 dias.

Na nossa série, o tempo de internamento pós-operatório esteve estatisticamente relacionado, na análise univariada, com a morbilidade global ($p = 0,030$), morbilidade ligeira ($p = 0,006$) e morbilidade grave ($p = 0,002$).

A permanência nos cuidados intensivos foi estatisticamente associada a uma morbilidade grave ($p = 0,036$).

No nosso estudo comparativo, a análise multivariada das variáveis associadas à morbilidade para todos os doentes de ambos os braços (80 doentes) identificou o tempo de internamento pós-operatório ($p = 0,006$), o género feminino ($p = 0,016$) e a idade ≥ 65 anos ($p = 0,045$).

Uma das vantagens da laparoscopia em relação à laparotomia é o menor tempo de internamento pós-operatório, o que foi confirmado por vários estudos comparativos entre a abordagem laparoscópica simultânea e a abordagem convencional (33,146,161,163166).

K. Tratamentos associados :

1. Radioterapia:

Na situação metastática, não existe um padrão para o tratamento do cancro do reto (167).
Nesta situação, preferimos o protocolo curto (8 pacientes/10), com cirurgia imediata em 5 pacientes.
O protocolo curto 5×5 grays com cirurgia imediata permite responder às duas exigências desta situação, a introdução de um tratamento neoadjuvante para um tumor do reto T3 e/ou N+, sem aumentar o tempo de gestão da doença metastática.

Dois doentes tinham sido tratados com CAP 50 RCC. O primeiro doente tinha um tumor T3 forte do reto inferior associado a uma única metástase hepática síncrona, enquanto o segundo doente tinha um tumor T3 forte do reto médio associado a uma única metástase hepática síncrona.
A reavaliação pós-radioterapia mostrou uma redução do volume do tumor rectal em ambos os casos. Por outro lado, no caso das metástases hepáticas, um doente manteve-se estável e o outro apresentou um aumento significativo do volume da metástase.
A progressão da doença metastática após o CCR é um risco real, uma vez que o protocolo em si dura 5 semanas e a cirurgia é efectuada após 6-8 semanas.
Na nossa prática, seria aconselhável discutir uma estratégia inversa se for necessário um protocolo longo (RCC).

2. Quimioterapia / Terapia dirigida :

A quimioterapia isolada ou combinada com terapêutica dirigida tinha sido administrada no pré-operatório para controlar a doença metastática em 29 doentes (72,5% dos casos).
Em 11 doentes (27,5%), a cirurgia foi efectuada imediatamente ou após a radioterapia. Destes, 10 doentes apresentavam doença metastática de extensão limitada (um ou dois pequenos nódulos), ressecável à partida, e não se optou pela quimioterapia no início do tratamento devido ao risco de desaparecimento das lesões hepáticas. O décimo primeiro doente apresentava um tumor estenosante do sigmoide que começava a tornar-se sintomático e estava associado a duas pequenas metástases hepáticas. Também neste doente não se optou pela quimioterapia no início do tratamento, dado o carácter ″sintomático ″ do tumor primário e a fácil ressecabilidade das metástases hepáticas.

Nos outros doentes, o protocolo dependia do facto de as metástases hepáticas serem ressecáveis ou potencialmente ressecáveis na avaliação radiológica inicial.
A quimioterapia perioperatória foi FOLFOX 4 ou CAPOX no caso de metástases ressecáveis em 11 doentes.

Quimioterapia neoadjuvante, combinando quimioterapia FOLFOX ou CAPOX com terapêutica dirigida (como anticorpos anti-angiogénicos ou anti-EGFR, dependendo do estatuto RAS) em 18 doentes.

Quimioterapia perioperatória indicada para metástases ressecáveis (recomendação de grau C) (52)foi introduzida desde o trabalho de Nordlinger (92) que encontrou um ganho na sobrevivência livre de progressão no braço de quimioterapia perioperatória. Os resultados remotos deste estudo foram publicados em 2013 (93)Não houve diferença na taxa de sobrevivência global a 5 anos entre os dois braços.

No caso de metástases potencialmente ressecáveis (52)recomenda-se a preferência por um protocolo de TC com uma taxa de resposta elevada (respostas objectivas de acordo com RECIST1.1), tendo em vista a ressecabilidade secundária: (tri-CT ou bi-CT) mais bioterapia (94).
Na nossa série, não foi administrado o tri-CT.
O número médio de cursos pré-operatórios para todos os tipos de quimioterapia foi de 5,97, com uma mediana de 6 e extremos de 3 a 13 cursos.
No caso da quimioterapia perioperatória, o número médio de cursos pré-operatórios foi de 4.
No caso da quimioterapia neoadjuvante, o número de cursos foi superior em alguns doentes, uma vez que a doença foi reavaliada de dois em dois meses até se obter uma resposta que permitisse a ressecção.
Dos 29 doentes que tinham recebido quimioterapia ± terapia dirigida no pré-operatório, 12 apresentaram uma resposta parcial e 17 tinham doença hepática metastática estável.
Não se registou qualquer progressão com a quimioterapia.
Não foram recebidas respostas completas.
Com base nestes resultados, podemos dizer que o controlo do tumor pela quimioterapia foi bom.

Os dados sobre a toxicidade da quimioterapia não estavam completos e muitos dados em falta impediram-nos de analisar os resultados a este respeito. No entanto, registámos um único caso de toxicidade grave da quimioterapia, que nos obrigou a adiar a cirurgia após um protocolo de quimioterapia perioperatória seguida de radioterapia curta num doente com adenocarcinoma do reto médio associado a uma única metástase hepática. A toxicidade foi dupla, grau 3 hematológica e renal.

L. Resultados perioperatórios :

1. Eventos adversos perioperatórios :

Em 1992, Clavien et al (168) propuseram uma classificação das complicações pós-operatórias, que desde então tem sido validada (125,126) . Uma complicação pós-operatória foi definida como "qualquer desvio inicial da evolução pós-operatória esperada". Esta definição levou em conta complicações assintomáticas como arritmia e atelectasia. Na sua publicação, os autores da classificação diferenciaram a complicação de :

- *Não* cura: quando a cirurgia, embora efectuada sem complicações, não atinge o seu objetivo. (Por exemplo, um tumor residual após a cirurgia).
- Sequela: é um "efeito secundário" de uma cirurgia que é inerente ao procedimento (por exemplo, a incapacidade de andar após uma amputação de uma perna).

No entanto, os limites desta classificação foram observados na prática, porque se refere a complicações, ignora tudo o que não tem qualquer consequência (por exemplo, uma ferida aórtica com sequelas simples após a conversão não aparecerá em lado nenhum numa avaliação de acordo com Clavien) e não pretende ter em conta a especificidade da laparoscopia (por exemplo, conversão) e os riscos cirúrgicos, que são, no entanto, instrutivos para registar e acompanhar.

A morbilidade é também subestimada aquando da alta dos doentes. Num estudo do clube coelio (169) a taxa de pacientes sem complicações caiu de 93% na alta para 86,53% em um mês. Além disso, o recente desenvolvimento da cirurgia em ambulatório e a melhoria da reabilitação após a cirurgia exigem uma avaliação mais pormenorizada do resultado do doente após a alta.

Os incidentes intra-operatórios têm de ser tidos em conta, especialmente no contexto da cirurgia laparoscópica. Recentemente, Kazaryan et al. (123) propuseram a classificação de Oslo, especificando estes eventos intra-operatórios com base no trabalho de Satava sobre a avaliação de erros cirúrgicos (124).

Além disso, em caso de conversão, deve ser conhecida a sua natureza preventiva ou reactiva, uma vez que a morbilidade pós-operatória aumenta em caso de incidente intra-operatório e nas conversões reactivas.
Parece certo que a noção de complicações pós-operatórias deve dar lugar à de acontecimentos adversos perioperatórios (Fig.63).

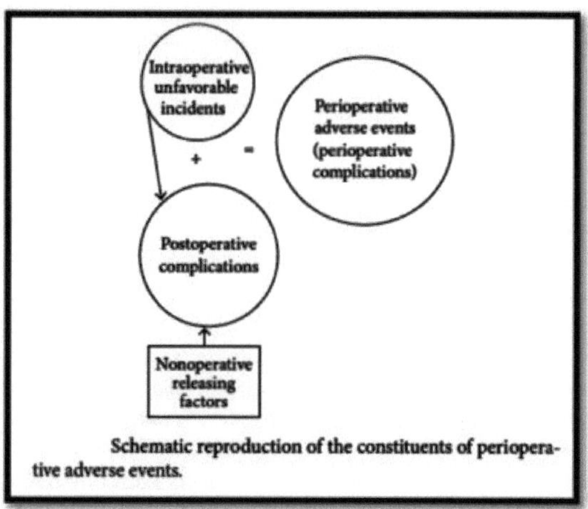

Figura 63 Componentes dos acontecimentos adversos perioperatórios de acordo com Kazaryan (123).

Em 2013 K.Slankamenac (127)propôs uma nova classificação para complementar a classificação de Clavien, o CCI (The Comprehensive Complication Index) descrito como uma nova escala contínua para medir a morbilidade cirúrgica.

Isto é feito em linha, acedendo a www.assessurgery.com para utilizar a calculadora CCI®, que é uma ferramenta para avaliar a morbilidade global do doente. O Comprehensive Complications Index (CCI®) baseia-se na classificação de complicações de Clavien-Dindo e tem em conta todas as complicações que surgem após uma operação. A morbilidade global é reflectida numa escala de 0 (sem complicações) a 100 (morte) (anexo 8).

Em 2017, Clavien (170)reviu esta nova classificação numa publicação que avaliou a sua aplicação prática. Concluiu que a ICC acrescentava valor à classificação de Clavien-Dindo em doentes com mais de uma complicação, especialmente após grandes cirurgias. O seu valor aumenta se o tempo de observação após a cirurgia for mais longo (> 3 meses).

a) Incidentes de funcionamento :

Os incidentes intra-operatórios da nossa série foram classificados de acordo com a classificação de Oslo, incluindo a natureza da conversão (Tabela 91).

Quadro 91 Classificação de Oslo (169).

Grade 0	Aucun incident peropératoire
Grade I	Incident sans conséquence peropératoire
Grade II	Incident peropératoire avec conséquence traitée ou cours de l'intervention y compris transfusion sanguine et conversion
IIp	Conversion préemptive, avant l'incident ou accident
IIr	Conversion réactive, après l'incident ou accident
Grade III	Incident ou complication non reconnue au cours de l'intervention avec conséquence postopératoire

Na nossa série, os incidentes intra-operatórios de natureza anestésica ou cirúrgica ocorreram em 10 doentes, ou seja, 25% do total. Estes incidentes foram de grau 1 em 4 doentes e de grau 2 em 6 doentes.

Classificámos estes incidentes de acordo com o seu impacto numa mudança de estratégia cirúrgica. Os incidentes de grau 1 foram geridos intra-operatoriamente sem qualquer alteração no decurso da operação, enquanto os incidentes de grau 2 exigiram uma mudança de atitude (por exemplo, conversão, abandono de uma fase operatória, alargamento de uma ressecção, transfusão, etc.).
O fator de risco para a ocorrência de incidentes intra-operatórios na nossa série foi a presença de co-morbilidades (p = 0,049), enquanto os incidentes graves estiveram mais ligados à existência de história de cirurgia abdominal (p = 0,037) e mais especificamente à história de incisão na linha média (p = 0,013). Nesta situação, a importância das aderências conduz a um tempo de libertação com riscos de feridas viscerais ou vasculares.
Foi igualmente registada uma transfusão intra-operatória na sequência de uma hemorragia acidental (controlada sem conversão).

Na literatura, poucos estudos fornecem informações sobre incidentes intra-operatórios utilizando a classificação de Oslo, que é relativamente recente (123) (publicada em 2013), embora sejam frequentemente citados: conversão e sua causa, e transfusões.
A publicação recente de Van der Poel, em 2019, dos resultados de um estudo comparativo multicêntrico, utilizando uma pontuação de propensão, entre a cirurgia laparoscópica combinada e a cirurgia laparoscópica colorrectal isolada (38)Neste estudo, a classificação de Oslo foi utilizada para comparar os resultados perioperatórios entre os dois grupos (Tabela 92).

Quadro 92 Incidentes de acordo com a classificação de Oslo (38).

	LLCR ($n=61$)	LCR ($n=61$)	p
Operative time, min, median (IQR)	206 (166–308)	197 (148–231)	0.057
Blood loss, ml, median (IQR)	200 (100–700)	75 (5–200)	0.011
Conversion	3 (5)	5 (8)	0.687
Peroperative incidents, Oslo classification			0.237
None	52 (85)	56 (92)	
Grade 1	6 (10)	4 (7)	
Grade 2	3 (5)	1 (2)	
Grade 3	0	0	

No braço da cirurgia laparoscópica combinada, registou 10% de incidentes de Grau 1 e 5% de incidentes de Grau 2.
Não foram registados incidentes de grau 3.

b) Conversão :

Na nossa série, a taxa de conversão foi de 7,5%.
A conversão foi preventiva num doente e reactiva em dois.
As causas da conversão foram as seguintes:
- Um abdómen aderente.
- Intolerância ao pneumoperitoneu.
- A descoberta de um tumor T4 que se infiltra nos órgãos vizinhos.

A análise estatística em busca de fatores de risco que levassem à conversão em nossa casuística destacou o grau de gravidade do incidente intra-operatório de acordo com os graus da classificação de Oslo (p = 0,044) e o grau de infiltração parietal no estudo anatomopatológico (p = 0,011).

Não houve diferença significativa na taxa de conversão entre os nossos dois braços de estudo (7,5% CSIM vs 10% CCRL) com um (p = 0,500).

As taxas de conversão relatadas nos principais estudos publicados que avaliaram a abordagem laparoscópica combinada estão resumidas na (tabela 93):

Tabela 93 Taxas de conversão na literatura.

Autor	Tipo de estudo	Força de trabalho	Taxa de conversão
Moris (159)	Revisão sistemática	199	0 - 10 %
Garritano (37)	Revisão sistemática	150	0,7 %

Lupinacci(34)	Revisão sistemática	39	0 %
Ferretti (35)	Multicêntrico	142	4,9 %
Ratti (32)	Monocêntrico comparativo	69	0 %
Van der poel(38)	Multicêntrico comparativo	61	5 %
CPMC	Unicêntrico comparativo	40	7,5 %

A nossa taxa de conversão foi comparável à relatada na literatura.

c) Transfusão :

Quatro doentes tinham sido transfundidos no perioperatório, incluindo três no intra-operatório.
A transfusão pós-operatória foi registada como morbilidade pós-operatória de grau II, segundo a classificação de Clavien. Foi decidida na unidade de internamento na sequência de uma descida dos níveis de hemoglobina com hemorragia do dreno. O volume da transfusão foi de dois concentrados de glóbulos vermelhos.
Três doentes foram submetidos a transfusão intra-operatória, num dos casos na sequência de um incidente hemorrágico.
Nos outros dois casos, foi decidido no final da operação (que decorreu sem incidentes), num doente cardiopata com um nível de hemoglobina pré-operatório de 9,9 g/dl e num doente ASA I com um nível de hemoglobina pré-operatório de 8,2 g/dl.
O volume de transfusão foi de um único concentrado de glóbulos vermelhos no doente que sofreu um evento hemorrágico e de dois concentrados de glóbulos vermelhos nos outros dois doentes.
A taxa de transfusão perioperatória foi de 10%.
Apenas algumas publicações especificaram a taxa de transfusão nos resultados. Na sua série multicêntrica, Ferretti (35) relatou uma taxa de 8,5%, a transfusão foi um fator de risco para complicações pós-operatórias na sua análise univariada. No nosso estudo, a transfusão intra-operatória não foi associada à ocorrência de uma complicação pós-operatória ($p=0$,310).
A perda de sangue é referida com mais frequência na literatura e constitui uma base de avaliação e comparação.

No início do nosso estudo, fizemos algumas estimativas de perdas de sangue, mas estas não nos pareceram fiáveis, porque o método utilizado para a estimativa estava sujeito a erros frequentes, o que nos levou a não ter em conta estes cálculos na análise dos resultados. Preferimos ter em conta a transfusão, que pode ser a consequência de uma perda de sangue elevada. Os volumes de transfusão não excederam dois glóbulos vermelhos por doente na nossa série (quatro doentes transfundidos).

A cirurgia laparoscópica simultânea resulta numa menor perda de sangue do que a abordagem convencional. Todos os estudos comparativos (8 estudos) citados na revisão sistemática de Moris (159) relataram menor perda de sangue no braço laparoscópico. A diferença foi significativa em 4 estudos (146,162,164,166).

2. Morbidade e mortalidade pós-operatória :

a) Morbilidade e mortalidade pós-operatória aos 30 dias:

Na nossa série, não se registou mortalidade operatória aos 30 dias. Na maior série multicêntrica de pacientes submetidos a cirurgia laparoscópica simultânea, Ferretti (35) relatou uma taxa de mortalidade de 2,1% (3 pacientes morreram em 142 incluídos), mas deve-se notar que 31,7% dos pacientes desta série foram classificados como ASA III; em nossa série eles representaram 5% do número total de pacientes. As três mortes registadas deveram-se a uma complicação cirúrgica (hemorragia) ou a uma complicação médica (síndrome coronária aguda).
Lupinacci (34) relatou zero mortalidade em sua revisão sistemática de ressecção laparoscópica simultânea. Ele incluiu 39 pacientes de 14 publicações e só incluiu ressecções hepáticas ≥ 2 segmentos.
Francesca Ratti (32) relatou uma taxa de mortalidade de 1,4%, com um paciente morrendo entre 69 incluídos para cirurgia híbrida; ele apresentou insuficiência hepática grave. Na sua série, a ressecção hepática foi major em 18,9% dos casos e alargada em 4,3%, o que poderia explicar o risco de insuficiência hepática pós-operatória.
Na nossa série, a ressecção hepática simultânea foi sempre uma ressecção menor. Não foram observados casos de insuficiência hepática pós-operatória.
Garritano (37) na sua revisão sistemática publicada após a de Lupinacci, tinha incluído ressecções simultâneas puramente laparoscópicas, excluindo a via híbrida e a ″assistida pela mão″. Cento e cinquenta pacientes foram incluídos, provenientes de 20 publicações. A taxa de mortalidade foi de 1,3% (2 pacientes morreram).
Outra revisão sistemática mais recente publicada por D. Moris (159) incluiu ressecções simultâneas puramente laparoscópicas. Cento e noventa e nove pacientes foram incluídos, retirados de 12 publicações. Destes doentes, 139 foram incluídos em estudos comparativos. A taxa de mortalidade registada foi de 1%.
Outras publicações que avaliaram a abordagem laparoscópica simultânea relataram uma taxa de mortalidade zero (10,30,171 - 173).

Para otimizar os resultados, é essencial selecionar os doentes para uma estratégia simultânea. Esta estratégia destina-se a doentes em bom estado geral, com comorbilidades estabilizadas e controladas se presentes, e as séries publicadas sobre a avaliação da laparoscopia nesta situação são frequentemente séries de doentes selecionados.

Em relação à morbidade pós-operatória, Ferretti (35) (estudo multicêntrico internacional de 142 pacientes) relatou uma morbidade global de 31%, dividida em morbidade específica de 15,5% e morbidade geral de 15,5%. Da morbilidade específica, as complicações colorrectais representaram 7,7% e as complicações hepáticas 7,7%.
A complicação colorrectal mais comum foi a fístula anastomótica (8/11).
A complicação hepática mais frequente foi a coleção biliar (6/11) seguida de hemorragia (3/11).
De acordo com a classificação de Clavien, as complicações menores (I, II) representaram 36,36% do total e as complicações maiores (III, IV, V) 63,64% do total.
Esta elevada proporção de complicações major poderá ser explicada pela inclusão de doentes neste estudo, dos quais 31,7% estavam classificados como ASA III.

Na nossa série, a taxa de morbilidade global aos 30 dias foi de 27,5% (11/40). Dos 11 doentes, 03 tiveram complicações colorrectais (fístula, coleção e problemas relacionados com a ileostomia de proteção) e 01 doente teve uma complicação hepática.
De acordo com a classificação de Clavien, as complicações menores (I, II) representaram 81,82% e as complicações maiores (III) 18,18%.
As complicações menores predominaram sobre as complicações maiores.
Em comparação com a série de Ferretti, estes resultados reflectem uma população com menos comorbilidades (ASA III = 5%) e uma ressecção hepática menos extensa.

Na literatura, a série de Francesca Ratti (32) está mais próxima da nossa, uma vez que incluiu 69 doentes operados com uma abordagem híbrida.
A taxa de morbilidade global foi de 24,6%, tendo sido registadas três fístulas colorrectais e três fístulas biliares.
A morbilidade ligeira de Clavien (I, II) representou a maioria (82,35%) em comparação com a morbilidade grave (III, IV, V), que representou 17,65% de todas as complicações.

Stefano Garritano (37) na sua revisão sistemática da abordagem laparoscópica combinada, incluiu 150 doentes de 20 estudos publicados. A taxa de morbilidade global foi de 18%, seis doentes tiveram complicações colorrectais e cinco doentes tiveram complicações hepáticas. A taxa de ressecção hepática menor foi de 89,3% (134/150).

Lupinacci (34) numa revisão sistemática anterior à de Garritano, incluiu 39 doentes de 14 publicações; este número reduzido para uma revisão sistemática é explicado por um dos critérios de inclusão no estudo, uma vez que Lupinacci apenas considerou ressecções hepáticas ≥ 2 segmentos. Relatou morbilidade em 6 doentes, mas esta morbilidade foi difícil de analisar em certas publicações porque incluiu subgrupos de certas séries.

Na sua recensão, D. Moris (159) relatou uma taxa de morbidade global de 19,9%.

Além disso, nos estudos que compararam a nova abordagem laparoscópica com a abordagem convencional (cirurgia de laparotomia combinada), a viabilidade da nova abordagem foi avaliada através da comparação dos resultados imediatos (morbilidade e mortalidade, taxa de conversão, qualidade da excisão) e, em alguns estudos, dos resultados oncológicos à distância (sobrevivência, recorrência).
A morbidade e a mortalidade dos dois grupos nos principais estudos comparativos citados na revisão sistemática de D. Moris estão resumidas na tabela 94.

Quadro 94 Resultados a curto prazo dos principais estudos comparativos (159).

Authors	Operative time, min (range)	Median ESTIMATE BLOOD LOSS, mL	Conversion rate, %	Flatus passing, d, (range)	Diet start, d, (range)	Complications	Hospital stay, d	30-d mortality, %
Comparative studies (OSR vs LSR patients)								
Chen et al[24] (2011)	342 ± 38 vs 350 ± 45 P > 0.05	590 ± 85 vs 275 ± 96 P < 0.05	0 (0)	2 vs 2 P < 0.05	N/a	9 vs 8 P > 0.05	16 ± 2.5 vs 12 ± 1.5 P < 0.05	0 vs 0
Hu et al[25] (2012)	350 ± 46 vs 313 ± 44 P < 0.05	273 ± 93 vs 258 ± 111 P > 0.05	0 (0)	N/a	N/a	0 vs 1	11.2 ± 1.8 vs 8.5 ± 1.9 P < 0.05	0 vs 0
Takasu et al[26] (2013)	466 ± 107 vs 472 ± 90 P = 0.92	496 ± 191 vs 152 ± 128 P < 0.02	0 (0)	N/a	N/a	2 vs 1 P > 0.05	36.1 ± 24.9 vs 16.2 ± 6.1 P = 0.08	0 vs 0
Jung et al[27] (2014)	244 (149-375) vs 290 (183-551) P = 0.008	250 vs 325 P = 0.35	0 (0)	3 (2-8) vs 3 (1-4) P = 0.1	4.5 (2-16) vs 3 (1-11) P < 0.001	10 vs 4 P = 0.06 8 vs 1 DC ≤ II 2 vs 3 DC ≥ III	10.5 (8-23) vs 8 (5-23) P = 0.001	0 vs 0
Ratti et al[28] (2016)	310(150-540) vs 420 (170-720) P = 0.03	600 (200-1300) vs 350 (100-1000) P = 0.02	1 (4)	5 (2-7) vs 3 (2-6) P = 0.04	4 (3-9) vs 3 (2-8) P = 0.06	12 vs 6 p = 0.78	12 (7-35) vs 9 (4-17) p = 0.02	0 vs 0
Ivanecz et al[29] (2017)	257 ± 66.8 vs 261 ± 92.8 P = 0.91	170 (70-230) vs 105 (30-180) P = 0.23	0 (0)	N/a	N/a	5 vs 3 P = 0.65 2 vs 2 DC ≤ II 3 vs 1 DC ≥ III	11.5 (10-33) vs 8 (8-12) P = 0.044	0 vs 0
Gorgun et al[30] (2017)	341 ± 27 vs 321 ± 35 P = 0.85	578 ± 116 vs 347 ± 37 P = 0.70	0 (0)	4.5 ± 0.3 vs 2.9 ± 0.3 P = 0.003	6.4 ± 0.5 vs 4 ± 0.5 P = 0.001	13 vs 1 P = 0.016	10 ± 0.9 vs 6.4 ± 0.8 P = 0.001	1 vs 0
Xu et al[31] (2017)	248.35 ± 79.97 vs 246.75 ± 78.20 P = 0.949	300 (162.5-575) vs 175 (100-275) P = 0.024	0 (0)	N/a	N/a	5 vs 3 P = 0.693	12 (10-16.25) vs 9 (8.25-11.75) P = 0.029	0 vs 0

Abbreviations: DC, Dindo-Clavien classification of complications; ESTIMATE BLOOD LOSS, estimated blood loss; LSR, laparoscopic synchronous resection; N/a, not available; OSR, open synchronous resection.

A taxa de complicações pós-operatórias foi comparável entre os dois grupos nos estudos (33,162 - 166,174).

Por outro lado, no estudo de Gorgun (161) houve uma diferença significativa (*p* = 0,016) a favor do grupo da laparoscopia.

Outros estudos comparativos não citados na revisão de Moris, como o (32,36, 160,175) não encontraram diferença na taxa de morbidade pós-operatória entre os dois grupos.

Tal como Van Der Poel (38) e Bretagnol (18)comparámos os resultados a curto prazo entre dois grupos de doentes. Um grupo experimental submetido a cirurgia laparoscópica combinada e um grupo de controlo submetido a cirurgia laparoscópica colorrectal isolada. Ambos os autores não encontraram diferenças significativas na morbilidade pós-operatória entre estes dois grupos, *p* = 0,69 para Bretagnol e *p* = 0,481 para Van Der Poel . Também na nossa comparação, não houve diferença entre os dois grupos na morbilidade global (*p* = 0,606), morbilidade ligeira (*p* = 1,000) e morbilidade grave (*p* = 0,338).

A análise dos factores de risco de morbilidade na população total (nos dois braços) não revelou que a pertença a um ou outro grupo influenciasse a ocorrência de mais complicações. O que teve um impacto na morbilidade global na população total dos dois braços do estudo foi o sexo feminino e a idade > 65 anos.

Tabela 95 Taxas de mortalidade na literatura.

A análise univariada dos factores associados à morbilidade global no braço experimental identificou :
Anemia (sintoma revelador) (p = 0,039), tratamento neoadjuvante (p = 0,039), quimioterapia pré-operatória (p = 0,027), número de ressecções hepáticas (p = 0,035), ocorrência de incidente intra-operatório (Oslo) (p = 0,045) e tempo de internação pós-operatória (p = 0,030).
Enquanto os primeiros 5 factores são considerados factores de risco, o internamento pós-operatório é mais uma consequência da morbilidade.
Na análise multivariada, apenas a anemia (p = 0,046) e o número de ressecções hepáticas (p = 0,018) foram factores independentes de morbilidade.

No que diz respeito aos factores associados à morbilidade ligeira (Clavien I, II), a análise univariada identificou 5 factores:
Anemia (sintoma revelador) (p = 0,016), tratamento neoadjuvante (p = 0,016), quimioterapia pré-operatória (p = 0,007), clampeamento (p = 0,025) e permanência no pós-operatório (p = 0,006).

Para os factores associados à morbilidade grave (Clavien III), a análise univariada identificou 4 factores:
O número de cursos de quimioterapia pré-operatória (p = 0,008), a ocorrência de um incidente intra-operatório (Oslo) (p = 0,010), a estadia pós-operatória (p = 0,002) e a estadia nos cuidados intensivos (p = 0,036).

A Tabela 95 resume as taxas de morbi-mortalidade e de conversão das principais publicações na literatura. Os resultados da nossa série também são apresentados na tabela.

Estudo	Tipo	Força de trabalho	Morbidade	Mortalidade	Conversão
Ferretti 2015	Multicêntrico	142	31 %	2,1 %	4,9 %
Lupinacci 2014	Revisão sistemática	39	15,4 %	0 %	0 %
Ratti 2015	Unicêntrico	69	24,6 %	1,4 %	0 %
Garritano 2016	Revisão sistemática	150	18 %	1,3 %	0,7 %
Moris 2019	Revisão sistemática	199	19,9 %	1 %	0 - 10 %

V.D poel 2019	Multicêntrico	61	15 %	0 %	5 %
CPMC	Uni-cêntrico	40	27,5 %	0 %	7,5 %

b) *Morbilidade e mortalidade aos 90 dias :*

Como relatado no capítulo anterior, observou-se que quando o período de acompanhamento pós-operatório foi prolongado, a deteção de novas complicações foi frequente, no estudo do Clube Coelio (169) a taxa de doentes sem complicações passou de 93% na alta para 86,53% ao fim de um mês. Assim, há que admitir que a contabilização de uma complicação não se deve limitar ao período de hospitalização ou aos 30 dias de pós-operatório. O período de 90 dias é cada vez mais utilizado nas publicações para registar a mortalidade ou a morbilidade.

Na nossa série, não registámos qualquer mortalidade aos 90 dias, mas foi observada uma morbilidade adicional classificada como IIIa, envolvendo coleção do local da hepatectomia (drenada radiologicamente), num doente.

M. Estudo anatomopatológico :

Na avaliação da exequibilidade da técnica, para além dos resultados de morbilidade e mortalidade e da taxa de conversão, a qualidade da excisão é um critério oncológico que pode ser avaliado imediatamente.

Na nossa série, a análise histológica das peças de ressecção colorrectal mostrou a presença de adenocarcinoma (bem ou moderadamente diferenciado) em 90% dos casos.

O adenocarcinoma mucinoso foi encontrado em 3 casos (7,5%).

Foi observada uma resposta histológica completa após quimioterapia perioperatória num tumor do cólon.

Nos espécimes de ressecção hepática, o adenocarcinoma também estava na maioria (80%), mas a taxa de resposta histológica completa foi mais elevada, abrangendo 6 doentes (17,14%).

Um doente após quimioterapia perioperatória e 5 doentes após quimioterapia neoadjuvante. A terapêutica dirigida utilizada nestes 5 doentes foi um anti EGFR em 3 casos (Panitumumab 2 casos, Cetuximab 1 caso) ou um anti-angiogénico em 2 casos (Bevacizumab).

Relativamente à qualidade da ressecção, do tumor primário, 95% das ressecções foram R0. A margem circunferencial foi <1mm em dois doentes após proctectomia.

Dos 56 espécimes analisados para ressecção de metástases hepáticas, 4 tinham uma margem de <1mm, ou seja, R1.

Isto dá-nos uma taxa de ressecção R0 de 92,8% em relação ao número de peças analisadas e uma taxa de ressecção R0 de 90% em relação ao número de pacientes.
Ferretti (35) no seu estudo multicêntrico de 142 doentes, relatou uma taxa de ressecção R0 das metástases hepáticas de 93%, Ratti (146) no seu estudo comparativo, relatou uma ressecção hepática R0 de 100% em 25 doentes e uma ressecção colorrectal R0 de 96%.
Hatwell (30) na sua série de 51 pacientes (incluindo 44 procedimentos híbridos) relatou 100% de ressecção R0 do tumor primário e 82,35% de ressecção R0 de metástases hepáticas.
Pistola (161) relataram 85,7% de ressecção R0 de metástases hepáticas.
Ratti (32) num outro estudo de 69 doentes operados com um procedimento híbrido, relataram uma taxa de ressecção colorrectal R0 de 97,1% e uma taxa de ressecção R0 de 97,1% para metástases hepáticas. As nossas taxas de ressecção R0 estavam dentro dos intervalos relatados na literatura (Tabela 96).

Tabela 96 Margens de ressecção cirúrgica após cirurgia simultânea.

Estudo	Tipo	Trabalhadores	Primário R0	R0 Metas
Ferretti 2015	Vários cêntimos	142	-	93 %
Hatwell 2013	Uni cêntimo	51	100%	82,35 %
Ratti 2016	Uni cêntimo	25	96 %	100 %
Pistola 2017	Uni cêntimo	14	-	85,7 %
Ratti 2015	Uni cêntimo	69	97,1 %	97,1 %
CPMC	Uni cêntimo	40	95 %	92,8 %

Além disso, a qualidade da exérese do mesorreto foi boa sob laparoscopia em todos os doentes após proctectomia.
O número médio de nós no curativo foi de 15,55, com uma mediana de 12,5 e extremos que variam de 1 a 54 nós.
Esta média está de acordo com o número de gânglios linfáticos exigido pela classificação TNM. No entanto, apesar de uma técnica cirúrgica padronizada, observámos que alguns doentes tinham um número insuficiente de gânglios linfáticos removidos.
A análise estatística dos subgrupos de doentes mostrou que os doentes que tinham recebido quimioterapia no pré-operatório tinham significativamente menos gânglios linfáticos no curativo (13,31 vs 21,45) (p = 0,034) em comparação com os doentes que não tinham recebido quimioterapia no pré-operatório.
Esta noção foi relatada em várias publicações, e o efeito da CCR na cura em cirurgia rectal foi avaliado no estudo de Amajoyi (176) que encontrou um número médio de nódulos de 9, com uma mediana de 7, em espécimes de proctectomia após CCR, e um número médio de nódulos de 13, com uma mediana de 10, em espécimes de proctectomia de doentes que não tinham recebido tratamento neoadjuvante; a diferença foi significativa (p = 0,001). Chang (177) fez os mesmos achados em relação à redução do número de linfonodos retirados (6,68 ± 4,74 vs

11,54 ± 6,44, $p < 0,010$), mas introduziu um novo conceito: a relação linfonodal permaneceu estável entre os dois grupos (0,122 ± 0,24 vs 0,161 ± 0,23, $p = 0,361$). Também Hiroshi Sawayama (178) relatou os efeitos da quimioterapia pré-operatória sobre o estado dos gânglios linfáticos, a invasão vascular e o tumor primário em doentes metastáticos.
No nosso estudo, foi a quimioterapia pré-operatória que teve um impacto no número de gânglios linfáticos na cura e não a radioterapia.
O efeito da quimioterapia pré-operatória nas metástases hepáticas era bem conhecido. No caso dos tumores primários, a utilização mais frequente da quimioterapia numa situação sincrónica (primário no local) levou à observação de efeitos terapêuticos nos tumores colorrectais. Karoui (179) numa série de 38 doentes metastáticos (16 dos quais tinham recebido quimioterapia no pré-operatório), observou uma resposta histológica importante em 70% dos cancros do cólon. A resposta do tumor primário à quimioterapia e a da metástase hepática correspondente estavam correlacionadas.
Na nossa série, observámos duas respostas terapêuticas do RCRG1 em tumores do cólon após quimioterapia perioperatória do tipo FOLFOX num caso e quimioterapia neoadjuvante do tipo CAPOX + cetuximab no outro.
Não se verificou uma resposta GPCR1 nos tumores do reto após a radioterapia, o que pode ser explicado pelo facto de, na nossa série de doentes metastáticos, termos privilegiado um protocolo curto com cirurgia imediata. O facto de não se adiar a cirurgia não permite que a radioterapia atinja um estadiamento ou um downsizing.
A quimioterapia resultou na esterilização completa das metástases hepáticas em 6 doentes (20,69%) e numa resposta major (TRG1 - TRG2) em 12 doentes (41,38%), o que é considerado um bom fator de prognóstico. (180).
[ème]Foi utilizada a 8ª edição da classificação TNM, tendo-se verificado uma diferença na distribuição dos doentes entre a classificação cTNM pré-terapêutica (clínica) e a classificação pTNM pós-ressecção (patológica) (tabela 97).
Vários factores são responsáveis por esta diferença, sendo o primeiro o tratamento neoadjuvante, que é responsável pelo estadiamento inferior em alguns doentes (por exemplo, T0N0M1), e a sobre ou subavaliação do grau de infiltração parietal ou linfonodal na imagiologia durante a extensão do trabalho (por exemplo, vários doentes classificados como cT3N+M1 foram, na realidade, classificados como pT3N0M1).

Tabela 97 Correlação entre as classificações cTNM e pTNM.

Classificação cTNM	Número	Classificação pTNM	Número
-	-	T0N0M1a	01 (2,5 %)
-	-	T1N0M1a	01 (2,5 %)
T2N0M1	02 (5%)	T2N0M1a	01 (2,5 %)
T2N+M1	01 (2,5 %)	-	-
T3N0M1	03 (7,5 %)	T3N0M1a	16 (40 %)
T3N+M1	34 (85 %)	$T3N_{1-2}M1a$	20 (50 %)

-	-	$T4N_{1-2}M1a$	01 (2,5 %)
Total	40 (100 %)	Total	40 (100 %)

É de notar que, a partir de 2019, uma nova classificação de tumores da OMS (181) Os tipos histológicos descritos são os seguintes:

Malignant epithelial tumours

8140/3	Adenocarcinoma NOS
8213/3	Serrated adenocarcinoma
8262/3*	Adenoma-like adenocarcinoma
8265/3	Micropapillary adenocarcinoma
8480/3	Mucinous adenocarcinoma
8490/3	Poorly cohesive carcinoma
8490/3	Signet-ring cell carcinoma
8510/3	Medullary adenocarcinoma
8560/3	Adenosquamous carcinoma
8020/3	Carcinoma, undifferentiated, NOS
8033/3*	Carcinoma with sarcomatoid component

ème**Figura 64** Tipos histológicos no cancro colorrectal de acordo com a 5.ª edição da classificação de tumores da OMS de 2019. (181).

N. Reincidência :

O período médio de seguimento dos doentes foi de 15 meses, com uma mediana de 12,5 meses e extremos que variaram entre 2 meses e 41 meses.

Durante este período, 9 doentes tiveram uma recidiva (22,5%), com um tempo médio até à recidiva de 13,55 meses. Em sete dos nove casos, a doença recidivou no fígado. Esta recidiva era ressecável em dois doentes. Nos restantes 7 doentes, foi iniciado tratamento medicamentoso.

Num doente operado a um tumor do cólon esquerdo com uma única metástase hepática, a recidiva foi revelada por um único nódulo epiploico que surgiu aos 13 meses, confirmado por PET scan. Este nódulo foi ressecado laparoscopicamente e o estudo anatomopatológico confirmou a sua natureza carcinomatosa. A doente estava viva aos 37 meses sem recidiva.

Na nossa análise estatística, apenas uma variável foi associada à recorrência: N+ na classificação cTNM ($p = 0,032$).

O rácio de risco também foi elevado para o N+ da classificação pTNM sem que o p fosse significativo. (HR= 4,250) ($p = 0,088$).

Esta análise não pôde dar um contributo significativo, dada a insuficiência da retrospetiva.

Na literatura, Takasu (162) durante um período de seguimento de 31,5 ± 33,5 meses (0,6-95,2 meses) relatou uma taxa de recorrência de 42,8% (fígado ou pulmão).

Ratti (146) no seu estudo comparativo, durante um período médio de seguimento de 37 meses (15-75 meses), registou uma taxa de recorrência de 36% no braço da laparoscopia e de 54% no braço da laparotomia, com uma diferença significativa ($p = 0{,}04$).
No braço laparoscópico, a recorrência foi hepática em 44,4% dos casos, extra-hepática em 22,2% e mista em 33,3%.
O tratamento para a recorrência consistiu na ressecção em 22,2% dos casos, na radiofrequência em 11,1% dos casos e no tratamento medicamentoso em 77,8% dos casos.
Este padrão de recorrência e tratamento é semelhante ao observado na nossa série, e a possibilidade de tratamento curativo para a recorrência existe, mas ainda é minoritária.
No estudo de Xu (166)após um seguimento de 36 meses, a taxa de recorrência no braço da laparoscopia foi de 75% comparada com 70% no grupo da laparotomia. Isto significa que a recorrência é frequente nesta situação de metástases hepáticas síncronas, apesar do tratamento curativo inicial.

O. Sobrevivência:

Como referido anteriormente, o período médio de seguimento dos doentes foi de 15 meses, com uma mediana de 12,5 meses e extremos que variaram entre 2 meses e 41 meses.
Em 2019, metade da nossa força de trabalho tinha sido incluída no estudo.
Todos os doentes do nosso estudo estavam vivos na altura em que foram apontados, mas o seguimento foi insuficiente para comentar a sobrevivência global.
No entanto, a sobrevivência média livre de recorrência foi de 28,91 meses e a sobrevivência mediana livre de recorrência foi de 27 meses na nossa série.
Não se registaram diferenças nas curvas de sobrevivência livre de recorrência dos diferentes subgrupos testados (sexo, idade, localização do tumor primário, infiltração linfonodal, natureza R0/R1 da cirurgia e nível de CEA). Ratti (174) identificou factores de mau prognóstico a longo prazo no seu estudo; na sua análise multivariada, o estádio do tumor, o envolvimento linfonodal, o número de metástases e as complicações pós-operatórias foram factores de prognóstico independentes.
Alguns autores referem a sobrevivência global mediana e a sobrevivência livre de recorrências, enquanto outros referem as taxas de sobrevivência global ou livre de recorrências a 1, 3 e 5 anos.
O quadro seguinte resume os resultados remotos dos principais estudos comparativos citados na revisão sistemática de Moris (159).

Tabela 98 Resultados remotos da cirurgia laparoscópica versus cirurgia convencional (159).

Authors	Followup (months), (range)	Adjuvant Chemotherapy (%)	Recurrence, n (%)	Overall survival (months), median	Disease-free survival (months), median	OS 1st/3rd/5th	DFS 1st/ 3rd/5th

Comparative studies (OSR vs LSR patients)							
Chen et al[24] (2011)	45.3 (36-72)	100 vs 100	N/a	N/a	N/a	77.8/38.9/0 vs 82.6/43.5/ 8.6 P > 0.05	N/a
Hu et al[25] (2012)	(16-81)	100 vs 100	2 (15.38) vs 2 (15.38)	N/a	N/a	92/54/31 vs 92/ 55/27 P > 0.05	N/a
Takasu et al[26] (2013)	41.2 vs 31.5 P = 0.56	100 vs 42.8 P = 0.02	6 (85.7) vs 3 (42.8)	N/a	N/a	100/N/a/41.7 vs 100/N/a/ 50 P = 0.67	N/a
Jung et al[27] (2014)	N/a	N/a	N/a	N/a	N/a	N/a	N/a
Ratti et al[28] (2016)	37 vs 37	N/a	27 (54) vs 9 (36)	57 vs 60 P = 0.19	38 vs 43 P = 0.05	N/a	N/a
Ivanecz et al[29] (2017)	78 vs 24 P = 0.001	50 vs 20 P = 0.35	4 (40) vs 2 (20)	N/a	N/a	100/90/80 vs 100/75/N/a P = 0.842	90/60/60 vs 100/57/Na P = 0.724
Gorgun et al[30] (2017)	24.2 vs 20.3 P = 0.34	80 vs 84.6	12 (41.3) vs 2 (14.2) P = 0.08	19.1 vs 24.3 P = 0.1	8.4 vs 10 P = 0.028	N/a	N/a
Xu et al[31] (2017)	27.5 vs 27.5	100 vs 100	14 (70) vs 15 (75)	N/a	N/a	N/a/58.3%/N/a vs N/a/56.3%/N/a P = 0.788	N/a/36.6%/N/a vs N/a/ 31.6%/N/a P = 0.607

Abbreviations: DFS, disease-free survival; LSR, laparoscopic synchronous resection; N/a, not available; OS, overall survival; OSR, open synchronous resection.

A interpretação dos resultados de sobrevivência remota nestes estudos comparativos sugere que não há diferença entre as duas abordagens, sendo a sobrevivência mediana e a sobrevivência a 1, 3 e 5 anos equivalentes.

Em 2018, Chen (182) publicou os resultados de longo prazo de seu estudo comparativo, não houve diferença na sobrevida global e na sobrevida livre de recorrência em 1 e 3 anos entre os dois grupos (laparoscopia vs laparotomia) (tabela 99).

Quadro 99 Resultados a longo prazo da série Chen (182).

	Laparoscopic (n = 15)	Open (n = 15)	*p* - value
Median follow (months)	19	13	0.91
Disease free			0.99
Mean (month)	13	10	
1 year	0.56	0.70	
3 year	0.35	0.15	
Overall survival			0.14
Mean (month)	26	22	
1 year	1.00	0.84	
3 year	0.73	0.48	
Adjuvant chemotherapy	12	13	
Recurrence	8	8	1.00
Death	2	5	0.09
Site of initial recurrence			0.85
Liver	6	6	
Lung	1	1	
Peritonium	0	1	
Adrenal gland	1	0	

Os resultados oncológicos à distância parecem, portanto, equivalentes entre os dois tipos de abordagem (laparoscopia/laparotomia) no tratamento combinado do cancro colorrectal com metástases hepáticas síncronas.

IX. Limitações do nosso trabalho :

O objetivo do nosso estudo foi avaliar a viabilidade e a segurança da abordagem laparoscópica na cirurgia combinada do cancro colorrectal com metástases hepáticas síncronas.
Os resultados para o endpoint primário (morbilidade <30%, mortalidade <5%, sem aumento da morbilidade ou da mortalidade em comparação com o braço de controlo) foram favoráveis à viabilidade da laparoscopia nesta situação.
Os resultados relativos aos objectivos secundários também foram favoráveis à abordagem laparoscópica, uma vez que a taxa de conversão foi de 7,5% (TConv < 15%), a reabilitação pós-operatória foi satisfatória, assim como a qualidade da excisão carcinológica em ambos os locais do tumor (primário e metastático).
No entanto, a avaliação das taxas de recorrência e de sobrevivência não pôde ser efectuada de forma óptima devido ao acompanhamento insuficiente.

Por outro lado, trata-se de um estudo num único centro, com uma amostra limitada, cujos resultados reflectem a atividade de uma única equipa durante um período limitado.

Este é um estudo prospetivo comparativo de dois braços. Uma revisão da literatura sobre a abordagem laparoscópica de doentes com metástases hepáticas síncronas não identificou quaisquer estudos aleatórios sobre o assunto, por razões éticas óbvias. No entanto, para compensar este facto, os autores têm frequentemente comparado a cirurgia laparoscópica combinada com a cirurgia convencional combinada em grupos contemporâneos ou retrospetivamente em relação a séries históricas. Não realizámos este tipo de estudo por uma questão de precisão, uma vez que a recolha retrospetiva de dados nas nossas condições seria provavelmente incompleta. Optámos por comparar a cirurgia laparoscópica combinada com a cirurgia laparoscópica colorrectal isolada, uma vez que Van Der Poel (38) e Bretagnol (18) para responder a esta questão: "no contexto da cirurgia combinada, a adição de um tempo hepático ″mine″ aumentaria a morbi-mortalidade em comparação com a cirurgia colorrectal laparoscópica isolada?".
Esta comparação era tanto mais viável ao nosso nível quanto a cirurgia laparoscópica colorrectal para o cancro era realizada regularmente. Os dados foram recolhidos prospectivamente para ambos os braços do estudo.

Em termos de resultados cirúrgicos, a abordagem laparoscópica simultânea de ambas as localizações tumorais foi utilizada em 25% dos doentes, mas a cirurgia híbrida foi utilizada na maioria dos casos da nossa série, Este facto pode ser explicado pela localização posterior mais frequente das metástases hepáticas nos nossos doentes, mas também pelo grau de aprendizagem da equipa cirúrgica em cirurgia hepática laparoscópica. Somos principiantes nesta área, mas a nossa experiência tem vindo a melhorar com o tempo, graças ao desenvolvimento da cirurgia hepática laparoscópica para outras patologias no departamento.

X. Perspectivas:

Consideramos que este trabalho é o início de uma solução a propor aos doentes com MHSCCR, a abordagem laparoscópica permite abordar ambas as localizações tumorais com o menor trauma parietal possível, é neste sentido que a abordagem "tout laparoscópica" terá de ser desenvolvida no futuro e para tal será necessário um maior conhecimento da cirurgia hepática laparoscópica.
Esta abordagem deve ser reprodutível e, por conseguinte, alargada a toda a equipa do serviço (e, evidentemente, a outras equipas cirúrgicas).
Nesta perspetiva, pensamos em duas equipas a trabalhar em conjunto na mesma operação, uma equipa para a fase colorrectal e uma segunda equipa para a fase hepática. Isto permitiria melhorar os resultados imediatos e carcinológicos, fornecendo conhecimentos especializados para cada fase da operação, com uma melhor distribuição da carga de trabalho para procedimentos que podem durar 6 a 7 horas, como relatámos.
Em todo o mundo, foram relatadas outras aplicações da cirurgia laparoscópica em situações combinadas, como as grandes ressecções hepáticas laparoscópicas associadas à ressecção colorrectal (16). A utilização da cirurgia robótica também foi registada (183).
Uma nova abordagem foi descrita em 2019 por Karoui (184) para doentes que necessitam de uma ressecção hepática major, conhecida como "The Short-Cut Laparoscopic Reverse Approach", consiste em realizar as duas ressecções laparoscopicamente com alguns dias de intervalo, começando pela ressecção hepática major. Esta abordagem permite obter o resultado oncológico (ressecção R0) num curto espaço de tempo, evitando os riscos de uma ressecção simultânea neste contexto de cirurgia importante ou complexa.

XI. Recomendações:

A seleção adequada dos doentes para a abordagem laparoscópica simultânea é de extrema importância. Ao considerar a ressecção minimamente invasiva combinada para o CCR em estádio IV, devem ser tidas em conta as limitações das abordagens simultânea e laparoscópica.

Devem ser tidas em conta as caraterísticas do doente e o estádio do tumor. A Tabela 100 resume as contra-indicações absolutas e relativas à abordagem laparoscópica combinada.

Quadro 100 Contra-indicações da abordagem laparoscópica simultânea (121).

contra-indicações absolutas	contra-indicações relativas
PS > 2	IMC > 30 (G°R : D)
Mau prognóstico	Mais de 3 MH síncronos (G°R: C)
Tumor colorrectal oclusivo ou perfurado	Necessidade de uma ressecção hepática importante (> 3 segmentos) (G°R: C)
Metástases extra-hepáticas irressecáveis	Lesões nos segmentos I,VII,VIII (G°R: C)
R0 pouco provável	Tumor extraperitoneal do reto (G°R: C/D)
	Tumor colorrectal primário > 5 cm; (G°R: C/D)

XII. Conclusão:

Os resultados do nosso estudo apoiam a viabilidade da laparoscopia no tratamento do cancro colorrectal com metástases hepáticas síncronas em doentes selecionados.

Para além do seu valor de diagnóstico, a laparoscopia pode ser utilizada exclusivamente ou em associação com a laparotomia para fins curativos em cirurgia combinada e pode também constituir a primeira fase de ″estadiamento descendente″ preparando uma hepatectomia maior.

A cirurgia hepática menor pode ser combinada com a cirurgia laparoscópica colorrectal sem aumentar a morbilidade.

A qualidade da exérese na abordagem laparoscópica combinada é boa, mas os resultados oncológicos à distância continuam por avaliar.

XIII. Bibliografia :

1. Bray F, Ferlay J, Soerjomataram I, Siegel RL, Torre LA, Jemal A. Estatísticas globais de câncer 2018: estimativas GLOBOCAN de incidência e mortalidade em todo o mundo para 36 cânceres em 185 países. CA: Um Jornal de Cancro para Clínicos. nov 2018;68(6):394-424.

2. Ferlay J, Colombet M, Soerjomataram I, Mathers C, Parkin DM, Piñeros M, et al. Estimar a incidência e a mortalidade globais por cancro em 2018: fontes e métodos do GLOBOCAN. Int J Cancer. 15 Apr 2019;144(8):1941-53.

3. Ferlay J, Ervik M, Lam F, Colombet M, Mery L, Piñeros M, Znaor A, Soerjomataram I, Bray F. Cancer today [Internet]. [citado 13 fev 2020]. Disponível em: http://gco.iarc.fr/today/home

4. Zitouni M et al. Plano nacional do cancro 2015-2019. ANDS outubro de 2014;

5. Hammouda PD, N AHN, Boutekdjiret L, Lalaoui R, Kadri C. Registo dos tumores da aldeia de Alger. 2017;33.

6. Siegel R, DeSantis C, Jemal A. Estatísticas do cancro colorrectal, 2014: Estatísticas do cancro colorrectal, 2014. CA A Cancer Journal for Clinicians. março de 2014;64(2):104-17.

7. Clark ME, Smith RR. Terapias dirigidas ao fígado no cancro colorrectal metastático. Jornal de Oncologia Gastrointestinal. 2014;5(5):14.

8. Martin RCG, Augenstein V, Reuter NP, Scoggins CR, McMasters KM. Simultaneous Versus Staged Resection for Synchronous Colorectal Cancer Liver Metastases. Journal of the American College of Surgeons. maio de 2009;208(5):842-50.

9. Schlag P, Hohenberger P, Herfarth C. Resection of liver metastases in colorectal cancer--competitive analysis of treatment results in synchronous versus metachronous metastases. Eur J Surg Oncol. agosto de 1990;16(4):360-5.

10. Polignano FM, Quyn AJ, Sanjay P, Henderson NA, Tait IS. Estratégias totalmente laparoscópicas para a gestão do cancro colorrectal com metástases hepáticas síncronas. Surg Endosc. Sep 2012;26(9):2571-8.

11. Mentha G, Majno PE, Andres A, Rubbia-Brandt L, Morel P, Roth AD. Neoadjuvant chemotherapy and resection of advanced synchronous liver metastases before treatment of the colorectal primary. Br J Surg. Jul 2006;93(7):872-8.

12. Demicheli R, Retsky MW, Hrushesky WJM, Baum M, Gukas ID. Os efeitos da cirurgia no crescimento do tumor: um século de investigações. Annals of Oncology, novembro de 2008;19(11):1821-8.

13. Hillingsø JG, Wille-Jørgensen P. Staged or simultaneous resection of synchronous liver metastases from colorectal cancer - a systematic review. Colorectal Disease. Jan. 2009;11(1):3-10.

14. Chen J, Li Q, Wang C, Zhu H, Shi Y, Zhao G. Simultaneous vs. staged resection for synchronous colorectal liver metastases: a metaanalysis. Int J Colorectal Dis. Feb 2011;26(2):191-9.

15. Nordlinger B, Guiguet M, Vaillant JC, Balladur P, Boudjema K, Bachellier P, et al. Surgical resection of colorectal carcinoma metastases to the liver. Um sistema de pontuação prognóstica para melhorar a seleção de casos, com base em 1568 pacientes. Association Française de Chirurgie. Cancer. 1 de abril de 1996;77(7):1254-62.

16. Tranchart H, Diop PS, Lainas P, Pourcher G, Catherine L, Franco D, et al. Laparoscopic major hepatectomy can be safely performed with colorectal surgery for synchronous colorectal liver metastasis. HPB. Jan 2011;13(1):46-50.

17. Brouquet A, Mortenson MM, Vauthey J-N, Rodriguez-Bigas MA, Overman MJ, Chang GJ, et al. Surgical Strategies for Synchronous Colorectal Liver Metastases in 156 Consecutive Patients: Classic, Combined or Reverse Strategy? Journal of the American College of Surgeons. junho de 2010;210(6):934-41.

18. Bretagnol F, Hatwell C, Farges O, Alves A, Belghiti J, Panis Y. Benefício da laparoscopia para a ressecção rectal em doentes operados simultaneamente por metástases hepáticas síncronas: Preliminary experience. Cirurgia. setembro de 2008;144(3):436-41.

19. Martin R, Paty P, Fong Y, Grace A, Cohen A, DeMatteo R, et al. Simultaneous liver and colorectal resections are safe for synchronous colorectal liver metastasis. Journal of the American College of Surgeons. agosto de 2003;197(2):233-41.

20. De Haas RJ, Adam R, Wicherts DA, Azoulay D, Bismuth H, Vibert E, et al. Comparação de cirurgia hepática simultânea ou tardia para metástases colorrectais síncronas limitadas. Br J Surg. agosto de 2010;97(8):1279-89.

21. Reddy SK, Pawlik TM, Zorzi D, Gleisner AL, Ribero D, Assumpcao L, et al. Simultaneous Resections of Colorectal Cancer and Synchronous Liver Metastases: Uma Análise Multi-institucional. Ann Surg Oncol. 14 Nov 2007;14(12):3481-91.

22. Guillou PJ, Quirke P, Thorpe H, Walker J, Jayne DG, Smith AM, et al. Short-term endpoints of conventional versus laparoscopic-assisted surgery in patients with colorectal cancer (MRC CLASICC trial): multicentre, randomised controlled trial. The Lancet. maio de 2005;365(9472):1718-26.

23. Lacy AM, García-Valdecasas JC, Delgado S, Castells A, Taurá P, Piqué JM, et al. Laparoscopy-assisted colectomy versus open colectomy for treatment of non-metastatic colon cancer: a randomised trial. The Lancet. junho de 2002;359(9325):2224-9.

24. Gagner M, Rheault M, Dubuc J. Hepatectomia parcial laparoscópica para tumor hepático. Surg Endosc 1992;6:99.

25. Topal B, Tiek J, Fieuws S, Aerts R, Van Cutsem E, Roskams T, et al. Cirurgia hepática minimamente invasiva para metástases de cancro colorrectal: resultado oncológico e factores de prognóstico. Surg Endosc. agosto de 2012;26(8):2288-98.

26. Nguyen KT, Gamblin TC, Geller DA. World Review of Laparoscopic Liver Resection-2,804 Patients: Annals of Surgery. Nov 2009;250(5):831-41.

27. Kim Y, Kim BR, Kim IY, Kim HS. Diferenças nas caraterísticas clínicas entre a laparoscopia e a ressecção aberta para o tumor primário em pacientes com cancro colorrectal em estádio IV. OTT. Nov 2015;3441.

28. Geiger TM, Tebb ZD, Sato E, Miedema BW, Awad ZT. Laparoscopic Resection of Colon Cancer and Synchronous Liver Metastasis. Journal of Laparoendoscopic & Advanced Surgical Techniques, fevereiro de 2006;16(1):51-3.

29. Leung KL, Lee JFY, Yiu RYC, Ng SSM, Li JCM. Simultaneous Laparoscopic Resection of Rectal Cancer and Liver Metastasis. Journal of Laparoendoscopic & Advanced Surgical Techniques, outubro de 2006;16(5):486-8.

30. Hatwell C, Bretagnol F, Farges O, Belghiti J, Panis Y. A ressecção laparoscópica do cancro colorrectal facilita a cirurgia simultânea de metástases hepáticas síncronas. Colorectal Disease. Jan 2013;15(1):e21-8.

31. Huh JW, Koh YS, Kim HR, Cho CK, Kim YJ. Comparação de ressecções colorrectais laparoscópicas e abertas em pacientes submetidos a ressecção R0 simultânea para metástases hepáticas. Surg Endosc. Jan 2011;25(1):193-8.

32. Ratti F, Catena M, Di Palo S, Staudacher C, Aldrighetti L. Laparoscopic Approach for Primary Colorectal Cancer Improves Outcome of Patients Undergoing Combined Open Hepatic Resection for Liver Metastases. World J Surg. oct 2015;39(10):2573-82.

33. Jung KU, Kim HC, Cho YB, Kwon CHD, Yun SH, Heo JS, et al. Outcomes of Simultaneous Laparoscopic Colorectal and Hepatic Resection for Patients with Colorectal Cancers: A Comparative Study. Journal of Laparoendoscopic & Advanced Surgical Techniques. abr 2014;24(4):229-35.

34. Lupinacci RM, Andraus W, De Paiva Haddad LB, Carneiro D'Albuquerque LA, Herman P. Ressecção laparoscópica simultânea de cancro colorretal primário e metástases hepáticas associadas: uma revisão sistemática. Tech Coloproctol. Fev 2014;18(2):129-35.

35. Ferretti S, Tranchart H, Buell JF, Eretta C, Patriti A, Spampinato MG, et al. Ressecção Laparoscópica Simultânea de Tumor Primário Colorrectal e Metástases Hepáticas: Resultados de um Estudo Internacional Multicêntrico. World J Surg. agosto de 2015;39(8):2052-60.

36. Tranchart H, Fuks D, Vigano L, Ferretti S, Paye F, Wakabayashi G, et al. Ressecção simultânea laparoscópica de tumor primário colorrectal e metástases hepáticas: uma análise de correspondência de pontuação de propensão. Surg Endosc. maio de 2016;30(5):1853-62.

37. Garritano S, Selvaggi F, Spampinato MG. Simultaneous Minimally Invasive Treatment of Colorectal Neoplasm with Synchronous Liver Metastasis (Tratamento Minimamente Invasivo Simultâneo de Neoplasia Colorretal com Metástase Hepática Síncrona). BioMed Research International. 2016;2016:1-7.

38. Van der Poel MJ, Tanis PJ, Marsman HA, Rijken AM, Gertsen EC, Ovaere S, et al. Ressecção combinada laparoscópica de metástases hepáticas e cancro colorrectal: um estudo multicêntrico, de casos comparados, utilizando pontuações de propensão. Surg Endosc. abril de 2019;33(4):1124-30.

39. Pessaux P, Panaro F. Advantages of the first-step totally laparoscopic approach in 2-staged hepatectomy for colorectal synchronous liver metastasis. Cirurgia. abril de 2009;145(4):453.

40 Emile J-F, Leteurtre E, Guyétant S. História natural do cancro. Collège Français des Pathologistes (CoPath); 2011.

41. Paschos KA. História natural das metástases hepáticas do cancro colorrectal - vias patobiológicas com significado clínico. WJG. 2014;20(14):3719.

42. Tougeron D. Carcinogénese colorrectal, dados fundamentais. In: EM-Consulte [Internet]. Elsevier Masson; [citado 21 fev 2020]. Disponível em: https://www.em-consulte.com/article/905231/carcinogenese-colorectale-donnees-fondamentales

43. Karoui M, Tresallet C, Brouquet A, Radvanyi H, Penna C. Colorectal carcinogenesis. Mise au point. 2007;6.

44. Worthley DL, Leggett BA. Colorectal Cancer: Molecular Features and Clinical Opportunities (Cancro colorrectal: caraterísticas moleculares e oportunidades clínicas). Colorectal Cancer. :8.

45. McDonald SA, Preston SL, Lovell MJ, Wright NA, Jankowski JA. Mechanisms of Disease: from stem cells to colorectal cancer (Mecanismos da doença: das células estaminais ao cancro colorrectal). Nat Rev Gastroenterol Hepatol. maio de 2006;3(5):267-74.

46. Hisabe T, Hirai F, Matsui T. Development and progression of colorectal cancer based on follow-up analysis: Natural history of colorectal cancer. Digestive Endoscopy. abril de 2014;26:73-7.

47. Jones S, Chen W -d., Parmigiani G, Diehl F, Beerenwinkel N, Antal T, et al. Comparative lesion sequencing provides insights into tumor evolution. Actas da Academia Nacional das Ciências. 18 de março de 2008;105(11):4283-8.

48. Bouvier A-M, Manfredi S, Lejeune C. A história natural do cancro colorrectal revisitada. 2019;6.

49. Agnes N. Colonic carcinogenesis: molecular subtyping of the early stages of colon cancer non-MIN phenotype. :137.

50. Fearon ER, Vogelstein B. A genetic model for colorectal tumorigenesis. Cell. junho de 1990;61(5):759-67.

51. Olschwang S, Paraf F, Laurent-Puig P, Wang Q, Lecuru F, Hamelin R, et al. Recent contributions to the identification and screening of Lynch syndrome. Gastroentérologie Clinique et Biologique, fevereiro de 2007;31(2):136-40.

52. Phelip JM, Tougeron D, Léonard D, Benhaim L, Desolneux G, Dupré A, et al. Cancro colorrectal metastático (mCRC): diretrizes de prática clínica intergrupos franceses para diagnóstico, tratamentos e acompanhamento (SNFGE, FFCD, GERCOR, UNICANCER, SFCD, SFED, SFRO, SFR). Doença Digestiva e Hepática. outubro de 2019;51(10):1357-63.

53. Guinney J, Dienstmann R, Wang X, de Reyniès A, Schlicker A, Soneson C, et al. Os subtipos moleculares de consenso do cancro colorrectal. Nat Med. Nov 2015;21(11):1350-6.

54. Gallot D. Anatomia cirúrgica do cólon. EMC - Techniques chirurgicales - Appareil digestif. Jan 2006;1(2):1-8.

55. Beaugerie L, Sokol H. Les fondamentaux-pathologie-digestive_octobre-2014. Elsevier-Masson; 2014.

56. Heald RJ, Husband EM, Ryall RDH. The mesorectum in rectal cancer surgery-the clue to pelvic recurrence? Br J Surg. Out 1982;69(10):613-6.

57. Fléjou J-F, Cervera P. Anatomie pathologique : en marche vers l'analyse moléculaire. Gastroentérologie Clinique et Biologique. agosto de 2009;33(8-9):767-74.

58. Pickhardt PJ, Pooler BD, Kim DH, Hassan C, Matkowskyj KA, Halberg RB. A história natural dos pólipos colorrectais. Clínicas de Gastroenterologia da América do Norte. setembro de 2018; 47 (3): 515-36.

59. Bosman FT, Organização Mundial de Saúde, Agência Internacional de Investigação do Cancro, editores. Classificação da OMS para os tumores do aparelho digestivo. 4.ª ed. Lyon: Agência Internacional de Investigação do Cancro; 2010. 417 p. (Classificação de tumores da Organização Mundial de Saúde).

60. Mäkinen MJ. Colorectal serrated adenocarcinoma. Histopathology. Jan 2007;50(1):131-50.

61. Sedkaoui C. DESM thesis chemotherapy and targeted therapy in metastatic colorectal cancer. 2015.

62. Brierley J, Gospodarowicz MK, Wittekind C, editores. TNM classification of malignant tumours (Classificação TNM dos tumores malignos). Oitava edição. Chichester, West Sussex, UK ; Hoboken, NJ: John Wiley & Sons, Inc; 2017.

63. Bibeau F, Goldman-Levy G. Colorectal cancer: typical pathology report in 2014. Oncology. dec 2014;16(11-12):525-36.

64. Quirke P, Morris E. Reporting colorectal cancer. Histopathology. Jan 2007;50(1):103-12.

65. Dworak O, Keilholz L, Hoffmann A. Pathological features of rectal cancer after preoperative radiochemotherapy. :5.

66. Rubbia-Brandt L, Giostra E, Brezault C, Roth AD, Andres A, Audard V, et al. Importância da avaliação da resposta histológica do tumor na previsão do resultado em pacientes com metástases hepáticas colorrectais tratados com quimioterapia neo-adjuvante seguida de cirurgia hepática. Annals of Oncology. fevereiro de 2007;18(2):299-304.

67. Lugli A, Karamitopoulou E, Zlobec I. Tumour budding: a promising parameter in colorectal cancer. Br J Cancer. maio de 2012;106(11):1713-7.

68. Bibeau F, Rivière B, Boissière F, Jourdan M-F, Bodin X, Perrault V, et al. Gestão de metástases hepáticas colorrectais após tratamento de indução. O papel do patologista em 2011. Annales de Pathologie. dezembro de 2011;31(6):427-32.

69. Mandard AM, Dalibard F, Mandard JC, Marnay J, Henry-Amar M, Petiot JF, et al. Avaliação patológica da regressão tumoral após quimiorradioterapia pré-operatória do carcinoma do esófago. Correlações clinicopatológicas. Cancer. 1 de junho de 1994;73(11):2680-6.

70. Maru DM, Kopetz S, Boonsirikamchai P, Agarwal A, Chun YS, Wang H, et al. Tumor Thickness at the Tumor-normal Interface: A Novel Pathologic Indicator of Chemotherapy Response in Hepatic Colorectal Metastases: The American Journal of Surgical Pathology. sept 2010;34(9):1287-94.

71. Mentha G, Terraz S, Morel P, Andres A, Giostra E, Roth A, et al. Dangerous halo after neoadjuvant chemotherapy and two-step hepatectomy for colorectal liver metastases. Br J Surg. Jan 2009;96(1):95-103.

72. Vauthey J-N, Pawlik TM, Ribero D, Wu T-T, Zorzi D, Hoff PM, et al. Chemotherapy Regimen Predicts Steatohepatitis and an Increase in 90-Day Mortality After Surgery for Hepatic Colorectal Metastases. JCO. May 1, 2006;24(13):2065-72.

73. Rubbia-Brandt L, Lauwers GY, Wang H, Majno PE, Tanabe K, X Zhu A, et al. A síndrome de obstrução sinusoidal e a hiperplasia nodular regenerativa são lesões hepáticas frequentes associadas à oxaliplatina e parcialmente evitadas pelo bevacizumab em doentes com metástases hepáticas colorrectais. Histopathology. março de 2010;56(4):430-9.

74. Hermanek P, Wittekind C. Residual tumor (R) classification and prognosis. Semin Surg Oncol. Jan 1994;10(1):12-20.

75. Sternberg A, Amar M, Alfici R, Groisman G. Conclusions from a study of venous invasion in stage IV colorectal adenocarcinoma. Journal of Clinical Pathology. 1 Jan 2002;55(1):17-21.

76. Liebig C, Ayala G, Wilks J, Verstovsek G, Liu H, Agarwal N, et al. Perineural Invasion Is an Independent Predictor of Outcome in Colorectal Cancer. JCO. 1 Nov 2009;27(31):5131-7.

77. Fujita S, Shimoda T, Yoshimura K, Yamamoto S, Akasu T, Moriya Y. Prospective evaluation of prognostic factors in patients with colorectal cancer undergoing curative resection. J Surg Oncol. Nov 2003;84(3):127-31.

78. French AJ, Sargent DJ, Burgart LJ, Foster NR, Kabat BF, Goldberg R, et al. Prognostic Significance of Defective Mismatch Repair and BRAF V600E in Patients with Colon Cancer. Clinical Cancer Research. 1 de junho de 2008;14(11):3408-15.

79. Bibeau F, Frugier H, Pedot M, Boissière-Michot F. Instabilidade de microssatélites no cancro colorrectal. Oncologia. setembro de 2012;14(9):525-9.

80. Samowitz WS, Sweeney C, Herrick J, Albertsen H, Levin TR, Murtaugh MA, et al. Poor Survival Associated with the *BRAF* V600E Mutation in Microsatellite-Stable Colon Cancers. Cancer Res. 15 Jul 2005;65(14):6063-9.

81. Douillard J-Y, Oliner KS, Siena S, Tabernero J, Burkes R, Barugel M, et al. Tratamento com Panitumumab-FOLFOX4 e Mutações *RAS* no Cancro Colorrectal. N Engl J Med. 12 de setembro de 2013;369(11):1023-34.

82. Lecomte T, André T, Bibeau F, Blanc B, Cohen R, Lagasse JP, Laurent-Puig P, Martin-Babau J, Panis Y, Portales F, Taïeb J, Vaillant E. Non-metastatic colon cancer. Thésaurus National de Cancérologie Digestive. [Internet]. 2019. Disponível em: https://www.snfge.org/tncd e http://www.tncd.org

83. Gönen M, Schrag D, Weiser MR. Nodal Staging Score: A Tool to Assess Adequate Staging of Node-Negative Colon Cancer. JCO. 20 Dec 2009;27(36):6166-71.

84. Wu Z, Qin G, Zhao N, Jia H, Zheng X. Avaliar a adequação da produção de linfonodos para diferentes estágios tumorais do câncer de cólon por meio de escores de estadiamento nodal. BMC Cancer. dez 2017;17(1):498.

85. Nagtegaal ID, Knijn N, Hugen N, Marshall HC, Sugihara K, Tot T, et al. Tumor Deposits in Colorectal Cancer: Improving the Value of Modern Staging-A Systematic Review and Meta-Analysis. JCO. 1 de abril de 2017;35(10):1119-27.

86. Cotte E, Artru P, Christou N, Conroy T, Doyen J, Fabre J, Legoux JL, Hoeffel C, Léonard D,, Meillan N, Paix A, Pioche M, Rivin Del Campo E, Vendrely V. " Cancer du rectum ". Thésaurus National de Cancérologie Digestive, março de 2019 [Internet]. 2019. Disponível em: http://www.tncd.org

87. Gallix B. Que exames devem ser efectuados na avaliação pré-terapêutica da extensão? Critères de qualité et résultats attendus. /data/revues/03998320/00270HS2/25/ [Internet]. 29 Fev 2008 [citado 22 Fev 2020]; Disponível em: https://www.em-consulte.com/en/article/99681

88. Ong KO, Leen E. Radiological staging of colorectal liver metastases (Estadiamento radiológico das metástases hepáticas colorrectais). Surgical Oncology. julho de 2007;16(1):7-14.

89. Albrecht T, Blomley MJK, Burns PN, Wilson S, Harvey CJ, Leen E, et al. Improved Detection of Hepatic Metastases with Pulse-Inversion US during the Liver-specific Phase of SHU 508A: Multicenter Study. Radiology. maio de 2003;227(2):361-70.

90. Nordlinger B, Jaeck D. Multidisciplinary treatment. Bulletin de l'Académie Nationale de Médecine. fev 2015;199(2-3):213-22.

91. Zalinski S, Mariette C, Farges O. Prise en charge des patients atteints de métastases hépatiques synchrones du cancer colorectal. Recomendações para a prática clínica. Recomendações da Sociedade Francesa de Cirurgia Digestiva (SFCD) e da Associação de Cirurgia Hepatobiliar e Transplante Hepático (ACHBT). Texto breve. Jornal de Cirurgia Visceral. junho de 2011;148(3):196-208.

92. Nordlinger B, Sorbye H, Glimelius B, Poston GJ, Schlag PM, Rougier P, et al. Perioperative chemotherapy with FOLFOX4 and surgery versus surgery alone for resectable liver metastases from colorectal cancer (EORTC Intergroup trial 40983): a randomised controlled trial. The Lancet. março de 2008;371(9617):1007-16.

93. Nordlinger B, Sorbye H, Glimelius B, Poston GJ, Schlag PM, Rougier P, et al. Quimioterapia e cirurgia perioperatória FOLFOX4 versus cirurgia isolada para metástases hepáticas ressecáveis de cancro colorrectal (EORTC 40983): resultados a longo prazo de um ensaio aleatório, controlado, fase 3. The Lancet Oncology. novembro de 2013;14(12):1208-15.

94. Nordlinger B, Van Cutsem E, Gruenberger T, Glimelius B, Poston G, Rougier P, et al. Combinação de cirurgia e quimioterapia e o papel dos agentes direcionados no tratamento de doentes com metástases hepáticas colorrectais: recomendações de um painel de peritos. Annals of Oncology. junho de 2009;20(6):985-92.

95. Schwartzberg LS, Rivera F, Karthaus M, Fasola G, Canon J-L, Hecht JR, et al. PEAK: A Randomized, Multicenter Phase II Study of Panitumumab Plus Modified Fluorouracil, Leucovorin, and Oxaliplatin (mFOLFOX6) or Bevacizumab Plus mFOLFOX6 in Patients With Previously Untreated, Unresectable, Wild-Type *KRAS* Exon 2 Metastatic Colorectal Cancer. JCO. 20 Jul 2014;32(21):2240-7.

96. Hubert C, Gigot J-F. Le traitement chirurgical des métastases hépatiques colorectales. Bulletin du Cancer. 1 de março de 2008;95(3):365-8.

97. Cunningham D, Lang I, Marcuello E, Lorusso V, Ocvirk J, Shin DB, et al. Bevacizumab mais capecitabina versus capecitabina isolada em doentes idosos com cancro colorrectal metastático não tratado previamente (AVEX): um ensaio de fase 3 aleatório e aberto. The Lancet Oncology. outubro de 2013;14(11):1077-85.

98. Adam R, de Gramont A, Figueras J, Kokudo N, Kunstlinger F, Loyer E, et al. Managing synchronous liver metastases from colorectal cancer: A multidisciplinary international consensus. Cancer Treatment Reviews. nov 2015;41(9):729-41.

99. Brouquet A, Benoist S. Which therapeutic strategy for rectal cancer with synchronous liver metastases: Pergunta 8. Colon Rectum. maio de 2012;6(2):105-13.

100. Bosset J-F, Collette L, Calais G, Mineur L, Maingon P, Radosevic-Jelic L, et al. Chemotherapy with Preoperative Radiotherapy in Rectal Cancer. N Engl J Med. 14 de setembro de 2006;355(11):1114-23.

101. G Manceau, Benoist G, Bachet JB. Qual é o resultado das metástases hepáticas síncronas durante a radioquimioterapia para o cancro do reto localmente avançado? 2009;15.

102. Karoui M, Vigano L, Goyer P, Ferrero A, Luciani A, Aglietta M, et al. Combined first-stage hepatectomy and colorectal resection in a two-stage hepatectomy strategy for bilobar synchronous liver metastases. Br J Surg. 5 Jul 2010;97(9):1354-62.

103. Brouquet A, Abdalla EK, Kopetz S, Garrett CR, Overman MJ, Eng C, et al. High Survival Rate After Two-Stage Resection of Advanced Colorectal Liver Metastases: Response-Based Selection and Complete Resection Define Outcome. JCO. 10 de março de 2011;29(8):1083-90.

104. Van der Pool AE, de Wilt JH, Lalmahomed ZS, Eggermont AM, IJzermans JN, Verhoef C. Optimizing the outcome of surgery in patients with rectal cancer and synchronous liver metastases. Br J Surg. março de 2010;97(3):383-90.

105. Strasberg SM, Belghiti J, Clavien P-A, Gadzijev E, Garden JO, Lau W-Y, et al. The Brisbane 2000 Terminology of Liver Anatomy and Resections. HPB. 2000;2(3):333-9.

106. Kooby DA, Stockman J, Ben-Porat L, Gonen M, Jarnagin WR, Dematteo RP, et al. Influence of Transfusions on Perioperative and Long-Term Outcome in Patients Following Hepatic Resection for Colorectal Metastases [Influência das Transfusões no Resultado Perioperatório e a Longo Prazo em Pacientes após Ressecção Hepática para Metástases Colorrectais]: Annals of Surgery. junho de 2003;237(6):860-70.

107. Squires MH, Kooby DA, Poultsides GA, Weber SM, Bloomston M, Fields RC, et al. Efeito da transfusão perioperatória na recorrência e sobrevivência após a ressecção do cancro gástrico: uma análise de 7 instituições de 765 pacientes da colaboração do cancro gástrico dos EUA. Jornal do Colégio Americano de Cirurgiões. Set 2015;221(3):767-77.

108. Ambiru S, Miyazaki M, Isono T, Ito H, Nakagawa K, Shimizu H, et al. Hepatic resection for colorectal metastases: Análise de factores de prognóstico. Diseases of the Colon & Rectum. maio de 1999;42(5):632-9.

109. Kokudo N, Miki Y, Sugai S, Yanagisawa A, Kato Y, Sakamoto Y, et al. Genetic and Histological Assessment of Surgical Margins in Resected Liver Metastases From Colorectal Carcinoma: Minimum Surgical Margins for Successful Resection. Arch Surg [Internet]. 1 Jul 2002 [citado 28 Fev 2020];137(7). Disponível em: http://archsurg.jamanetwork.com/article.aspx?doi=10.1001/archsurg.137.7.833

110. Chiche L. Which liver metastases are immediately resectable /data/revues/03998320/00270HS2/41/ [Internet]. 29 Feb 2008 [citado 25 Mar 2020]; Disponível em: https://www.em-consulte.com/en/article/99682

111. Chang SB. Incisão de Makuuchi modificada para procedimentos no intestino anterior. Arch Surg. 1 de março de 2010;145(3):281.

112. Grant A, Neuberger J. Guidelines on the use of liver biopsy in clinical practice. Sociedade Britânica de Gastroenterologia. Gut. Out. 1999;45 Suppl 4:IV1-11.

113. Federação de Cirurgia Visceral e Digestiva. Riscos associados à criação de pneumoperitoneu. Soluções para a segurança do paciente. Journal of Visceral Surgery. março de 2012;149(2):1-9.

114. Wakabayashi G. O que mudou após a conferência de consenso de Morioka de 2014 sobre a ressecção laparoscópica do fígado? Hepatobiliary Surg Nutr. agosto de 2016;5(4):281-9.

115. Abu Hilal M, Aldrighetti L, Dagher I, Edwin B, Troisi RI, Alikhanov R, et al. As Diretrizes de Consenso de Southampton para Cirurgia Laparoscópica do Fígado: Da Indicação à Implementação. Anais de Cirurgia. Jul 2018;268(1):11-8.

116. Fretland ÅA, Dagenborg VJ, Bjørnelv GMW, Kazaryan AM, Kristiansen R, Fagerland MW, et al. Ressecção laparoscópica versus ressecção aberta para metástases hepáticas colorrectais: o ensaio aleatório controlado OSLO-COMET. Annals of Surgery. fevereiro de 2018;267(2):199-207.

117. Halls MC, Berardi G, Cipriani F, Barkhatov L, Lainas P, Harris S, et al. Desenvolvimento e validação de um escore de dificuldade para prever complicações intraoperatórias durante a ressecção hepática laparoscópica: Escore de dificuldade para prever complicações durante a ressecção hepática laparoscópica. Br J Surg. agosto de 2018;105(9):1182-91.

118. Ciria R, Ayllon MD, Briceño J. Escores de dificuldade em cirurgia hepática laparoscópica - aproximando-se de uma ferramenta poderosa e necessária. Hepatobiliary Surg Nutr. agosto de 2019;8(4):428-30.

119. Samama C-M, Gafsou B, Jeandel T, Laporte S, Steib A, Marret E, et al. Prevenção da doença tromboembólica venosa pós-operatória. Atualização de 2011. Texto breve. Annales Françaises d'Anesthésie et de Réanimation. Dez 2011;30(12):947-51.

120 Martin C, Auboyer C, Boisson M, Dupont H, Gauzit R, Kitzis M, et al. Antibioprofilaxia em cirurgia e medicina intervencionista (pacientes adultos). Atualização 2017. Anestesia, cuidados críticos e medicina da dor. outubro de 2019; 38 (5): 549-62.

121. Calise F, Casciola L. Minimally invasive surgery of the liver (Cirurgia minimamente invasiva do fígado). Nova Iorque: Springer; 2012.

122. Bateman AC, Jaynes E, Bateman AR. Rectal cancer staging post neoadjuvant therapy - how should the changes be assessed? Histopathology. maio de 2009;54(6):713-21.

123 Kazaryan AM, Røsok BI, Edwin B. Morbidity Assessment in Surgery: Refinement Proposal Based on a Concept of Perioperative Adverse Events (Avaliação da Morbilidade em Cirurgia: Proposta de Refinamento Baseada num Conceito de Eventos Adversos Perioperatórios). ISRN Surgery. 2013;2013:1-7.

124 Satava RM. Identificação e redução de erros cirúrgicos através de simulação. Minimally Invasive Therapy & Allied Technologies. Jan 2005;14(4-5):257-61.

125. Dindo D, Demartines N, Clavien P-A. Classification of Surgical Complications: A New Proposal With Evaluation in a Cohort of 6336 Patients and Results of a Survey (Classificação das Complicações Cirúrgicas: Uma Nova Proposta com Avaliação numa Coorte de 6336 Pacientes e Resultados de um Inquérito). Annals of Surgery. agosto de 2004;240(2):205-13.

126. Clavien PA, Barkun J, de Oliveira ML, Vauthey JN, Dindo D, Schulick RD, et al. The Clavien-Dindo Classification of Surgical Complications: Five-Year Experience. Annals of Surgery. agosto de 2009;250(2):187-96.

127. Slankamenac K, Graf R, Barkun J, Puhan MA, Clavien P-A. O Índice de Complicação Abrangente: Uma Nova Escala Contínua para Medir a Morbidade Cirúrgica. Annals of Surgery. Jul 2013;258(1):1-7.

128. Katayama H, Kurokawa Y, Nakamura K, Ito H, Kanemitsu Y, Masuda N, et al. Classificação alargada de complicações cirúrgicas de Clavien-Dindo: critérios de complicações pós-operatórias do Grupo de Oncologia Clínica do Japão. Surg Today. junho de 2016;46(6):668-85.

129. Bentabak K, Boubnider M, Feraoun S, Oukkal M, Oukrif S, Terki N. Manuel de Prise en Charge Du Cancer du Rectum. 2016.

130 Floriani I, Torri V, Rulli E, Garavaglia D, Compagnoni A, Salvolini L, et al. Performance of imaging modalities in diagnosis of liver metastases from colorectal cancer: A systematic review and meta-analysis: Radiological Evaluation of Liver Metastases. J Magn Reson Imaging. Jan 2010;31(1):19-31.

131. Andres A, Toso C, Adam R, Barroso E, Hubert C, Capussotti L, et al. A Survival Analysis of the Liver-First Reversed Management of Advanced Simultaneous Colorectal Liver Metastases: Um estudo baseado no LiverMetSurvey. Annals of Surgery. novembro de 2012;256(5):772-9.

132. Mentha G, Roth AD, Terraz S, Giostra E, Gervaz P, Andres A, et al. Abordagem "Liver First" no tratamento do cancro colorrectal com metástases hepáticas síncronas. Dig Surg. 2008;25(6):430-5.

133. Fahy BN, Fischer CP. Ressecção síncrona de metástases colorrectais primárias e hepáticas. Jornal de Oncologia Gastrointestinal. 2012;3(1):11.

134. Ihnát P, Vávra P, Zonča P. Estratégias de tratamento para o carcinoma colorrectal com metástases hepáticas síncronas: Que caminho a seguir? WJG. 14 de junho de 2015;21(22):7014-21.

135. Lykoudis PM, O'Reilly D, Nastos K, Fusai G. Revisão sistemática da gestão cirúrgica de metástases hepáticas colorrectais síncronas. Br J Surg. maio de 2014;101(6):605-12.

136. Lyass S, Zamir G, Matot I, Goitein D, Eid A, Jurim O. Combined colon and hepatic resection for synchronous colorectal liver metastases. J Surg Oncol. setembro de 2001;78(1):17-21.

137. Weber JC, Bachellier P, Oussoultzoglou E, Jaeck D. Simultaneous resection of colorectal primary tumor and synchronous liver metastases. Br J Surg. agosto de 2003;90(8):956-62.

138. Li Z, Liu K, Duan J, Li Z, Su C, Yang J. Meta-análise da ressecção simultânea versus ressecção faseada para metástases hepáticas colorrectais síncronas: metástases hepáticas colorrectais síncronas. Hepatology Research. Jan. 2013;43(1):72-83.

139. Jacobs M, Verdeja JC, Goldstein HS. Minimally invasive colon resection (laparoscopic colectomy). Surg Laparosc Endosc. Sept 1991;1(3):144-50.

140 Alexander RJT, Jaques BC, Mitchell KG. Colectomia assistida por laparoscopia e recorrência da ferida. The Lancet. janeiro de 1993;341(8839):249-50.

141. Hughes ES, McDermott FT, Polglase AL, Johnson WR. Tumor recurrence in the abdominal wall scar tissue after large-bowel cancer surgery (Recorrência de tumor no tecido cicatricial da parede abdominal após cirurgia de cancro do intestino grosso). Dis Colon Rectum. setembro de 1983;26(9):571-2.

142. Reilly WT, Nelson H, Schroeder G, Wieand HS, Bolton J, O'Connell MJ. Wound recurrence following conventional treatment of colorectal cancer. Um problema raro mas talvez subestimado. Dis Colon Rectum. Fev. 1996;39(2):200-7.

143. Hahnloser D, Hetzer F, Lesurtel M, Demartines N, Clavien P-A. Laparoscopic resection for all colon cancers? Swiss Medical Journal. 2004;

144 Morneau M, Boulanger J, Charlebois P, Latulippe J-F, Lougnarath R, Thibault C, et al. Laparoscopic versus open surgery for the treatment of colorectal cancer: a literature review and recommendations from the Comité de l'évolution des pratiques en oncologie. Can J Surg. 1 Oct 2013;56(5):297-310.

145. Lin C, Lu S, Tang C, Sheng Q, Pan Z, Chen W, et al. Ressecção simultânea de cancro colorrectal e metástases hepáticas através de cirurgia laparoscópica assistida à mão: exploração preliminar. Hepatogastroenterology. junho de 2014;61(132):1014-7.

146. Ratti F, Catena M, Di Palo S, Staudacher C, Aldrighetti L. Impacto da gestão combinada totalmente laparoscópica do cancro colorrectal com metástases hepáticas síncronas na gravidade das complicações: uma análise baseada em pontuação de propensão. Surg Endosc. nov 2016;30(11):4934-45.

147. Patriti A, Ceccarelli G, Bartoli A, Spaziani A, Lapalorcia LM, Casciola L. Ressecção laparoscópica e assistida por robô de uma fase do cancro colorrectal com metástases hepáticas síncronas: um estudo piloto. J Hepatobiliary Pancreat Surg. Jul 2009;16(4):450-7.

148. Kim Y, Kim BR, Kim IY, Kim HS. Differences in clinical features between laparoscopy and open resection for primary tumor in patients with stage IV colorectal cancer. OTT. nov 2015;3441.

149. Yamashita S, Sakamoto Y, Yamamoto S, Takemura N, Omichi K, Shinkawa H, et al. Efficacy of Preoperative Portal Vein Embolization Among Patients with Hepatocellular Carcinoma, Biliary Tract Cancer, and Colorectal Liver Metastases: Um estudo comparativo baseado na experiência de um único centro de 319 casos. Ann Surg Oncol. junho de 2017;24(6):1557-68.

150 Robles R, Marín C, Lopez-Conesa A, Capel A, Perez-Flores D, Parrilla P. Estudo comparativo da ligadura da veia porta direita versus embolização para indução de hipertrofia na hepatectomia em duas fases para metástases hepáticas colorrectais bilaterais múltiplas. Jornal Europeu de Oncologia Cirúrgica (EJSO). julho de 2012;38(7):586-93.

151. Biggemann L, Uhlig J, Streit U, Sack H, Guo XC, Jung C, et al. Crescimento futuro do remanescente hepático após vários regimes de embolização da veia porta: uma comparação quantitativa. Terapia Minimamente Invasiva e Tecnologias Aliadas. março de 2019;1-9.

152. Van den Esschert JW, van Lienden KP, de Graaf W, Maas MAW, Roelofs JJTH, Heger M, et al. A embolização da veia porta induz mais regeneração hepática do que a ligadura da veia porta num modelo padronizado de coelho. Surgery. março de 2011;149(3):378-85.

153. Capussotti L. Portal Vein Ligation as an Efficient Method of Increasing the Future Liver Remnant Volume in the Surgical Treatment of Colorectal Metastases (Ligação da Veia Porta como um Método Eficiente de Aumentar o Futuro Volume Remanescente do Fígado no Tratamento Cirúrgico de Metástases Colorrectais). Arch Surg. 20 Oct 2008;143(10):978.

154. Isfordink CJ, Samim M, Braat MNGJA, Almalki AM, Hagendoorn J, Borel Rinkes IHM, et al. Ligadura da veia porta versus embolização da veia porta para indução de hipertrofia do futuro remanescente hepático: Uma revisão sistemática e meta-análise. Oncologia Cirúrgica. Set 2017;26(3):257-67.

155. Van Gulik TM, van den Esschert JW, de Graaf W, van Lienden KP, Busch ORC, Heger M, et al. Controversies in the Use of Portal Vein Embolization. Dig Surg. 2008;25(6):436-44.

156. Farges O, Denys A. Embolização do portal antes da hepatectomia. Techniques, indications and results. Annales de Chirurgie. Nov 2001;126(9):836-44.

157. Nagino M, Ando M, Kamiya J, Uesaka K, Sano T, Nimura Y. Liver regeneration after major hepatectomy for biliary cancer: Regeneração hepática após hepatectomia major. Br J Surg. agosto de 2001;88(8):1084-91.

158. Corrêa D. Cinética das alterações do volume hepático no primeiro ano após a embolização da veia porta. Arch Surg. 1 Abr 2010;145(4):351.

159. Moris D, Tsilimigras DI, Machairas N, Merath K, Cerullo M, Hasemaki N, et al. Laparoscopic synchronous resection of colorectal cancer and liver metastases: Uma revisão sistemática. J Surg Oncol. Jan 2019;119(1):30-9.

160. Lin Q, Ye Q, Zhu D, Wei Y, Ren L, Zheng P, et al. Comparação de ressecções colorrectais minimamente invasivas e abertas para pacientes submetidos a ressecção R0 simultânea para metástases hepáticas: uma análise de pontuação de propensão. Int J Colorectal Dis. março de 2015;30(3):385-95.

161. Gorgun E, Yazici P, Onder A, Benlice C, Yigitbas H, Kahramangil B, et al. Ressecção laparoscópica versus ressecção aberta de 1 estágio de metástases hepáticas síncronas e câncer colorretal primário. Gland Surg. agosto de 2017;6(4):324-9.

162. Takasu C, Shimada M, Sato H, Miyatani T, Imura S, Morine Y, et al. Benefits of simultaneous laparoscopic resection of primary colorectal cancer and liver metastases: Simultaneous laparoscopic resection of LM. Asian J Endosc Surg. Jan 2014;7(1):31-7.

163 Hu M, Ou-yang C, Liu R. Outcomes of Open Versus Laparoscopic Procedure for Synchronous Radical Resection of Liver Metastatic Colorectal Cancer: A Comparative Study [Resultados do procedimento aberto versus laparoscópico para a ressecção radical síncrona do cancro colorrectal metastático do fígado: um estudo comparativo]. Surg Laparosc Endosc Percutan Tech. 2012;22(4):6.

164. Chen K-Y, Xiang G-A, Wang H-N, Xiao F-L. Excisão laparoscópica simultânea para carcinoma rectal e metástases hepáticas síncronas. Chin Med J. Oct 2011;124(19):2990-2.

165. Ivanecz A, Krebs B, Stozer A, Jagric T, Plahuta I, Potrc S. Simultaneous pure laparoscopic resection of primary colorectal cancer and synchronous liver metastases: a single institution experience with propensity score matching analysis. Radiologia e Oncologia. 1 de novembro de 2017;52(1):42-53.

166 Xu X, Guo Y, Chen G, Li C, Wang H, Dong G. Ressecções laparoscópicas de cancro colorrectal e metástases hepáticas síncronas: um estudo de caso controlado. Terapia Minimamente Invasiva e Tecnologias Aliadas. 4 Jul 2018;27(4):209-16.

167 . Gérard J-P, André T, Bibeau F, Conroy T, Legoux J-L, Portier G, et al. Cancro rectal: diretrizes de prática clínica do Intergrupo francês para diagnóstico, tratamentos e acompanhamento (SNFGE, FFCD, GERCOR, UNICANCER, SFCD, SFED, SFRO). Digestive and Liver Disease. abril de 2017;49(4):359-67.

168. Clavien PA, Sanabria JR, Strasberg SM. Proposed classification of complications of surgery with examples of utility in cholecystectomy (Proposta de classificação de complicações de cirurgia com exemplos de utilidade em colecistectomia). Surgery. maio de 1992;111(5):518-26.

169. JL C, H J. Avaliação prospetiva de eventos adversos perioperatórios em cirurgia laparoscópica. e-memoires de l'Académie nationale de chirurgie. 2015;(Vol.14, fasc.4):50-5.

170 Clavien P-A, Vetter D, Staiger RD, Slankamenac K, Mehra T, Graf R, et al. The Comprehensive Complication Index (CCI®): Valor agregado e perspectivas clínicas 3 anos "Down the Line". Annals of Surgery. junho de 2017;265(6):1045-50.

171 Kim SH, Lim S-B, Ha YH, Han S-S, Park SJ, Choi HS, et al. Ressecção combinada do cólon e do fígado assistida por laparoscopia para cancro colorrectal primário com metástases hepáticas síncronas: experiência inicial. World J Surg. Dez 2008;32(12):2701-6.

172. M.-F. YE, G.-G. XU. Avaliação da segurança e eficácia da laparoscopia no cancro colorrectal com metástases hepáticas. :6.

173. Aljiffry M, Alrajraji M, Hassanain M, Al-Sabah S. Ressecção laparoscópica assistida de uma fase do cancro do reto com metástases hepáticas síncronas utilizando uma incisão pfannenstiel. Saudi J Gastroenterol. 2014;20(5):315.

174. Ratti F, Catena M, Di Palo S, Staudacher C, Aldrighetti L. Impacto da gestão combinada totalmente laparoscópica do cancro colorrectal com metástases hepáticas síncronas na gravidade das complicações: uma análise baseada em pontuação de propensão. Surg Endosc. nov 2016;30(11):4934-45.

175. Uk JK, Cheol KH, Beom CY, David KCH, Hyeon YS, Seok HJ, et al. Resultados da Ressecção Laparoscópica Colorrectal e Hepática Simultânea em Pacientes com Cancro Colorrectal: Um Estudo Comparativo. :7.

176. Amajoyi R, Lee Y, Recio PJ, Kondylis PD. Neoadjuvant therapy for rectal cancer decreases the number of lymph nodes harvested in operative specimens. The American Journal of Surgery. março de 2013;205(3):289-92.

177. Chang KH, Kelly NP, Duff GP, Condon ET, Waldron D, Coffey JC. A terapia neoadjuvante não afecta a taxa de linfonodos no cancro do reto. The Surgeon. outubro de 2016;14(5):270-3.

178. Sawayama H, Hayashi N, Honda S, Baba Y, Toyama E, Watanabe M, et al. Resultados do tratamento com quimioterapia FOLFOX antes da cirurgia para metástases nos gânglios linfáticos de cancro colorrectal avançado com metástases hepáticas síncronas: o estado das metástases nos gânglios linfáticos e invasões de vasos no local primário em doentes que responderam a FOLFOX. Int J Clin Oncol. fevereiro de 2010;15(1):70-6.

179. Karoui M, Koubaa W, Delbaldo C, Charachon A, Laurent A, Piedbois P, et al. Chemotherapy Has Also an Effect on Primary Tumor in Colon Carcinoma. Ann Surg Oncol. Dez 2008;15(12):3440-6.

180. Ramia-Angel JM. Resposta clínica completa de metástases hepáticas após quimioterapia: ressecar ou não? WJGO. 2011;3(7):107.

181. Lokuhetty D, Organização Mundial de Saúde, Agência Internacional de Investigação do Cancro. Classificação de tumores da OMS. 2019.

182. Chen Y-W, Huang M-T, Chang T-C. Resultados a longo prazo da ressecção laparoscópica simultânea versus ressecção aberta para cancro colorrectal com metástases hepáticas síncronas. Asian Journal of Surgery. jan 2019;42(1):217-23.

183. Xu J-M. Ressecção de um estágio assistida por robô de câncer retal com metástases no fígado e no pulmão. WJG. 2015;21(9):2848.

184. Karoui M, Scatton O. A abordagem reversa laparoscópica "Short-Cut": uma nova estratégia para câncer colorretal síncrono e metástases hepáticas que requerem procedimentos maiores ou complexos? World J Surg. agosto de 2019;43(8):2086-9.

XIV. Apêndices :

***Anexo 1**: Ficha de informação do doente.*

FICHE TECHNIQUE

Rang :............ N° Dossier :.................
Nom :.................................... Prénom :...
Nom de jeune fille :...
Sexe : Masculin □ Féminin □
Situation familiale :...
Date de naissance :.. Age :.....................
Adresse :...
Numéro de téléphone :...
Profession :...
Date de consultation :...
Date d'entrée :..
Date d'intervention :...
Date de sortie :..
Mode de sortie :..

Diagnostic :..
....
Geste opératoire :..
....

Antécédents :
Personnels...
Facteurs de risque...................................
Médicaments..
ASA...................................I. II. III. IV
Notion de cancer familiale.......oui □ non □
PRC...................................oui □ non □
HNPCC...............................oui □ non □

Examen général :
Poids :........Kg Taille :.......cm
BMI :.............Kg/m²
Taux d'amaigrissement................%
Score OMS...............0 □ I □ II □ III □
Indice de Karnofsky...................%

Clinique :
Début des troubles :.............................
Syndrome rectal.............................oui □ non □
Epreintes..................................oui □ non □
Ténesme...................................oui □ non □
Rectorragie....................... ..... oui □ non □
Diarrhée.................................. .oui □ non □
Constipation............................ .. oui □ non □
Proctalgies.............................. oui □ non □
Mélénas................................. oui □ non □
Syndrome occlusif...........................oui □ non □
Amaigrissement........................... oui □ non □
Anémie...................................... oui □ non □
Autres :...

Examen digestif :
HPMG...............................oui □ non □
Masse palpable.....................oui □ non □
SPMG................................oui □ non □
Cicatrice de chirurgie Abd....oui □ non □
ADP inguinale.....................oui □ non □
Autres...

Examen Proctologique
Examen de la marge anale
Cloison pubo-anale..........Souple □ Infiltrée □
Cloison ano-coccygienne...Souple □ Infiltrée □
Fistule Périnéale.............................oui □ non □
Toucher Rectal
Pole Inferieure de la tumeur................cm/MA
Circonférence..................¼ □ ½ □ ¾ □ 4/4 □
Situation....Ant □ Post □ Lat Dt □ Lat Gche □
Fixité......................................oui □ non □
Pole Supérieure perçu.................oui □ non □

Taille Tumorale......................cm
Cloison rectovaginale...Souple □ Infiltrée □
Etat du sphincter anal :
Sans contraction
bonne qualité □ mauvaise qualité □
Avec contraction
bonne qualité □ mauvaise qualité □
Toucher vaginal
Cloison rectovaginale.......Souple □ infiltrée □
Fistule rectovaginale.............oui □ non □

Rectosigmoidoscopie
Siège
Marge Anale.....................................cm
Ligne Pectinée..................................cm
Macroscopie..
Circonférence...............¼ □ ½ □ ¾ □ 4/4 □
Sténosant...............................oui □ non □
Taille..cm
Lésions associées......................................
Biopsie...
Colonoscopie..
....
Colo-scanner
Normal □ polype □ cancer synchrone □
Echo-endoscopie
T1 □ T2 □ T3 □ T4 □ N- □ N+ □

IRM
T1 □ T2 □ T3 □ T4 □ N- □ N+ □
Graisse périrectale saine.............oui □ non □
T1a □ T1b □ T1c □ T1d □
Epaississement.............................mm
Marge distale sphincter.....................mm
Marge circonférentielle.....................mm
Distance marge anale.....................mm
Sphincter interne infiltré ....oui □ non □
EIS infiltré..............................oui □ non □
Sphincter externe infiltré............oui □ non □
Muscles releveurs infiltrés........oui □ non □
Paroi pelvienne infiltrée..............oui □ non □
Organes génitaux internes infiltrés...oui □ non □

TDM - TAP
Ganglions ....oui □ non □
Siège..
Foie :
Nombre ....
Bilobaire ....oui □ non □
Siège :
Segments..
Sous capsulaire.....................................
Profonde...
Taille ....
Voir Schéma de cartographie des lésions

Classification préthérapeutique cTNM :
....

Biologie
Groupe Sanguin...
Hb..g/dl
GB.. Elets/mm³
Plaq.. Elets/mm³
Lymphocytes.................................Elets/mm³
Albumine..g/l
Bilan hépatique ALAT........ASAT........
γGT.........PA........TP......%
Bilan rénal Urée......mg/l   Créat.........g/l
Glycémie..g/l
Na +....................../K+.............................
ACE.................. CA19-9........................

Opérabilité :

ASA......................................I. II. III. IV.
Score OMS..............0 □ I □ II □ III □
Indice de Karnofsky....................%
Fonction cardiaque ....FE.........%
Fonction respiratoire..............................
Consultation de pré anesthésie faite le ....
Par le Dr...

Bilan nutritionnel :

Poids :........Kg   Taille :.......cm
BMI :..............Kg/m²
Taux d'amaigrissement................%
Lymphocytes.................................Elets/mm³
Albumine..g/l

Préparation à la chirurgie :

Transfusion sanguine.........................oui □ non □
Alimentation parentérale........................oui □ non □
Régime alimentaire spécifique...........oui □ non □
Traitement médical..........................oui □ non □

Stratégie thérapeutique :

....
....
....

RT néo adjuvante :

Protocole :...
Date de début :...
Date de fin :...
Par Dr..
Toxicité...
....
Réévaluation..
....
....

CT péri opératoire :

Protocole :...
Date de début :...
Date de fin :...
Par Dr..
Toxicité...
....
Réévaluation..
....
....

Intervention :

Date d'intervention :………………………………..
Salle opératoire :…………………………………….
Chirurgien :…………………………………………..
Aides opératoires :……………………………………
Médecin réanimateur :………………………………
Instrumentiste :……………………………………..

Voie d'abord :
Nombre de trocarts………………………………
Dispo des trocarts………………………………………
……………………………………………………………
Incisions…………………………………………………
……………………………………………………………
Longueur des cicatrices………………………………..
……………………………………………………………
Voir schéma en annexe

Exploration :…………………………………………
…………………………………………………………..
…………………………………………………………..

Geste opératoire :……………………………………..
…………………………………………………………..
Colon/rectum…………………………………………
…………………………………………………………..
Foie……………………………………………………
…………………………………………………………..

Gestes associés…………………………………………
…………………………………………………………..

Type de drainage……………………………………..
…………………………………………………………..

Transfusion sanguine per -op ……….. oui □ non □
…………………………………………………………

Incidents per-op :……………………………………
…………………………………………………………
…………………………………………………………

Temps opératoire global ………………………..mn
Temps opératoire (primitif)……………………..mn
Temps opératoire (Méta)………………………..mn

Pertes Sanguines……………………………….cc

Analgésie per opératoire (Marcaïne)…. oui □ non □

Schéma d'analgésie per et post opératoire…………
…………………………………………………………..
…………………………………………………………..
…………………………………………………………

Séjour en réanimation ……………….. oui □ non □
Durée……………………………………..jours

Alimentation parentérale ……………. oui □ non □

Morbidité postopératoire :

Médicale…………………………oui □ non □

Σd respiratoire □ Σd cardiovasculaire □
Σd métabolique □ Σd infectieux □

Chirurgicale

Hémorragie………..……………oui □ non □
PPO………………………………oui □ non □
Nécrose colique……..…………….oui □ non □
Fistules anastomotiques…………..oui □ non □
Fistule réctovaginale…..………….oui □ non □
Eviscération………………………...oui □ non □
Suppuration pariétale……………..oui □ non □
Complications stomiales……..…..oui □ non □
Autres :…………………………………………….
…………………………………………………………

Classification de Clavien - Dindo …………………
…………………………………………………………

Délai post opératoire :……………………………..

Signes d'appel :……………………………………
…………………………………………………………

Biologie :……………………………………………
…………………………………………………………..
…………………………………………………………

Morphologie :………………………………………
…………………………………………………………..
…………………………………………………………..

Traitement :…………………………………………
…………………………………………………………..
…………………………………………………………..

Réintervention
Délai : ……………………………….
Cause :……………………………………………….
Exploration opératoire :…………………………….
……………………………………………………………..
Bactériologie :………………………………………
Geste opératoire :…………………………………..
……………………………………………………………..
Evolution :……………………………………………..
……………………………………………………………..

Mortalité post opératoire :
Cause :……………………………………………….
Délai :………………………………………………..

Anatomie pathologique :
Macroscopie
Pièce fraîche □
Pièce fixée étalée □
Localisation tumorale :
Haut rectum □ Moyen rectum □ Bas rectum □
Colon □
Longueur de la résection.........................cm
Marge Proximale...................................cm
Marge Distale.......................................cm
Qualité du mésorectum
Complet □ Presque complet □ Incomplet □
Taille tumorale
Hauteur... cm
Longueur... cm
Epaisseur..cm
Circonférence.......................¼ □ ½ □ ¾ □ 4/4 □
Aspect
Plan □ Bourgeonnant □ Infiltrant □ Mixte □
Séreuse infiltrée...............................oui □ non □
Perforation.......................................oui □ non □
Polypes...oui □ non □
Nombre de ganglions prélevés...........................
Localisation..
Métastase (s) ....
....
Autres...

Examen histologique
Adénocarcinome
ADK bien≠ □ ADK Moy≠ □ ADK In≠ □
Colloïde Muqueux □
Composante colloïde...................................%
Autres..
Infiltration pariétale :
Muqueuse □ s/ muqueuse □ musculeuse □
s/séreuse □ séreuse □
Grade de régression tumorale
Grade I.............................Régression complète □
Grade II
Rares Cellules tumorale dans une fibrose dense □
Grade III
Cellules Tumorales développée dans la fibrose □
Grade IV
Cellules Tumorales à l'extérieure de la fibrose □
Grade V......................... Absence de réponse □
Infiltration du canal anal.......................oui □ non □
Infiltration d'un autre organe............. oui □ non □
Marge Distale
Saine □ Infiltrée □
Marge de résection circonférentielle................mm
Nombre de ganglions prélevés............................
Nombre de ganglions métastatiques.....................
N+/N...
Embols Vasculaires........................oui □ non □
Intramuraux □ Extramuraux □
Infiltration Péri Nerveuse..................oui □ non □
Autres...
Résidu tumoral................. R0 □ R1 □ R2 □
Radiothérapie..............................oui □ non □
Protocole (Si oui).......................................
Radio chimiothérapie.....................oui □ non □

Statut p/ ypTNM
T0 □ T1 □ T2 □ T3 □ T4 □
N1 □ N2 □ Nx □
M0 □ M1 □ Mx □
Statut MSI..
Statut Ki-ras ....

Méta hépatique :
Type histologique..
....
Limites de résection...
....
TRG..
....
Résidu tumoral................ R0 □ R1 □ R2 □

Nom du pathologiste :

Traitement Adjuvant .... oui □ non □
Protocole :..
Date de début :..
Date de fin :...
Par Dr..
Toxicité...
....
Réévaluation..
....
....

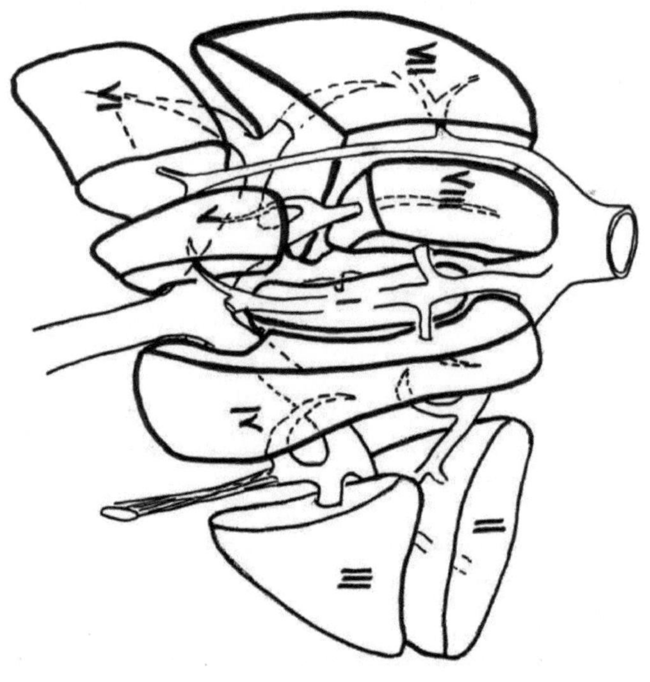

Diagrama de segmentação hepática, parte da folha de informação do doente, mostrando o número, tamanho e localização das metástases.

Fellow-up :

....
....

....
....

....
....

……………………………………………………………………………………………

…………

……………………………………………………………………………………………

…………

……………………………………………………………………………………………

…………

……………………………………………………………………………………………

…………

……………………………………………………………………………………………

…………

Apêndice 2: *Protocolos de quimioterapia.*

Protocole FOLFOX4 simplifié

Durée d'une cure : 2 jours ; intervalle entre 2 cures : 2 semaines (J1=J15)

J1
- **Oxaliplatine ELOXATINE® : 85 mg/m²**
  en perfusion IV de 120 min (en Y avec l'acide folinique)
- **Acide folinique : 400 mg/m² ou Acide L-folinique : 200 mg/m²**
  en perfusion IV de 120 min (en Y avec l'oxaliplatine)
- **5-Fluoro-uracile « bolus » : 400 mg/m²**
  en perfusion IV de 10 min
- **5-Fluoro-uracile « infusionnel »: 1200 mg/m²**
  en infusion IV continue de 22h (infuseur ou pompe)*

J2
- **5-Fluoro-uracile « infusionnel »: 1200 mg/m²**
  en infusion IV continue de 24h (infuseur ou pompe)*

* en pratique, mise en place à J1 d'une infusion intraveineuse continue de 46 heures de 2400 mg/m² de 5-fluoro-uracile

Protocole XELOX

Durée d'une cure : 2 semaines; intervalle entre 2 cures : 3 semaines (J1=J22)

J1
- **Oxaliplatine ELOXATINE® : 130 mg/m²**
  en perfusion IV de 2 heures

J2 à J15 inclus :
- **Capécitabine XELODA® : 1000 mg/m² matin et soir (soit 2000 mg/m²/j)***
  par voie orale (prise des comprimés avec un peu d'eau dans les 30 minutes suivant la fin du petit déjeuner et du dîner)

J16 à J21 inclus : Pas de traitement

**<u>Attention</u> : posologie inférieure à celle de la capécitabine prescrite en monothérapie*

Apêndice 3: *Protocolo AGER*

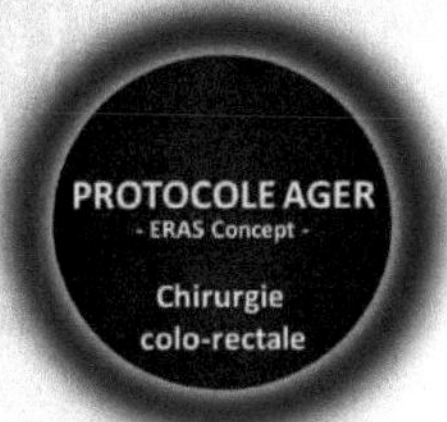

AGER
Algerian Group of Enhanced Recovery

Objectifs du protocole AGER:

- Réduire la morbidité
- Réduire le séjour hospitalier
- Réduire les couts d'hospitalisation

1. Phase Préopératoire

a) **Information du patient en pré opératoire**: lors des 2 consultations chirurgie et anesthésie.

b) **Modalités du jeûne :**
- Liquides sucrés (eau sucrée, tisanes sucrées....) jusqu'à **2 h** avant l'induction
- Apport solides (biscottes, biscuits..), jusqu'à **6 h** avant l'induction
- Diabétique (type 2) bien équilibré, idem
- Diabétique (type 1) avec neuropathie, jeûne aux solides à partir de minuit et liquides autorisés jusqu'à **3 h** avant induction

* Tabac : sevrage avant la chirurgie

c) **Préparation colique :**
- Chirurgie du côlon : non
- Chirurgie du rectum
  - Amputation abdominopérinéale : non
  - Rétablissement de continuité : oui
    - * Préparation mécanique et lavement rectal
    - * Si tumeur sténosante lavement rectal seul

d) **Prémédication :** Aucune prémédication

e) **Thromboprophylaxie : HBPM** minimum **12 h** avant ou **6 - 8 h** après

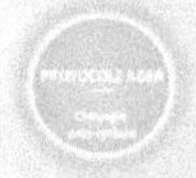

2. Phase Peropératoire

a) **Antibioprophylaxie : 30 à 60 mn** avant incision:

- *Protocole 1:* **Cefotaxime** en **IV** en dose unique + **Imidazolé 1g** en **perfusion** et en dose unique **Ou**

- *Protocole 2:* **Aminopénicilline** + inhibiteurs des **bétalactamases** (**Augmentin***) : **2 g** en **IV lente** en dose unique. Si durée **> 2 h,** réinjecter **1g** **Ou**

- *Protocole 3:* **Ertapénème, 1g / J** si **FDR de E-BLSE**. (voir annexe) **Ou**

  Si **allergie** aux bétalactamines :

- *Protocole 4:* **Imidazolé** 1g + **Gentamycine 5 mg / kg / j** en perfusion et en dose unique.

b) **Thromboprophylaxie :** Bas de contention

c) **Monitorage de la volémie :** restriction monitorée des apports liquidiens

d) **Techniques anesthésiques et monitorage de la curarisation :**
   - Privilégier les narcotiques à durée d'action courte : **Propofol, Sevoflurane**
   - Eviter N2O si possible
   - Privilégier **Rocuronium** et **Vecuronium**.

Monitorage de la curarisation (NMT) par le recours au Train de quatre (TOF) avec comme objectif du bloc neuromusculaire (BNM) : profond (laparotomie) ou très profond (laparoscopie).
- Si laparotomie : réponse **0** à **1/4**, réinjection dès **2/4**
- Si laparoscopie: réponse **0/4**, réinjection dès **1/4**

e) **Lutte contre l'hypothermie :** (objectif T° **> 36°** C):
   - Réchauffement corporel (couverture chauffante à air chaud, matelas chauffant...)
   - Réchauffement des solutés à perfuser ou d'irrigation péritonéale.

f) **Abord chirurgical:**
   - Laparotomie
   - Laparoscopie à privilégier

g) **Drainage :**
   - Chirurgie colique : non sauf cas particulier
   - Chirurgie rectale : oui, aspiratif **48** à **72 h**

h) **Nausées/vomissements :** Prévention multimodale
   - **Dexaméthasone 8 mg** à l'induction
   - **Ondansetron 4 mg** en fin d'intervention si score d'Apfel **≥ 2** (voir annexe)

i) **Analgésie :**
   - **Paracétamol**, **1g** perfusion, **45 min** avant fin chirurgie
   - **Kétamine** en perfusion si FDR d'hyperalgésie centrale (douleur, opioïdes et anxiété – dépression préopératoires) : **0,5mg / kg** en induction puis **0,25mg / kg** si chirurgie prévue **> 2h**, arrêt **30 mn** avant réveil. (voir annexe)

3. Phase Postopératoire

a) **Antagonisation de la curarisation selon le monitorage NMT :**

- TOF **> 75%** : extubation **sans** décurarisation pharmacologique
- TOF **25 - 75%,** ou **3 - 4** réponses : **Sugammadex, 2mg/Kg**
- TOF **1 - 2** réponses : **Sugammadex 4mg/Kg**

b) **Analgésie multimodale :**

- Péridurale dorsale : **Ropivacaine** ou **Bupivacaine** + **Sufentanil** soit à la SAP ou via une pompe elastomérique, durée **2 à 3 jours**

NB : Pose en préopératoire (ou en postopératoire si nécessaire)

- Si pas de péridurale : **Xylocaine IV 1.5mg / kg / h IV continue** ou **TAP** bloc bilatéral, single shoot : **Ropivacaine** ou **Bupivacaine.**

Quelque soit la technique, associer **Paracétamol 1g X 4 / J** relais voie orale à partir de **J2 - J3**

- Si insuffisant : **AINS, Acupan 20mg 4 X / J** ou **Tramadol**
- Si insuffisant : **Morphine,** titration **IV** puis administration idéalement **PCA** (électronique ou mécanique), sinon **S/C** chaque **6H**.

c) **Ablation de la sonde nasogastrique en fin d'intervention**

d) **Ablation de la sonde urinaire :**

- Dans les **24 H**
- **> 24H** si maintien de la péridurale, chirurgie du cancer du rectum, dissection antérieure difficile, brèche vésicale ou urétrale, parésie vésicale.

e) **Alimentation orale précoce :**

- **J0** : Boissons selon la tolérance
- **J1** : Eau, tisanes sucrées + chewing gum*, bonbons à sucer, compote
- **J2** : Eau, tisanes sucrées + bouillon de légumes + fromage en portions
- **J3** : Eau, tisanes, thé, café, fromage, bouillon matin, purée le soir, crème-dessert

f) **Mobilisation précoce / kinésithérapie**

- **J1** : Mise au fauteuil
- **J2** : Quelques pas dans la chambre
- **J3** : Déambulation dans le couloir

g) **Thromboprophylaxie : HBPM 6 h à 8 h** post opératoire et poursuivre pendant un mois si chirurgie carcinologique ou inflammatoire (MICI)

Sortie à partir de J5 sauf complication

Apêndice 4: *Pontuação de Apfel.*

	Oui	Non	Score d'Apfel	Risques de NVPO
Sexe féminin	1	0	0	< 10 %
Tabagisme	0	1	1	21 %
Antécédents de NVPO et/ ou de mal des transports	1	0	2	39 %
Morphine post-opératoire	1	0	3	61 %
Score d'Apfel	0 à 4		4	79 %

Apêndice 5: *Pontuação de Aldrete modificada.*

SCORE D'ALDRETE					
	Activité	**Respiration**	**Circulation**	**Conscience**	**Saturation pulsée en oxygène**
2 pts	Bouge les 4 membres à la demande	Respire profondément et peut tousser sans difficulté	PA ± 20 % de la valeur pré-anesthésique	Complètement réveillé	SpO_2 > 92% à l'air
1 pt	Bouge 2 membres	Dyspnéique, respiration superficielle ou limitée	PA ± 20-50 % de la valeur pré-anesthésique	Réveillable à l'appel	Apport d'O_2 nécessaire pour maintenir une SpO_2 > 90%
0 pt	Ne bouge aucun membre	Apnéique	PA ± 50 % de la valeur pré-anesthésique	Aucun réveil à l'appel	SpO2 < 92% malgé supplémentation en O_2

***Anexo 6:** Estado de desempenho da OMS.*

PERFORMANCE STATUS DE L'OMS

Activité	Score
Capable d'une activité identique à celle précédant la maladie	0
Activité physique diminuée, mais ambulatoire et capable de mener un travail	1
Ambulatoire et capable de prendre soin de soi-même. Incapable de travailler et alité moins de 50% du temps	2
Capable seulement de quelques activités. Alité ou en chaise plus de 50% du temps	3
Incapable de prendre soin de soi-même. Alité ou en chaise en permanence	4

***Apêndice 7:** Classificação da gravidade das fístulas anastomóticas após a ressecção anterior.*

Definition	Defect of the intestinal wall integrity at the colorectal or colo-anal anastomotic site (including suture and staple lines of neorectal reservoirs) leading to a communication between the intra- and extraluminal compartments. A pelvic abscess close to the anastomosis is also considered as anastomotic leakage.	
Grade	A	Anastomotic leakage requiring no active therapeutic intervention
	B	Anastomotic leakage requiring active therapeutic intervention but manageable without re-laparotomy
	C	Anastomotic leakage requiring re-laparotomy

Apêndice 8: ***O*** *índice de complicações completo e o CCI®Calculator.*

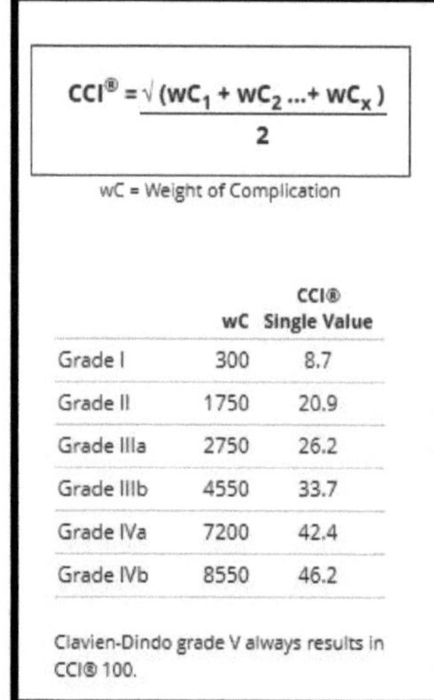

$$CCI^{®} = \frac{\sqrt{(wC_1 + wC_2 ... + wC_x)}}{2}$$

wC = Weight of Complication

	wC	CCI® Single Value
Grade I	300	8.7
Grade II	1750	20.9
Grade IIIa	2750	26.2
Grade IIIb	4550	33.7
Grade IVa	7200	42.4
Grade IVb	8550	46.2

Clavien-Dindo grade V always results in CCI® 100.

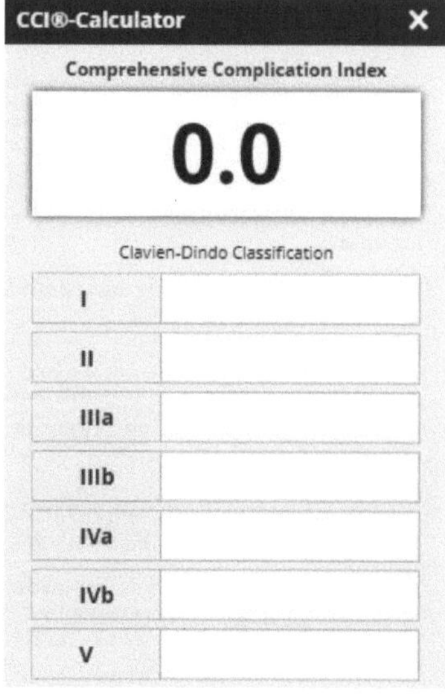

XV. Resumos :

Resumo:

O cancro colorrectal é o principal cancro digestivo na Argélia. O fígado é o local mais frequente de metástases do cancro colorrectal. Durante a evolução da doença, 40 a 60% dos doentes desenvolvem metástases hepáticas, que são síncronas em 10 a 25% dos casos.

A cirurgia excisional é o único tratamento potencialmente curativo.

Na situação síncrona, a abordagem cirúrgica simultânea foi validada, mas coloca um problema em termos de abordagem.

A laparoscopia poderia ter um lugar nesta abordagem.

Objetivo: O objetivo do nosso estudo foi avaliar a exequibilidade e a segurança da abordagem laparoscópica na cirurgia combinada do cancro colorrectal com metástases hepáticas síncronas.

Materiais e métodos:

De agosto de 2016 a janeiro de 2020, quarenta doentes com adenocarcinoma colorrectal com metástases hepáticas síncronas foram abordados por laparoscopia para cirurgia combinada.

Durante o mesmo período, quarenta outros doentes com adenocarcinoma colorrectal foram abordados por via laparoscópica para cirurgia de ressecção colorrectal isolada.

Foram avaliados os resultados perioperatórios da cirurgia laparoscópica combinada e os resultados oncológicos.

Os resultados imediatos dos dois braços do estudo foram comparados.

Resultados: Na cirurgia combinada, 4 doentes foram submetidos a uma abordagem totalmente laparoscópica, 24 doentes a uma abordagem híbrida e 9 doentes a uma cirurgia de estadiamento. Foram convertidos 3 doentes (taxa de conversão de 7,5%).

A taxa de morbilidade global no braço da cirurgia combinada foi de 27,5%, enquanto a taxa de mortalidade foi zero.

A cirurgia colorrectal foi R0 em 95% dos casos, a cirurgia hepática foi R0 em 92,8% dos casos.

Nove pacientes tiveram uma recorrência durante o período de acompanhamento.

Todos os doentes estavam vivos na altura do teste.

A sobrevivência média livre de recorrência foi de 28,91 meses e a sobrevivência mediana livre de recorrência foi de 27 meses.

Uma comparação entre os dois braços do estudo não encontrou diferenças nas taxas de morbilidade, taxas de fístula, taxas de conversão ou tempo de internamento pós-operatório, mas a cirurgia combinada foi significativamente mais longa.

Conclusão: Os resultados do nosso estudo apoiam a viabilidade da laparoscopia no tratamento do cancro colorrectal com metástases hepáticas síncronas em doentes selecionados.

Palavras chave : Cancro colorrectal - Metástases hepáticas síncronas - Laparoscopia - Cirurgia simultânea.

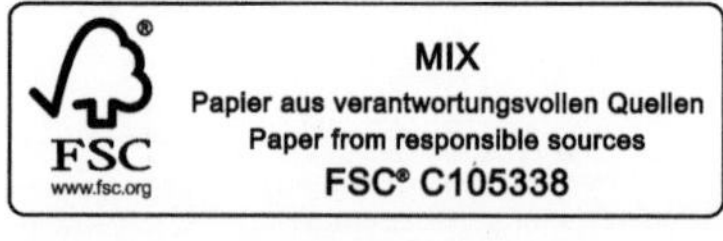

Printed by Books on Demand GmbH, Norderstedt / Germany